To my loving wife Kyung Ae,
my children Jooyeon and Hoseok,
and my son-in-law Joe
each of whom has a special place in my heart.

You mean the world to me.

생각을 바꿔라!
건강이 보인다.

지은이 이재수
펴낸 곳 도서출판 주호

초판 발행 2016년 4월 20일

주소 경기도 성남시 분당구 정자동 15-3, 207호
전화 (031)717-4782
팩스 (031)717-4783
홈페이지 www.leejaisoo.com

등록 2016.3.23 | 제 2016-000023

값 13,000원

ISBN 979-11-957762-0-7 03510

이 도서의 국립중앙도서관 출판예정도서목록(CIP)은 서지정보유통시스템 홈페이지(http://seoji.nl.go.kr)와
국가자료공동목록시스템(http://www.ni.go.kr/kolisnet)에서 이용하실 수 있습니다.
(CIP 제어번호 : CIP2016009459)

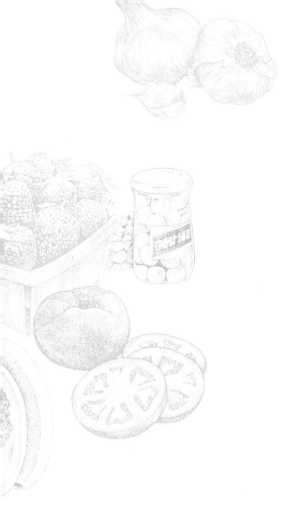

생각을 바꿔라
건강이 보인다

이재수 지음

도서출판 주호

저는 신경외과 의사입니다. 제가 주로 만나는 환자는 두통과 고혈압, 뇌졸중, 치매, 파킨슨병, 척추디스크 등으로 고통을 호소하는 분들입니다. 환자가 병원에 찾아오면 증세에 대해 묻고 진찰하고 경우에 따라 검사도 하여 병명을 진단하며 약을 처방하거나 수술을 권유하고 집도까지 하는 것이 일반적으로 제가 해온 진료 행위였습니다. 의과대학 때부터 이런 규격화한 진료 방식을 교육받았고 저 또한 그 방식을 답습해온 것입니다. 그동안 수술도 참 많이 했습니다. 신경외과 의사로서 그것이 당연한 일이라고 생각했습니다. 환자를 해부학적인 관점에서 지켜보고 진료했기 때문입니다.

그런데 규격화한 진료 방법으로는 해결이 안 되는 질병의 환자를 만나는 경우가 있습니다. 그런 질병들은 대개 환자의 몸에 당장 심각한 위협을 가하지는 않습니다. 하지만 분명히 위험한 병이며 서서히 환자의 생명을 위협해가는 병들입니다. 바로 눈앞에 안 보인다고 해서 위험이 없는 것은 아니지요. 이런 병들은 한 눈으로는 볼 수 없을 정도로 엄청나게 큰 괴물 같은 존재입니다. 이런 경우 수술로도, 약으로도 해결할 수 없으니 기분 나쁘지만 어쩔 수 없이 그 병과 동거를 하게 됩니다. 만성 질환이라는 이름으로 말입니다.

매스컴에 수많은 사람이 나와 만성 질환의 치료나 예방에 대해 이야기합니다. 그 중에는 의사도 있고 요리 전문가도 있고 죽음의 문턱까지 갔다가 살아 돌아온 환자도 있습니다. 그런데 그들의 이야기 중 확실한 과학적 근거를 가진 이야기는 거의 없습니다. 그럼에도 불구하고 그 이야기를 들은 많은 사람이 그들의 비법(?)에 유혹당합니다. 심지어는 병에 대해 의사만큼 해박한 환자도 많아졌습니다. 그러나 그런 해박한 지식으로도 환자들은 자신이 가진 괴물 같은 만성 질환을 해결 못합니다.

그런 환자들을 보면서 저는 기능의학의 중요성을 절감하게 되었습니다. 기능의학은, 단순히 눈에 보이는 증상만을 치료하는 것이 아니라 생화학적 균형, 신경 조절, 호르몬 균형 등 몸 전체를 과학적으로 들여다보고 질병의 뿌리를 찾아 치료하는 학문입니다. 기능의학적 치료 방법에서는 치료의 과정에 환자와 의사가 함께 협업을 이루어나가는 것이 중요합니다. 기존의 질병 중심적 의료 행위가 아닌, 환자 중심의 접근 방법인 것입니다.

기능의학은 새로운 학문이 아닙니다. 특수한 치료 방법, 이제까지 없던, 새로 개발된 치료 방법을 다루는 분야도 아닙니다. 단지 환자와 질병에 접근하는 시스템을 바꾼 것입니다. 기능의학을 접하면서 저는 기초 의학을 다시 공부했습니다. 물론 의과대학에서 다 배웠던 내용들입니다. 학생 때는 왜 기초 의학을 공부해야 하는지, 그것이 제가 환자를 진료하는 데 어떤 도움이 되는지 이해하지 못했습니다. 단순히 의무로 공부를 했을 뿐이지요. 그런데 기능의학을 공부하면서 기초 의학을 다시 접하고, 기초 의학 안에 질병의 원인에 대한 해답이 들어 있고 아울러 해결 방법도 담겨 있다는 것을 알게 되었습니다.

환자 중심의 접근 방법을 취하다 보니 환자에게 물어보고 들어야 할 이야기가 많아졌습니다. 당연히 의사가 환자에게 해줄 말도 많아졌습니다. 약보다는 식생활, 생활 습관을 바로잡아 병을 치료하려다 보니 치료 기간도 길어졌습니다. 그런데 우리의 진료 현실에서는 이런 방법을 받아들이기 쉽지 않습니다. 아직도 환자는 의사와 3분 이상 대화하기 어렵고 의사는 짧은 시일 안에 차도를 보여주지 않으면 안 되는 상황입니다. 그러다 보니 환자에게 못다 한 말이 많습니다. 저는 진료실에서 환자에게 미처 다 들려주지 못한 이야기들을 마저 전해주고자 이 책을 쓰게 되었습니다.

이 책에는, 환자가 왜 식습관, 생활 습관을 바꾸고 스트레스를 줄이려 적극적으로 노력해야 하는지 실려 있습니다. 환자에게 스스로 변화하려는 동기를 부여하는 것이지요. 동기가 확실하게 있어야 노력하겠다는 의지도 생기게 마련입니다. 또 여러 매체를 통해 왜곡된 의학 지식을 얻은 환자에게 과학적 근거를 제시합니다. 그래서 한쪽으로 치우쳐 있거나 잘못 알고 있던 건강·의학 지식에서 벗어나 균형적 지식을 갖도록 이끌어줍니다.

기능의학적 접근 방법의 핵심은 환자가 치료 과정에 직접 참여한다는 것입니다. 환자 자신의 자발적이고도 적극적인 협조가 없다면 치료는 성공을 거둘 수 없습니다. 그런 이유에서도 환자는 정확한 의학 지식을 가지고 있어야 합니다.

이 책은 의사가 아닌, 환자를 위한 책입니다. 이 책을 통해 환자들은, 만성 질환이 왜 자신에게 생겼는지 원인을 알게 될 것입니다. 환자들은 자신을 오랫동안 괴롭혀온 만성 질환의 뿌리를 찾고 해결 방법을 알게 될 것입니다. 그리고 과학적 검사 등을 통해 불균형을 찾고 그에 대한 치료의 길로 들어갈 동기를 얻게 될 것입니다. 뿐만 아니라 자신에게 맞는 건강 습관이 무엇인지 확실하게 알 수 있을 것입니다.

저는, 여러분 중 한 분이라도 이 책을 읽고 "좋아, 이제부터는 고기보다는 야채나 과일을 많이 먹어야지" "꾸준히 운동해야겠어" "술과 담배를 끊자" "날마다 감사하고 행복한 마음으로 살아야지"라고 생각해주신다면 이 책을 쓴 목적을 이뤘다고 봅니다. 생각이 바뀌면 여러분이 그 생각을 행동으로 옮기는 동기가 만들어집니다. 그로써 여러분은 건강한 삶으로 더욱 가까이 다가갈 수 있습니다.

의사 생활 37년을 돌이켜보건대, 제가 만일 기능의학을 만나지 못했다면 아마 저는 제 전공 질병에 대한 국한된 의학 지식만 가지고 기계적 치료를 되풀이 하는 '기술자'에 그쳤을지 모릅니다. 다행히 기능의학을 접했으니 앞으로도 제가 연구하고 공부한 지식을 여러분과 소통하여 널리 전파하고자 합니다. 그래서 한 명이라도 더 건강을 유지하고 고통에서 벗어나게 하는 데 기여하고자 이 책을 출간합니다.

끝으로 이 책을 펴낼 때까지 제게 많은 도움을 주신 권한덕 사장님께 이 지면을 통해 감사의 인사를 드립니다. 특히 저의 길을 믿고 응원해준 가족에게 무한한 감사의 인사를 전합니다. 감사합니다.

2016년 4월

이 재 수

05

**두통, 원인을 아는
것이 우선이다**

06

**치매, 올바른 생활 습관
으로 예방할 수 있다**

chapter 2
무엇을 먹고 살 것인가?

chapter 3
어떻게 살 것인가?

01

건강한 삶을 위한 운동과 명상

chapter

1

질병의 뿌리를
찾는다

뿌리를 찾아야
병을 고칠 수 있다

현대 의학은 하루가 다르게 발전하고 있습니다.
그런데 만성 질환인 암, 고혈압, 당뇨병, 치매 등의 발병률은
점점 증가하고 있습니다. 그 이유는 무엇일까요?
한 마디로 답하자면, 예전에 비해 사람들의 식습관과 생활 습관이
잘못된 방향으로 치닫고 있기 때문입니다.

왜 만성 질환이 늘어나는 것일까?

평균 수명은 계속 늘어나는 추세입니다. 장수長壽는 인류의 공통된 욕
구이며 수명이 늘어난다는 것은 기쁜 일임에 틀림없습니다. 그러나 단
순히 평균 수명이 늘었다는 사실만 보고 축배를 들어서는 안 되지요.
왜냐하면 평균 수명이라는 숫자에는 건강 상태가 반영되지 않기 때
문입니다.

평균 수명의 집계에는 건강하게 일상 생활을 하며 100세까지 산 노

인이나 몇 십 년 동안 침대에 누워 고통 받으며 100세까지 산 노인이나 똑같이 100세로 기록됩니다. 그러나 두 사람의 삶의 질에는 엄청난 차이가 있습니다. 건강이 보장되지 않는다면 수명 연장은 별 의미가 없습니다. 아니, 오히려 인류에게 커다란 재앙이 될 수도 있지요. 수명이 늘어날수록 오래 사는 것보다 사는 날까지 건강하게 살다 삶을 마감하는 것을 바라는 사람이 많아집니다. 그러나 이 바람은 머릿속의 생각이나 기도만으로 이룰 수 있는 일은 아닙니다.

건강한 삶은 올바른 식습관과 생활 습관에서 비롯됩니다. 식생활, 운동, 수면, 일, 스트레스와 같은 일상 생활의 갖가지 요소가 그 사람의 건강 상태를 결정하는 것이지요. 그래서 건강한 삶과 그렇지 못한 삶의 차이는 "그동안 그들이 어떻게 살아 왔는가"에 따라 나뉘는 경우가 많습니다.

최근 들어 생활 수준과 건강에 대한 관심이 높아지면서 건강 관련 시장의 규모가 거대해졌습니다. 각종 건강법이 쏟아져 나오고 "이것만 먹으면 만병이 고쳐진다"라는 식으로 효과를 선전하는 건강 보조 식품의 판매량도 증가하고 있습니다. 매스컴에서 몸에 좋다고 소개라도 되면 다음날 그 상품이 불티나게 팔리지요. 이런 현상은 많은 사람이 무엇이 정말로 몸에 좋은지를 모르고 있다는 것을 의미합니다. 올바른 지식이 없기 때문에 매스컴이나 광고에 현혹되어 우왕좌왕하는 것입니다.

사는 날까지 건강하려면 만성 퇴행성 질환이라는 지뢰, 즉 암이나 고혈압, 당뇨병, 심장 질환, 치매, 등을 피해가야 합니다. 인류는, 눈부시게 발달한 현대 의학과 인간 유전자 지도의 완성 덕분에 만성 퇴행성 질환도 쉽게 해결될 것이라고 기대했습니다. 그러나 현실은 기대를 따라가지 못합니다. 통계 수치를 보면 평균 수명은 50년 전에 비해 20년 이상 증가하였지요. 하지만, 암이나 혈관 질환, 당뇨 및 신경 퇴행성 질환인 치매 등의 발병률은 더 증가하는 추세입니다.

물론 암 환자의 생존율은 증가하고 있습니다. 이는 건강 검진이 국가 보건 사업으로 진행되므로 조기에 암을 발견하는 경우가 많아지고 적극적인 치료를 할 수 있게 된 덕분입니다. 하지만 암의 발병률 자체는 의학의 발전에도 불구하고 오히려 증가하는 추세입니다.

나이가 들면서 만성 퇴행성 질환들은 두세 가지 이상 함께 발병하는 경우가 많습니다. 그래서 노년에 종합병원의 이 과 저 과를 다니며 각각의 질병에 대해 약물 처방을 받아 먹다보면 하루에 한 주먹씩 약을 먹게 되는 경우도 많지요. 그러다 보면 문득 의구심이 듭니다.

'이렇게 약을 먹어도 몸에 문제가 없는 걸까? 이렇게 약을 먹는다고 내 병들이 치료는 되는 걸까?'

습관적으로 약을 먹으면서 이렇게 불안도 하지만 약을 먹는다는 그 사실 하나로 스스로를 위로하며 살아가게 됩니다. 그런데 그 다양한 만성 질환의 원인은 대체 무엇일까 생각해볼 필요가 있습니다. 나이를 먹었다고 누구나 다 만성 질환을 가진 것은 아닙니다. 비슷한 나이에도 병 없이 건강하게 지내는 사람이 주변에 많지요. 그 사람들은 어떻게 그렇게 건강할 수 있을까요? 혹시 부모님에게 건강한 유전자를 물려받아서일까요? 물론 그런 이유도 일부는 있습니다. 하지만 그 질문에 대한 답변은 그들의 생활 습관이나 식생활, 운동 습관, 마음가짐 등에서 찾을 수 있습니다.

질병의 뿌리를 보자

나뭇잎이 시들해지거나 열매가 잘 열리지 않을 때, 혹은 가지가 말라 갈 때 가장 먼저 걱정하는 부분은 바로 뿌리의 상태입니다. 뿌리에 영양분 공급이 잘 안되나, 물이 부족한가, 혹은 날씨가 너무 덥거나 추워서 뿌리가 상한 것이 아닐까 찾아보게 됩니다.

인간의 몸을 나무라고 생각하면 만성 질환인 암, 고혈압, 당뇨병, 혈관 질환, 치매 등은 시들한 나뭇가지나 부실한 열매에 비유할 수 있습니다. 그렇다면 그 병들의 뿌리가 무엇인지를 걱정해야 하지요. 뿌리에 문제가 생긴 나무는 암이라는 열매로, 치매라는 열매로, 혈관 질환이라는 열매로 그 문제점을 드러냅니다. 그런데 이제까지 우리는 시든 나뭇잎이나 병든 열매만 치료하려고 집중했을 뿐 병의 뿌리는 생각하지 않았습니다. 그래서 각 질환만을 치료해온 것이지요.

나무가 건강치 못하면 뿌리를 점검하듯 우리 몸에 병이 생기면 질병의 뿌리를 살펴보아야 합니다. 그 원인은 각자의 상황에 따라 다릅니다. 그래서 환자 개개인에 맞는 질병의 뿌리를 찾아내고 그에 따라 여러 가지 방법을 취해야 합니다. 생활 습관을 바꾸고 식습관을 교정하며 지속적으로 노력하면 자신도 건강한 친구 같이 될 수 있다는 확신이 필요합니다.

거듭 강조하듯이, 질병의 뿌리는 식생활, 정신적 스트레스, 환경 오염, 운동 부족 등 잘못된 생활 습관과 밀접하게 연관되어 있습니다. 생활이 윤택해질수록 고칼로리, 패스트푸드, 정제된 곡식 등을 섭취하게 됩니

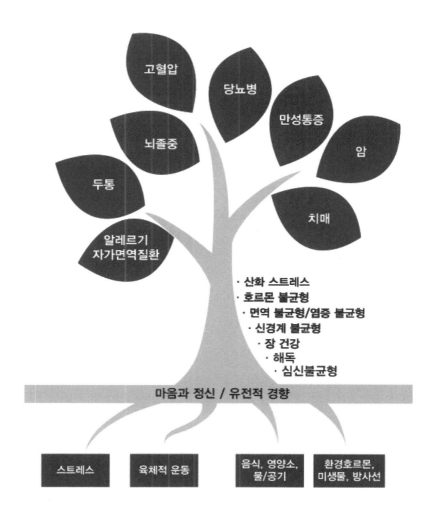

다. 사회가 복잡해지고 생존 경쟁이 치열해지면서 일상 생활의 스트레스는 지속되고 그것이 독소처럼 몸 안에 쌓여 호르몬의 불균형을 초래하지요. 산업이 발전하면서 공장 등에서 배출되는 중금속, 자동차 매연으로 인한 대기 오염, 그 외에 여러 가지 환경 오염 물질이 늘어나고 있습니다. 날이 갈수록 생활은 안락하고 편해지면서 운동량은 줄어듭니다. 이런 여러 가지 문제점이 종합적으로 우리 몸을 각종 질병에 노출되게 하지요. 즉 몸의 뿌리가 약해지게 되고 이런 상태가 오래 지속되면 만성 질환이라는 열매로 드러나게 되는 겁니다.

건강의 핵심은 조화와 균형

생물체는, 몸 안에서 수많은 세포가 서로 긴밀하게 연계하고 제어하면서 질서 정연하게 개체를 형성하고 유지합니다. 생물체에는 내부 환경을 독립적으로 균일하게 유지하려는 시스템이 존재합니다. 외부 환경의 변화를 이겨내 생명을 유지하기 위한 기능이지요. 이를 항상성 homeostasis이라고 합니다. 이 항상성을 잘 유지한 생명체만이 이 세상에서 퇴출되지 않고 현재까지 생존해왔습니다. 인간도 마찬가지입니다. 인간도 자연의 섭리에 따라 살아남기 위해 진화와 적응을 지속하고 있는 것입니다.

우리 몸에는 여러 인자가 거미줄처럼 유기적 · 복합적으로 상호 연결되어 있습니다. 면역 체계, 신경계, 호르몬을 분비하는 내분비계의 서로 긴밀한 소통을 통해 몸의 균형을 유지할 수 있습니다. 뿐만 아니라 음식, 영양, 운동 등 생활 습관과 사회와 자연 환경 등 외부적 요인까지 복잡하게 얽혀 인체가 균형을 이루고 있습니다. 그러므로 우리 몸에 병이 났을 때 그 병적 문제에만 집착하지 말고 몸 전체를 살펴봐야 합니다.

우리 몸 전체는 시계의 톱니바퀴처럼 서로 유기적인 고리를 가지고 있습니다. 그래서 어느 한 부분에 불균형이 발생하면 연쇄적으로 다른 부분에도 불균형이 확산될 수 있습니다. 반면 어느 한 부분의 불균형이 해소되어 균형이 유지되면 다른 부분에도 균형이 확산되지요. 그러면 건강을 유지할 수 있는 것입니다.

건강의 핵심은 '생리학적 균형 상태'입니다. 우리 몸의 각 요소 간 균형은 마치 서커스에서 외줄타기를 하는 사람처럼 아슬아슬하지만 섬세하고 치밀하게 유지됩니다. 그런데 그 중 어느 하나라도 지나치거나 부족해 문제가 생기고 균형이 깨지면 질병으로 나타납니다. 의사는 이러한 미세한 임상 불균형의 원인을 세심하게 찾아내서 개인 고유의 항상성을 유지하도록 도와야 합니다.

그러기 위해서는 일차적으로 식습관과 영양 교정, 운동, 생활 습관 교정 및 정신적 스트레스 해소 등의 방법을 적절히 처방해야 합니다. 환자 개인의 특성에 따라 치료 방법을 달리 하고 이를 통해 임상 불균형을 교정하는 노력을 먼저 해야 합니다. 이런 방법으로 부족할 때 약물 치료, 수술 등의 현대 의학적 방법을 시도하는 것이 바람직하지요. 하지만 안타깝게도 대부분의 의사는 근본적인 병의 원인을 찾으려는 노력은 게을리 합니다. 다만 검사를 통해 진단명을 정하고 이에 맞는 규격화된 치료를 행하는 것에 익숙해져 있습니다.

국제 질병 분류에 의하면 질병의 종류는 14,000여 가지 이상입니다. 하지만 이 수많은 질병의 원인을 들여다보면 뿌리가 비슷한 질병이 무수히 많습니다. 미래에는 환자의 증상, 병력, 검사 자료 등을 연결하여 특정한 양식이나 패턴을 찾고 퍼즐 조각을 맞추어 원인을 밝히며 그에 맞는 근본적 치료 방법을 찾는 방향으로 의학이 발전하게 될 것입니다.

기능의학이란 무엇인가?

기능의학적 치료는 생화학*적 물질 대사**의 불균형 패턴을 찾아내는 것에서부터 시작됩니다. 그리고 각 개인이 고유하게 가진 항상성을 유지할 수 있도록 모든 생활 습관의 변수를 맞춰나갑니다. 그렇게 해서 우리 몸의 자연 치유력을 강화하는 것이 기능의학적 치료입니다.

같은 질병이라도 개인별로 그 질병을 일으키는 원인이 다를 수 있습니다. 또 체질과 생화학적 특성이 사람마다 다르지요. 따라서 불균형의 원인이나 그로 인한 증세가 다양하게 나타납니다. 기능의학에

---

* 생화학 : 생물체 내에서 이루어지는 화학 반응, 생물체의 물질 조성 등을 화학적인 방법으로 연구하는 화학의 한 분야. 생물화학이라고도 한다. 단백질, 탄수화물, 지방, 핵산과 같은 세포 구성 물질의 구조와 기능, DNA · RNA, 단백질의 합성, 세포막과 물질 수송 신호 전달 체계 등 세포 내에서 일어나는 분자들의 모든 활동을 연구하는 학문이다.

** 물질 대사 : 소화나 세포 간에 물질 수송 등을 포함하여 생물의 세포에서 생명을 유지하기 위해 생물체 내에서 일어나는 모든 화학 반응. 대사라고도 한다. 세포 호흡을 통하여 에너지를 얻거나 에너지를 이용하여 단백질이나 핵산과 같은 세포 구성 성분을 합성하는 반응이다.

서는 이런 다양한 불균형을 과학적 근거에 의거한 검사를 통해 확인합니다. 그래서 제거할 물질은 제거하고 모자라는 물질은 보충하게 하여 생화학적 균형을 이루어 최적의 건강 상태를 유지하도록 도와줍니다.

기존의 현대 의학에서는 개인의 특성은 고려하지 않고 질병을 중심으로 치료해왔습니다. 하지만 기능의학에서는 사람을 중심에 놓고 질병을 바라봅니다. 같은 질병이라도 개인에 따라 원인이 다양하게 달라질 수 있기 때문입니다. 또 기능의학에서는 질병의 한 증세에 집중하기보다는 인체 전체의 균형을 봅니다. 마치 숲에 있는 나무 하나가 아니라 숲 전체를 보고 숲의 모습을 판단하려는 것과 비슷한 이치입니다.

이렇게 개인에 따라 원인을 찾고 몸 전체의 균형을 보아 질병을 치료하는 기능의학은 만성 난치성 질환을 치료하는 데 더 많은 도움을 줄 수 있습니다. 급성 질환이나 감염성 질환 같이 원인을 명백하게 알 수 있는 질병은 기존 현대 의학에서의 검사와 치료 방법으로도 빠르고 효과적으로 치료할 수 있습니다. 하지만 고혈압이나 당뇨병, 고지혈증, 만성 대사성 질환*, 뇌졸중, 치매, 암 등 만성 난치성 질환의 경우 표준 치료와 함께 기능의학적 관점에서의 치료가 필요합니다. 이들은 몸 전체의 균형이 깨져서 생긴 질병이라고 볼 수 있기 때문입니다.

---

* 만성 대사성 질환 : 열량의 과잉 섭취와 운동 부족, 스트레스 등에 의해 당뇨병, 고혈압, 고지혈증, 비만, 중풍, 심혈관 질환, 지방간 등을 통틀어 일컫는 말. 대사성 증후군이라고도 한다.

기능의학에서 특히 관심을 가지고 진료하는 생리학적 분야는 다음과 같습니다.

(1) 정신적 육체적 스트레스로 인해 생기는 스트레스 호르몬과 신경 전달 물질의 불균형

(2) 에너지 대사의 불균형

(3) 소화 기관인 위와 장의 건강. 특히 장의 염증 및 장내 세균 환경의 불균형

(4) 생화학적 대사와 해독 기능의 불균형

(5) 면역과 염증의 불균형

(6) 마음과 육체 통합의 불균형

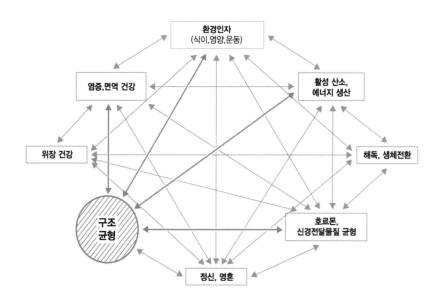

기능의학에서는 이런 불균형들을 중점적으로 검토하고 분석하여 이를 교정하고자 노력하는 것입니다.

우리 몸의 불균형을 찾아내기 위해서 가장 중요한 것은 세밀한 문진입니다. 즉 환자와 여유 있는 대화를 통해 생활 습관, 식습관, 환경적 요인 및 정신적 상태까지 알아내는 것입니다. 원인이 될 수 있는 것은 사소한 것까지 다 찾아내고 과학적 근거를 토대로 치료합니다.

마음의 상처까지 보듬는 치료 필요

과학적 근거를 찾기 위해서는 소변 유기산 검사, 타액 호르몬 검사, 장 기능 균형 검사, 음식물 민감성 검사, 중금속 검사 등 다양한 검사를 실시하게 됩니다. 이 검사들은 환자 개인의 상황과 증세에 따라 선택하게 됩니다. 소변 유기산 검사로는 대사의 불균형을, 타액 호르몬 검사로는 스트레스 호르몬의 불균형을 알아볼 수 있습니다. 또 장 건강을 알아보기 위해서는 대변을 채취하여 장 기능 균형 검사를, 중금속 중독 여부를 가리기 위해서는 머리카락이나 혈액을 채취하여 중금속 검사를 합니다.

이런 검사들로 원인이 확인되면 가장 먼저 생활 습관이나 식습관의 문제를 개선해야 합니다. 물론 오랫동안 유지해온 습관을 하루아침에 고치는 것은 힘든 일이지요. 하지만 의사는 인내심을 갖고 환자를 설득하고 동기 부여를 해주어 환자가 잘못된 습관을 고칠 수 있도록 도와야 합니다. 이 문제가 어느 정도 해결이 된 후에야 본격적인 치료를 시작할 수 있기 때문입니다.

이 과정에서 환자의 몸에서 부족한 것은 보충해주고 필요 없는 것은 제거해서 대사의 균형을 이루도록 합니다. 이때 화학적인 약물보다는 영양소나 미네랄 등을 환자의 상태에 따라 다양한 방법으로 투여합니다. 먹는 약이 될 수도 있고 주사가 될 수도 있지요. 또 환자에게 치료에 시간이 걸린다는 것을 미리 알려 환자가 마음의 준비를 할 수 있도록 합니다. 꾸준히 치료해야 효과를 볼 수 있기 때문입니다.

진료실에 찾아오는 환자의 대부분은 몸의 병뿐만 아니라 마음의 상처까지 가지고 있습니다. 의사로서 가장 어렵고 조심스러운 부분은 환자의 아픈 마음을 보듬어주는 것입니다. 마음의 상처는 신경정신과에서 치료하는 것이라고 생각하기 쉽습니다. 하지만 신경정신과 의사만이 환자의 마음의 상처를 치유할 수 있다면 거의 대부분의 환자가 신경정신과 치료를 받아야 할 것입니다.

의사라면 진료 과목을 막론하고 환자의 마음의 상처까지 보듬을 수 있어야 합니다. 그래서 의사가 아무리 바빠도 환자의 이야기는 가능한 한 들어주어야 합니다. 몸이 성한 사람도 화나거나 짜증나는 일이 있을 때 친구나 가족에게 하소연하면 비로소 마음이 후련해집니다. 하물며 환자는 얼마나 더 힘들고 절박하겠습니까? 자신의 이야기만 들어줘도 마음이 후련해져 병이 절반은 나은 것 같다며 환한 얼굴로 진료실을 나서는 환자도 많습니다.

병을 극복하는 가장 확실한 동기는 사랑입니다. 남녀 간의 사랑, 부모 자식 사이의 사랑, 본인 자신에 대한 사랑, 우정 등 사랑에는 여러 종류가 있지요. 하지만 그 종류에 상관없이 누군가를 사랑하면 건강을 되찾을 의욕이나 만족감, 행복 등이 솟아납니다. 그래서 건강하게 살아가기 위해서는 사람을 사랑하는 마음이 반드시 필요합니다.

이제 다음 장부터 저의 임상 경험을 사례로 들어 기능의학적 치료법이 어떤 것인지 더욱 구체적으로 살펴보기로 하겠습니다.

* 기능의학에서는, 생화학적 물질 대사의 불균형 패턴을 찾아내는 것에서 치료를 시작한다. 또 각 개인이 가진 항상성을 유지할 수 있도록 모든 생활 습관의 변수를 맞춰나간다. 그렇게 해서 우리 몸의 자연 치유력을 강화하는 데 중점을 둔다.
* 기능의학에서는, 개인마다 다르게 나타나는 다양한 불균형을 과학적 근거에 의거한 검사로 확인한다. 그래서 제거할 물질은 제거하고 모자라는 물질은 보충하게 하여 생화학적 균형을 이루도록 도와준다.
* 기능의학에서는, 사람을 중심에 놓고 질병을 바라본다. 같은 질병이라도 개인에 따라 원인이 다양하게 달라질 수 있기 때문이다. 또 기능의학에서는 질병의 한 증세에 집중하기보다는 우리 몸 전체의 균형을 본다.

오랜 고통, 원인은
환경 독소^{毒素}

"머리가 자주 아프고 짜증이 심해졌다. 기억력도 떨어지고 추위를 많이 탄다.
극도로 피곤하고 불면증과 변비도 심하다."
이런 증상이 한꺼번에 나타나면 어떤 병원에 찾아가야 할까요?
원인을 모른 채 다양한 고통을 겪는 만성 질환 환자는
기능의학적 관점으로 접근해봐야 합니다.

가족까지 지치게 하는 만성 질환

A씨가 제 진료실에 찾아온 것은 1년 반쯤 전의 일입니다. 남편과 함께 진료실에 들어서는 A씨의 표정에는 짜증의 빛이 역력했습니다. 의사도 인간인지라 그런 환자를 만나면 불편하지요. 대개 그런 환자는 의사를 신뢰하지 않습니다. 신뢰가 없으면 자신을 위한 노력에도 소극적이며 결과적으로 치료의 효과를 보기 어렵습니다. 보람 없는 끝이 예상되는 만남이 즐거울 리 없지요.

어디가 아프냐는 저의 질문에 그녀는 심드렁하게 자신의 몸에 나타나는 증상들을 늘어놓기 시작했습니다.

"머리가 아프고요, 머릿속이 멍해요. 기억력도 떨어지고 남들에 비해 추위도 많이 타요. 목과 어깨가 아프고 오후가 되면 피곤해서 눕지 않으면 안될 정도예요. 불면증도 있고요, 변비도 심해요."

불편하지 않은 곳이 어디냐고 묻는 것이 더 빠를 정도였습니다. 40대 중반의 A씨에게 이런 증상들이 심하게 나타난 것은 4∼5년 전부터라고 했습니다. 여러 병원에 가봤지만 의사들은 뾰족한 원인 분석이나 처방을 내놓지 못했답니다. 대학병원에 가서 머리 MRI를 찍는 등 정밀 검사도 해보았지만 결과는 모두 정상이었습니다.

제게 찾아오기 얼마 전, A씨는 밤에 머리가 심하게 아파 응급실에 가기도 했습니다. 주사를 맞아 두통을 가라앉힌 후 정밀 종합 검진을 했지만 결과는 역시 정상. 제가 환자라도 이런 경우 검사 결과가 정상으로 나오면 좋아하기는커녕 더 화가 날 것 같습니다. 고통은 사라지지 않는데, 분명히 몸에 뭔가 이상이 생겼는데 원인은 찾을 수 없으니 말입니다.

A씨는 한의원에도 가보고 다른 대학병원에도 가보았습니다. 어떤 의사는 신경정신과에 가보라고 진료 의뢰서를 써주었습니다. 신경정신과에 가니 우울증 약을 처방해줬습니다. 그 약을 먹으면 두통이나 불면증이 일시적으로 낫는 듯했습니다. 하지만 나았나 싶어서 약을 끊으면 원점으로 돌아가곤 했습니다. A씨는 우울증 약을 먹기 싫어졌습니다. 우울증 약이 자신의 병을 고친다는 생각이 들지 않았기 때문입니다.

여기까지 20∼30분 동안 A씨의 이야기를 들었습니다. 그런데 이야기가 진행되는 동안 왠지 A씨가 남편을 불편해하는 기색이 느껴졌습니다. 저는 남편을 밖으로 내보냈습니다. 그리고는 새롭게 이야기를 시작했습니다.

"젊었을 때도 1년에 서너 번씩은 두통에 시달렸어요. 그런데 잠을 한숨 자거나 진통제를 먹고 하루쯤 지나면 말끔히 나았죠. 이렇게 심각하게 많이 아픈 건 늦둥이를 낳은 후부터인 것 같아요."

A씨는 두 명의 자녀를 키우고 6년 전 늦둥이 셋째를 얻었습니다. 가족 모두 늦둥이 아기를 예뻐하지만 육아는 고스란히 A씨의 몫이었습니다. 대기업 임원인 남편은 회사에서 스트레스를 심하게 받는 데다 술자리도 잦아 아내를 도와줄 틈이 없었습니다. 중고등학교에 다니는 두 자녀는 학원까지 마치고 늦게 귀가해 얼굴 볼 새도 없었습니다.

육아에 지친 A씨는 출산 후 전에 비해 쉽게 피곤해진다고 느꼈습니다. 하지만 피곤함을 이기고 힘을 내기 위해 무엇이든 열심히 먹었지요. 학원에서 자녀들이 돌아오면 치킨 등 야식을 자주 시켜 먹었는데 A씨도 기꺼이 동참했습니다. 살찌는 것을 조심해야겠다고 생각했을 때 A씨의 몸무게는 이미 15㎏ 이상이 늘어 있었습니다.

그때부터 다이어트 스트레스까지 겹쳤습니다. 언젠가는 한의원에서 약을 지어먹고 7~8㎏을 뺐습니다. 그런데 얼마가지 않아 다시 원점이 되었지요. 몇 ㎏ 뺐는가 하면 요요 현상으로 다시 제자리, 또 애써 뺐다가는 제자리. 이런 일의 반복 속에 A씨의 피곤은 점점 더 심해졌습니다. 변비도 심해졌고 가족에게는 화도 자주 내고 늘 짜증을 냈습니다.

"남편도 이제 지쳤나봐요. 늦둥이 보는 재미는 잠시고 최근에는 집에 오면 짜증만 난다고 해요. 저를 이해 못 하겠대요. 왜 사서 스트레스를 만드느냐고요. 이런 얘기 어디 가서 털어놓을 데도 없어요. 숱하게 많은 병원에 다녔어도 이야기를 들어주는 의사는 원장님이 처음이에요. 그동안 답답해서 미칠 것 같았지요."

이야기를 마친 A씨는 펑펑 눈물을 쏟았습니다.

잠시 후 눈물을 그친 A씨에게 무슨 일을 하는지 물어봤습니다. 그녀는 금속공예학과를 졸업하고 그 분야의 일을 20년 정도 계속해왔다고 말했습니다. 늦둥이를 낳은 후부터는 집에서만 작업하는데 브로치 같은 액세서리 등을 만든다고 했습니다.

약속과 숙제, 그리고 검사

이야기를 다 듣고 난 후 저는 우선 환자의 의지부터 확인했습니다.

"저를 믿고 치료를 시작해보실래요? 그런데 의사 혼자 애쓴다고 치료되는 것은 아닙니다. 약만으로도 안 되고요. 치료도 오래 걸립니다. 제가 내주는 숙제를 환자분이 잘 이행해야 치료할 수 있습니다. 집에 가서 잘 생각해보고 제 말을 받아들인다면 내일 다시 오세요. 함께 의논해서 병의 뿌리를 찾아봅시다."

다음 날 A씨는 전날과는 전혀 다르게, 활짝 웃는 얼굴로 진료실에 들어섰습니다. 좋은 일이 생겼나는 제 질문에 그녀는 명랑하게 대답했습니다.

"어제까지 저는 자포자기 상태였어요. 오랫동안 고생했고 제 말을 제대로 들어주는 사람도 없었거든요. 그런데 원장님한테 다 털어놓고 나니까 속이 다 시원해져서 어젯밤 잠도 잘 잤어요. 이제 원장님이 시키시는 대로 다 해보려고요."

이로써 환자와 의사 사이에 신뢰가 형성되었고 최소한 진료 시작의 단계에는 이른 것입니다. 저는 필요한 검사를 하자고 했습니다. 제가 대화와 진찰을 통해 예상한 환자의 문제점을 과학적으로 확인하기 위한 검사였습니다. A씨에게 뇌 혈류와 관련된 검사, 혈액 검사와 호르몬 검사, 중금속 검사, 소변 유기산 검사, 타액 검사 등이 진행되었습니다.

검사 결과가 나오기까지 2주 정도를 기다려야 했습니다. 저는 그 2주 동안 환자가 지켜야 할 숙제를 내주었습니다. 환자가 치료를 위해 지켜야 할 새로운 생활 습관 과제였지요. 습관을 못 고치면 병도 못 고친다는 저의 조언을 A씨는 흔쾌히 받아들였습니다.

(1) 저녁 일곱 시 이후 아무 것도 먹지 말 것

(2) 아침, 점심, 저녁 세 끼, 골고루 먹을 것

(3) 물은 얼마나 마셨는지, 대변은 얼마나 봤는지 등까지를 포함한 음식 일기를 쓸 것

(4) 이미 조리된 음식은 사먹지 말 것

(5) 물은 하루에 1.5~2ℓ(6~8컵)를 마시되 식전 30분에서 식후 두 시간 사이는 피할 것

(6) 식사량은 평소 먹던 양보다 조금 줄일 것

(7) 하루에 한 시간씩 걸을 것

저는 환자들에게 음식 일기 쓸 것을 늘 권합니다. 그 이유는 음식 일기가 다음 진료 때 가장 확실한 참고 자료가 되기 때문입니다. 그동안 무엇을 먹어서 어떤 결과가 나타났는지를 비교 분석해보면 환자도 자신의 문제가 무엇인지 스스로 실감하게 됩니다. 무조건 무엇은 먹고 무엇은 먹지 말라는, 훈계조의 의사 조언은 지켜지기 어렵지요.

그날 저는 A씨에게 진통제와 신경안정제를 처방해주었습니다. 검사 결과를 기다리는 2주 동안 두통이 있을 때는 약을 먹어서 일단 고통을 덜어야 하기 때문입니다.

2주 후 약속된 날에 A씨와 다시 만났습니다. 표정이 예전보다 훨씬 더 밝았습니다. 처음보다 훨씬 좋아졌지만 두통이 여전히 간헐적으로 남아 있다고 했습니다. 그동안 생활 습관을 바꾸는 것이 힘들었지만 그래도 가능하면 제가 내준 숙제를 지키려고 애썼다고 합니다.

뇌 혈류와 관련한 검사는 뇌 안의 혈액이 원활하게 흐르고 있는지 알아보는 검사입니다. A씨가 처음 병원에 왔을 때 측정한 혈압과 맥박은 정상이었습니다. 하지만 늘 머리가 아프다고 하니 뇌 혈류 상태를 체크하지 않으면 안 되었지요. 다행히 별다른 문제는 발견되지 않았습니다.

그런데 중금속 검사에서 놀라운 결과가 나왔습니다. 의외로 카드뮴 수치가 월등히 높게 나온 것입니다. 금속 공예 작업을 오래 한 때문이 아닐까 추정되었습니다. 혈액 검사 결과 고지혈증 소견도 있었습니다. 간 기능도 약간 저하되어 있었고 갑상선 기능 수치는 정상 범위에 있었지만 기능 저하가 약간 의심되었습니다.

타액으로 하는 호르몬 검사 결과 A씨는 코티솔Cortisol이 심하게 고갈되어 있었습니다. 코티솔은 콩팥 위쪽의 부신*에서 분비되는 호르몬입니다. 코티솔은 우리 몸이 외부로부터 스트레스를 받을 때 우리 몸을 지키는 역할을 합니다. 에너지원인 혈당을 올려주고 그 에너지를 몸 구석구석 보내기 위해서 심장 활동을 활발하게 해주는 기능을 하지요.

또 유기산 검사 결과 대사의 불균형이 여러 곳에서 발견되었습니다. 에너지 대사도 잘 안 되고 장陽 안에 사는 세균도 불균형한 상태였습니다. 각각의 검사에 대한 설명과 A씨에 대한 자세한 검사 소견은 다음과 같습니다.

환경 독소를 찾아내는 중금속 검사

일반적으로 중금속이라 하면 오염을 먼저 떠올리게 됩니다. 그래서 인체에 해롭고 위험한 물질이라 생각하지요. 하지만 중금속은 지구의 표면을 구성하는 자연 물질이며 경제적으로 이용 가치가 있는 경우 광석이라 부르기도 합니다. 우리 주변에 가까이 존재하고 인간의 삶에 유익하기도 한 중금속이 부정적으로 여겨지게 된 이유는, 중독과 오염이라는 말이 붙어 다니기 때문입니다. 중금속은 일단 유출되면 쉽게 분해

---

* 부신 : 좌우 콩팥 위에 각각 한 개씩 있는 작은 내분비선. 사람의 경우 부신 하나의 무게가 평균 4.5g, 너비 25㎜, 길이 50㎜, 두께 5㎜ 정도이다. 바깥쪽을 이루는 부신피질에서 코티솔 등의 호르몬이 만들어진다.

되거나 소멸되지 않습니다. 인간에게 직접 오염되지 않더라도 생태계의 먹이사슬을 따라 인간에게도 해를 끼치게 됩니다.

중금속은 공장 폐수, 살충제나 농약, 각종 환경 쓰레기, 소각물 매연 등을 통해 인간의 몸에 들어옵니다. 자동차나 비행기 매연에 들어 있던 카드뮴, 알루미늄, 수은, 납, 비소, 안티몬 같은 중금속이 바다로 흘러들어 어패류에 쌓여 있다가 밥상을 통해 우리 몸에 들어오기도 합니다. 알루미늄 주방 기기, 음식물 조리나 포장할 때 흔히 사용하는 알루미늄 호일, 베이킹 파우더 등 첨가물에도 중금속이 들어 있으니 조리할 때 조심해야 합니다. 특히 알루미늄은 알츠하이머 치매의 원인이 되기도 합니다.

우리 몸에는 외부에서 들어오는 적을 물리칠 수 있는 여러 가지 자정 기능이 있습니다. 그런데 몸에 들어온 중금속을 스스로 분해하여 제거할 능력은 없습니다. 그래서 중금속이 몸속에 계속 쌓여 각종 만성 질환이나 암의 원인이 되기도 합니다.

중금속 말고도 그와 비슷한 해를 끼치는 독소가 우리 주변에 많습니다. 환경 호르몬이 그 대표적 예입니다. 환경 호르몬은 우리 몸에 들어와 호르몬인 척하며 몸 안의 질서를 멋대로 흔들어놓지요. 환경 호르몬 중 하나인 다이옥신은 비닐이나 전깃줄, 페인트 성분이 들어 있는 화합물을 태울 때 발생합니다. 다이옥신이나 비스페놀A · 프탈레이트 · 폴리염화비닐 · 스티렌 등 플라스틱 제품 관련 화합물은 우리 몸의 지방 조직에 쌓입니다. 지방 조직에 들어 있다가 암이나 난치성 질환을 일으키려고 호시탐탐 기회를 노리는 것입니다.

살충제, 농약, 제초제, 곰팡이 제거제, 화학 비료, 성장 촉진 물질은 물론, 식용 색소나 맛을 더하기 위해 사용하는 가미제·방부제 같은 식품 첨가제들도 우리 몸의 입장에서 보면 거의 모두 독소입니다. 식품이 재배되고 수확되고 가공·포장되어 가정으로 와서 요리되어 우리 입에 들어올 때까지 각종 화학 물질이 숱하게 사용되지요. 이 화학 물질들은 지금 이 순간에도 우리 몸에 차곡차곡 쌓여 독성을 내뿜을 준비를 하고 있습니다.

환자 A씨의 경우 중금속인 카드뮴에 오염되어 있었습니다. 아마 금속 공예 작업을 했던 이력 때문인 것 같습니다. 저는 A씨에게 당분간 작업을 하지 말도록 조언했습니다. 또 부득이 작업을 해야 하는 경우 용접이나 금속을 연마하는 등의 작업 과정에서 오염되지 않을 수 있는 방법을 찾아보라고 말했습니다.

우리 몸을 녹슬게 하는 환경 독소

참고로 환경 독소의 폐해를 한 가지를 더 이야기하겠습니다. 환경 독소는 활성 산소를 만드는 원인이 되기도 합니다. 활성 산소란 우리 몸 안에서 만들어지는 유해 산소입니다. 우리가 섭취한 포도당은 산소를 이용해 세포 안에 있는 미토콘드리아*에서 연소되는데 이 과정을 대사

---

* 미토콘드리아 : 세포 속에 들어 있는 타원형 또는 둥근 모양의 작은 세포 기관. DNA와 RNA를 함유하고 있고 세포 호흡에 중요한 구실을 하며 세포질 유전에도 관여한다.

과정이라고 합니다. 대사 과정에서 생긴, 불완전한 외톨이 전자를 갖고 있는 유해 산소가 활성 산소입니다.

이 유해 산소는 안정을 찾기 위해 어디서든 전자를 빼앗아 짝을 이루려는 속성을 가지고 있습니다. 그런데 만일 유전자에서 전자를 빼앗으면 유전자 변형이 일어나지요. 바로 암 세포가 만들어지는 것입니다. 또 세포막을 공격하여 전자를 빼앗으면 만성 염증, 노화, 세포 손상이 일어납니다.

정상적인 대사 과정에서도 이용된 산소의 1~3%에서 활성 산소가 만들어집니다. 활성 산소가 항상 우리 몸에 해를 끼치는 것은 아닙니다. 간에서 만들어지는 활성 산소는 외부에서 들어오는 적을 막는 면역 시스템으로, 각종 세균이나 암 세포를 제거하는 데 유용하게 쓰이기도 합니다.

그런데 활성 산소가 과하게 만들어지면 도리어 우리 몸을 공격합니다. 우리 몸에는 항산화 방어 시스템에 있어 이미 생성된 활성 산소를 중화시킬 수 있습니다. 하지만 중금속에 오염되었다든지 장기능이 떨어졌다든지 과식을 하거나 과격한 운동, 스트레스 등으로 활성 산소가 많이 만들어지면 미처 다 제거하지 못하게 됩니다. 그 때문에 우리 몸에 불균형이 초래되면 산화 스트레스라는 변화가 나타나지요. 이는 쇠가 녹스는 현상과 비슷합니다. 우리 몸의 세포가 녹슬게 되니 당연히 만성 질환이 나타나는 겁니다.

혈액 검사 최적치 적용으로 찾아낸 갑상선 기능 저하

A씨는 혈액 검사 결과 고지혈증이 나타났습니다. 이는 철저히 잘못된 식습관, 생활 습관, 운동 부족에서 초래된 결과입니다. 또 갑상선* 기능 저하가 의심되는 결과가 나왔습니다. 그런데 다른 병원에서는 왜 갑상선 기능 저하를 찾아내지 못했을까요? A씨의 검사 결과치가 정상 범위에 들어 있었기 때문입니다.

예를 들어 검사 결과의 정상 범위가 1~10 사이라고 할 때 일반적으로는 1이나 2 혹은 9나 10도 정상이라고 판정합니다. 그런데 1~10 사이를 벗어나면 이미 병이 생긴 후이고 1이나 2 혹은 9나 10은 병이 날 가능성이 높은 수치인 것입니다. 기능의학에서는 정상 범위를 조금 더 좁게 봅니다. 그 좁은 범위를 최적치라고 하지요. 정상 범위에 있다 하더라도 최적치에서 벗어나면 환자의 임상 증상을 살펴야 합니다. 병이 나타나기 전에 그 가능성을 미리 알아내려 시도하는 것입니다.

A씨의 갑상선 기능 검사 결과는 정상이었지만 최적치에서 벗어나 있

---

* 갑상선 : 목 중앙의 앞쪽에 위치하며 두 부분으로 구성되어 있다. 여기서 합성되는 갑상선 호르몬인 T3, T4는 세포의 핵 속으로 들어가 단백질 합성을 촉진하며 미토콘드리아에 작용하여 체온을 조절하는 역할을 한다. 갑상선 호르몬 분비가 지나치게 많으면 갑상선 기능 항진증이 발생한다. 이는 남성보다 여성에게 일곱 배 정도 더 많이 나타난다. 더위를 심하게 느끼고 식욕은 왕성하지만 몸무게가 감소하는 증세를 보인다. 갑상선의 기능이 정상적으로 이루어지지 못하면 갑상선 기능 저하증이 발생한다. 추위를 잘 타고 쉽게 피곤해지며 성격과 행동이 느려지고 피부가 거칠어지며 많이 먹지 않아도 몸무게가 증가하는 증상이 나타난다.

었습니다. 또 A씨는 추위를 잘 타고 오후가 되면 피곤하며 머리가 멍하다고 얘기했는데 이는 갑상선 기능 저하로 인한 증상이라고 추정할 수 있었습니다.

게다가 카드뮴 중독이 갑상선 호르몬 기능을 교란하여 갑상선 호르몬인 T3을 저하시킬 수 있습니다. 이를 보완하기 위해 뇌하수체*에서 갑상선 호르몬을 분비하도록 자극하는데 갑상선에는 손상이 있어도 갑상선 자극 호르몬 수치는 정상 범위에 있었으므로 '이상 없음'의 결과가 나왔을 것입니다.

몸 안에 몰래 들어온 중금속이 갑상선을 조금씩 손상시켜 A씨가 무기력하고 쉽게 피로해지며 기억력 감퇴와 멍한 증상에 시달렸던 것입니다. 그럼에도 불구하고 검사 결과가 '정상'이니 갑상선 이상을 의심하는 의사는 없었을 것입니다. 그 원인이 중금속일 것이라는 의심은 당연히 하지 않았을 테니까요.

이렇게 확실한 원인을 찾지 못할 경우 의사들은 대개 신경성이라거나 스트레스 때문이라는 애매한 설명을 하고 좀 지켜보자고 합니다. 바로 이것이 현대 의학의 대표적인 한계입니다. 상태가 나빠지는 과정에는 관심 두지 않다가 확실히 나빠져서 검사에 이상이 나타나야 치료를 하는 것이지요.

---

* 뇌하수체 : 간뇌의 밑에 있는 기관으로, 호르몬의 분비를 조절하는 중요한 역할을 하는 내분비샘이다.

활성 호르몬을 측정하는 타액 검사

A씨에게는 타액에 포함되어 있는 활성 호르몬을 측정하는 검사도 했습니다. 스트레스라고 하면 흔히 정신적인 압박감만을 생각하지요. 하지만 몸 안에서 지속적으로 발생하는 이상 반응도 일종의 스트레스입니다. 타액 호르몬 검사는 초기 저항기, 적응기, 고갈기로 나뉘는 스트레스의 적용 단계를 파악하는 데 아주 유용한 검사입니다.

스트레스와 불면증이 오래 지속되며 감정의 기복이 심하고 화를 잘내거나 단 것이 유난히 당기고 오후 되면 피곤함이 몰려오지만 혈액 검사나 다른 검사로는 이상이 발견되지 않는다면 타액 호르몬 검사를 해보길 권합니다. 현재 국내에서도 이 검사로 코티솔, DHEA, 에스트로겐, 프로게스테론, 테스토스테론에 대해 측정할 수 있습니다.

코티솔은 정상인에게는 아침에 일어나면서 농도가 올라가기 시작해낮 시간 동안 꾸준히 증가하다가 저녁이면 다시 떨어져 자기 전에 가장낮아집니다. 그래서 타액 속의 코티솔 농도를 아침 기상 직후, 30분 후, 낮 12시, 저녁 9시에 각각 측정하지요. 하루 중의 농도 변화를 보고 코티솔과 DHEA의 전체적 농도를 측정해 호르몬의 불균형 상태를 정확하게 확인합니다. 만약 코티솔 농도가 아침보다 저녁에 높게 나타나면낮 동안에 스트레스가 심했고 저녁까지 안정되지 않았음을 알 수 있습니다. 이로 인해 불면증이나 수면 장애가 나타날 수 있으며 야식을 습관적으로 찾는 것입니다.

전체적으로 코티솔 농도가 높으면 스트레스로 인해 뇌의 호르몬 조절 시스템의 작동이 순조롭지 못한 상태입니다. 높은 혈중 코티솔로 인해 뇌에서 코티솔 분비 자극 호르몬 분비를 억제해 혈중 코티솔 농도를 떨어뜨리는 음성 되먹임* 시스템이 작동 안 되는 상태를 의미합니다. 이런 상황이 지속되면 몸 전체에 염증성 변화가 나타납니다. 특히 위장에 염증성 변화로 인한 장 누수 현상**이 일어날 수 있으니 이를 감안한 치료를 해야 합니다.

아침에 일어나서도 코티솔의 농도가 올라가지 못하고 오후로 갈수록 바닥으로 떨어지는 경우도 있습니다. 뇌의 조절 시스템이 작동하여 코티솔을 분비하는 부신에 자극을 해도 코티솔을 만드는 부신피질의 기능이 다 소진해서 코티솔을 만들 수 없는 상태가 된 것입니다. 이로 인해 하루 종일 피곤하며 약간만 움직여도 바로 누워야 할 정도로 기운이 없어집니다. 늘 춥고 우울증, 면역력 저하로 감기에 잘 걸리는 최악의 상태가 되는 것입니다. A씨는 오랜 기간 스트레스에 시달린 결과 코티솔이 거의 고갈되어 있었습니다. 이제 이 검사와 관련된 신경계, 내분비계, 면역계의 상호 작용과 코티솔에 대해 더 자세히 알아보겠습니다.

---

* 음성 되먹임 : 최종 생성물이 초기 반응 효소의 억제자로 작용하는 시스템. 전 단계 물질이 쓸데없이 많아져 몸 안에 쌓이는 것을 막아준다.

** 장 누수 현상 : 장의 점막에는 융모라는 돌기가 있어 그 돌기를 통해서 영양분을 흡수한다. 하지만 세균이나 독소 등은 분자량이 크기 때문에 융모를 통해서 흡수되지 않고 지나쳐버린다. 그런데 장 점막이 손상되면 점막 세포와 점막 세포 사이의 결합이 느슨해지고 세포 사이의 간격이 벌어진다. 그 틈을 통해서 분자량이 큰 물질들이 장 점막 안쪽으로 침투하고 혈관 안으로 들어가게 되는 현상을 장 누수 현상 혹은 장 누수 증후군이라 한다.

밀접하게 연계된 신경계, 면역계, 내분비계

우리 몸의 내부 환경은 생명체를 균형 있게 유지하기 위해 복잡하고 섬세한 조절 시스템을 가지고 있습니다. 이 조절 시스템들은 서로 정보를 주고받으며 수많은 세포를 서로 긴밀히 연계 · 제어하면서 질서 정연하게 몸 안의 균형을 유지합니다. 이 신경계, 면역계, 내분비계의 세포들은 신경 전달 물질이나 내분비 호르몬, 면역계 사이토카인 등 각종 정보 전달 물질을 방출하면서 서로 영향을 주고받습니다.

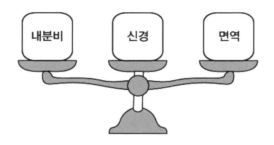

신경 세포는 신경 전달 물질을 분비하여 내분비계에 영향을 미칩니다. 또 내분비계에서 분비된 호르몬은 뇌에 존재하는 세포를 활성화함으로써 신경계에 영향을 미치지요. 이렇듯 서로 영향을 주고받으면서 면역계에도 관여하는 것입니다.

뇌가 생체 기능을 통제하려면 우리 몸 구석구석에 거미줄같이 분포하는 신경 세포를 통해 각 부위의 정보를 시시각각 받아 뇌에서 분석하거나 기억하기 위해 저장합니다. 또는 긴급한 상황에 대처하기 위해 신경 세포 간에 시냅스*를 통해 서로 정보를 전달합니다. 시냅스 전달에는 신경 전달 물질이 관여하며 그 물질의 종류에 따라 결과는 흥분성 또는 억제성으로 나타나지요. 대표적인 신경 전달 물질은 아드레날린, 노르아드레날린, 아세틸콜린, 도파민 등입니다.

자율신경계에는 교감신경과 부교감신경이 있으며 이들이 서로 조화를 이루어야 신경계의 균형을 이룰 수 있습니다. 교감신경이 활성화하면 노르아드레날린이 신경 세포 말단에서 방출되어 면역 반응을 억제합니다. 반대로 부교감신경이 활성화하면 아세틸콜린이 방출되어 림프구가 강화돼 면역력이 증강되지요.

스트레스를 받으면 교감신경계에서 아드레날린과 노르아드레날린이, 내분비계에서 코티솔이 각각 분비됩니다. 이들은 면역 반응을 억제하므로 결과적으로 면역력이 저하됩니다. 반대로 기분이 좋을 때는 도파민과 엔도르핀이 분비되어 면역 반응이 활성화됩니다.

과거에는 내분비샘**에서 분비되는 호르몬을 "특정 장기에서 만들어진 화학 물질로 혈류를 타고 멀리 떨어진 곳으로 운반되어 소량으로도 일정한 작용을 하는 물질"이라고 정의하였습니다. 그러나 뇌의 시상하부***

---

* 시냅스 : 신경계의 기본 단위인 뉴런과 뉴런을 연결한 부위. 시냅스는 신경 전달 물질을 이용하여 자극이나 흥분을 각각의 뉴런에 전달한다.
** 내분비샘 : 호르몬을 분비하는 조직이나 기관
*** 시상하부 : 간뇌의 대부분을 차지하는 회백질부의 아래쪽에서 뇌하수체로 이어지는 부분. 체온 유지와 음식물이나 물의 섭취, 뇌하수체의 기능 등을 조절하는 중추가 있는 곳. 자율신경계의 최고 중추이다.

의 신경 세포도 호르몬을 생성하며 뇌하수체 호르몬의 합성이나 분비를 조절한다는 사실이 밝혀지면서 호르몬의 개념이 좀더 확대되었습니다.

호르몬은 주로 내분비계의 정보 전달을 관장하는 물질입니다. 그 중에서 부신피질 자극 호르몬 분비 촉진 호르몬CRH과 같이 다른 호르몬의 방출을 조절하는 역할을 하는 고차원적 호르몬도 있습니다. 뇌는 인체 내의 모든 정보를 받아 분석하여 호르몬이 필요한 상황으로 판단하면 시상하부에서 CRH를 분비합니다. 그래서 뇌하수체의 부신피질 자극 호르몬ACTH의 분비를 촉진하고 분비된 ACTH는 혈액을 타고 순환하여 내분비 장기인 부신에 도달하여 호르몬 분비를 촉진합니다. 즉 대사 기능에 관여하는 코티솔, 에스트로젠 및 안드로젠 등 성 호르몬, 갑상선 호르몬 등의 분비를 촉진 조절하는 것입니다.

코티솔, 위급한 상황에 에너지를 지휘하는 호르몬

면역 기능과 가장 밀접한 호르몬은 코티솔입니다. 스트레스를 받으면 뇌의 뇌하수체에서 ACTH가 생성돼 그 작용으로 부신에서 부신피질 호르몬인 코티솔이 분비됩니다. 이 코티솔은 흉선 림프구를 비롯한 다양한 림프구의 기능을 저하시키지요. 그래서 만성적인 코티솔의 분비는 염증 등을 악화시키거나 노화를 촉진합니다.

우리가 위협적인 상황이나 투쟁 또는 도피해야 할 상황에 처하면 피부에 소름이 돋거나 머리카락이 쭈뼛 서는 등의 반응이 나타납니다. 몸이 위협을 느끼거나 정신적으로 큰 충격을 받으면 신경계인 뇌의 시상부에서는 이러한 정보를 수집하여 대뇌 변연계*와 예전에 저장된 기억 등의 경로를 분석하여 여러 가지 명령을 내립니다. 그 대표적인 명령이 뇌하수체에서 스트레스 호르몬인 코티솔을 분비하라고 부신피질에 내리는 명령이지요. 코티솔은 생명 호르몬이라고도 불립니다. 위급한 상황이 닥쳤을 때 우리 몸의 모든 기관에 실제적 영향을 끼쳐 에너지를 지휘하는 매우 중요한 작용을 합니다.

우리 몸에서 에너지를 만드는 원료는 포도당입니다. 우리 몸은 위기에 처하면 살아남기 위한 에너지를 만드는 데 집중하기 위해 필요한 곳근육에 포도당을 몰아줍니다. 당장 급하지 않은 기능 즉 신체 복구 과정이나 성장이나 면역 기능에 필요한 기능을 일시적으로 중단시키고 위기 상황을 극복하려 안간힘을 쓰는 것이지요.

또한 에너지를 만드는 데 필요한 산소를 충분히 공급해 주기 위해 심장 박동수를 높입니다. 그래서 위기를 느끼면 우리의 가슴이 두근두근 뛰는 것입니다. 혈관을 수축시켜 혈압을 높여 산소가 풍부한 혈액을 근육에 많이 흐르게 합니다. 풍부한 산소와 포도당이 만나 연소가 이루어지고 에너지가 만들어져 위기 상황에 대처할 수 있지요. 이러한 과정은 우리 몸의 훌륭한 방어 시스템이며 신경계와 호르몬이 협업해 이루어낸 작품입니다.

---

* 대뇌 변연계 : 대뇌피질과 시상하부 사이의 경계에 위치한 부위. 겉에서 보았을 때 귀 바로 위쪽에 있다. 해마, 편도체, 변연엽, 후각신경구 등으로 이루어져 있어 감정, 행동, 동기 부여, 기억, 후각 등의 여러 가지 기능을 담당한다.

이런 상황이 단 시간 내에 마무리되고 다시 일상으로 돌아가면 문제가 없습니다. 하지만 스트레스인 상황이 장기간 지속되면 우리 몸의 조화와 균형은 깨지고 맙니다. 그러면 여러 부위에 이상을 초래하게 되지요. 특히 위장 기능이 떨어지고 면역계의 불균형으로 만성 염증성 변화가 생깁니다. 면역계에 불균형이 일어나 우리 몸에 만성 염증이 생기고 이로 인해 암, 고혈압, 혈관 질환, 심장병, 치매, 당뇨병 등 만성 질환이 생기는 것입니다.

비만으로 이어지게 하는 스트레스

급작스런 스트레스 상황에서 코티솔은 훌륭하게 대처합니다. 뇌에서 받아들인 정보가 위급 상황이라 판단되면 여러 과정을 거쳐 뇌하수체는 콩팥 위에 위치한 부신에 코티솔을 분비하라는 명령을 내립니다. 그리하여 혈중 코티솔의 농도가 높아져 몸의 구석구석에서 필요한 임무를 수행하지요. 스트레스 상황이 종료되면 혈중에 농도가 높은 코티솔은 뇌시상하부에 정보를 주어 코티솔을 분비하라는 명령을 중지하게 합니다. 우리 몸에서는 이렇게 정교한 음성 되먹임 조절 시스템이 작동되고 있습니다.

그러나 문제는 만성적으로 반복되는 스트레스입니다. 스트레스가 지속되면 뇌에서 부신에 내린 명령도 지속돼 코티솔은 24시간 내내 높은 상태로 유지됩니다. 그러면 코티솔은 혈중 포도당 농도를 높게 유지하려고 인슐린의 작용을 방해하며 설탕, 탄수화물이 있는 음식을 요구합니다. 설탕, 탄수화물을 과도하게 섭취하게 하고 남은 포도당은 지방으로 저장하여 비만에 이르게 합니다.

또 높아진 코티솔은 면역 기능을 지속적으로 억제합니다. 면역 세포의 생산이나 성숙이 억제돼 감기나 염증성 질환에 잘 걸리게 되는 것이지요. 시험이 끝난 후나 심한 스트레스를 받는 직업인이 휴가 때 병이 나는 것도 이런 이유에서입니다.

코티솔은 대개 아침 기상 후에 높아지다가 저녁이 되면서 떨어집니다. 코티솔 농도가 낮아져 편안한 상태가 되어야 잠을 잘 수 있지요. 그런데 저녁까지 코티솔 농도가 높은 상태로 유지되면 불면증이 생깁니다.

면역 시스템에 만성적으로 불균형이 지속되면 위장관에 염증이 생겨 장 점막 세포가 손상됩니다. 그 때문에 불완전하게 소화된 음식 조각이나 미생물, 독소가 혈액으로 들어갈 수 있습니다. 그렇게 들어온 음식물 조각이나 미생물을 우리 몸은 이물질의 침입으로 여기고 면역계를 작동시켜 그들을 공격합니다. 그 과정에서 음식물 조각이 우리 몸의 조직과 유사한 단백질인 경우 면역계가 오인하고 정상 조직관절 연골. 기관지 점막 등을 공격하여 염증 변화를 일으킵니다. 이 염증 변화는 자가 면역 질환으로 나타나기도 합니다.

다음의 증상이 있다면 코티솔의 불균형을 의심할만합니다.

(1) 잠들기 어렵다. 또 한밤중에 깨면 다시 잠들기 어렵다. : 수면 장애는 비정상적으로 코티솔이 올라갔기 때문에 일어나는 증상입니다.

(2) 괜히 우울하거나 분노·불안을 느낀다. : 이런 기분 상태는 코티솔이 높아진 상태를 의미합니다.

(3) 갑자기 단 음식을 마구 먹고 싶다. : 코티솔에 의해서 인슐린이 억제되고 탄수화물 대사를 방해받아 설탕에 탐닉하게 되는 것입니다.

(4) 남성의 경우 성적 의욕이 떨어졌거나 아예 사라져버렸다. : 성욕 감퇴는 부신의 기능 과잉이나 기능 저하 때문일 수 있습니다.

(5) 점심 식사 후나 오후 서너 시에 기력이 뚝 떨어진다. : 이는 인슐린의 저항에 의한 결과이며 코티솔이 세포 속으로 당이 들어가는 것을 억제해서 생기는 증상입니다. 결과적으로 에너지가 낮아지고 피로해지는 것이지요.

(6) 손과 발이 차거나 바깥 온도가 따뜻함에도 불구하고 추위를 느낀다. 또는 많이 먹지 않아도 몸무게가 늘어난다. : 이는 부신과 뇌하수체 기능 저하와 관련 있는 갑상선 기능이 저하된 것을 알려주는 지표가 되기도 합니다.

스트레스가 면역력을 떨어뜨린다

스트레스는 우리 몸의 두 가지 계통을 자극합니다. 먼저 스트레스에 신속하게 반응하는 자율신경계를 자극하지요. 자율신경계는 자율신경의 기능을 총괄하는데, 예를 들면 우리의 의지대로 되지 않는 호흡, 소화, 혈압, 눈 깜박거림, 사고력 등의 신경학적 기능을 총괄합니다.

자율신경계는 교감신경과 부교감신경으로 나눕니다. 교감신경계는 육체적이거나 정신적인 스트레스에 반응을 담당하지요. 우리 몸의 모든 기관 즉 근육이나 혈관 속에는 교감신경계의 신경 섬유 끝이 퍼져 있습니다. 그래서 스트레스를 받을 때 신경 전달 물질이 쏟아져 나와 심장 박동, 호흡, 혈압을 증가시킵니다. 또 운동을 할 때 근육에 힘을 주기도 하고 신체적 위험에도 대응하게 합니다. 이렇게 스트레스는 우리 몸을 위험에서도 살아남을 수 있도록 하기 위한 시스템의 일부입니다.

부교감신경계는 교감신경계와 반대로 균형을 맞추는 기능을 합니다. 평온한 상태로 복구시키기도 하고 소화 기능을 원활하게 합니다. 또 에너지를 저장하며 조직이 회복되고 성장하도록 합니다. 우리 몸에서 이렇게 균형을 맞추어주는 섬세한 기전을 '항상성'이라고 하며, 대부분 자율신경계에 의해 조절됩니다.

우리 몸을 구성하는 최소 단위는 세포이지만 이중에 외부와 직접 접하는 것은 피부, 위장관 벽, 점막 등입니다. 다른 대부분의 세포는 외부로부터 차단되어 세포 외핵이라 불리는 액체 속에서 생활하지요. 이런 점에서 우리를 둘러싸고 있는 환경을 외부 환경이라고 하고 세포 대부분의 생활 환경이 되고 있는 체액을 내부 환경이라 합니다.

내부 환경의 항상성은 더욱 중요합니다. 내부 환경의 조건으로는 삼투압이나 pH, 미네랄이나 탄산가스와 산소 가스 조성 등을 들 수 있습니다. 이들이 항상 최적의 상태로 유지되어야만 그 안의 세포가 정상적으로 기능을 할 수 있습니다. 내부 환경의 항상성 유지를 목적으로 세포나 장기가 활동하기 위해서는 개개의 세포나 장기, 기관의 활동을 통합하고 움직이는 조절 시스템이 필요하지요. 그 역할을 담당하고 있는 것

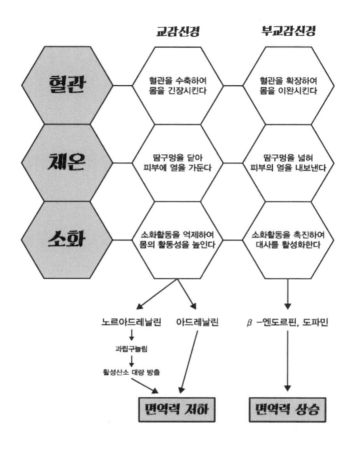

이 신경계와 호르몬계_{내분비계}, 면역계입니다.

호르몬에도 다양한 종류가 있습니다. 호르몬들은 성장과 발육, 생리와 미용, 환경 변화에 따른 대처, 에너지의 생산과 저장, 감정과 지성을 만드는 일 등에 작용합니다. 그래서 우리 몸에서 호르몬의 불균형이 생기면 여러 가지 증상이 나타나고 질병이 생기기도 합니다.

신경계와 호르몬계, 면역계는 서로 영향을 끼치며, 그중 하나라도 정상적으로 작용하지 않으면 곧 항상성이 흐트러집니다. 항상성은 나이가 먹음에 따라 서서히 무너져가는데 그것이 노화이지요. 고령자에게 질병이 많이 발생하는 것과도 이와 관련 있습니다.

　스트레스를 받으면 자율신경계 중 교감신경계가 흥분하고 그 자극이 뇌에 전달돼 시상하부를 자극하고 흥분성 신경 전달 물질인 노르아

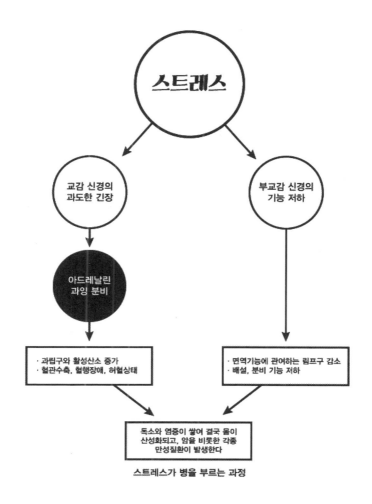

스트레스가 병을 부르는 과정

드레날린이 방출됩니다. 동시에 부신에서도 아드레날린이 분비돼 면역력이 저하되지요. 이렇게 분비된 아드레날린과 노르아드레날린은 심장을 빨리 뛰게 하고 혈관을 수축시켜 혈압을 올려 혈액을 전신으로 보냅니다. 또 간에 작용하여 포도당을 혈액 중에 많이 보내려 합니다. 스트레스를 이기기 위해 순간적으로 에너지를 많이 만들려 하는 것입니다.

또 스트레스는 스트레스에 천천히 반응하는 시상하부, 뇌하수체, 부신계를 자극해 코티솔을 방출하게 합니다. 자율신경계의 반응이 빠른 것과 달리 시상하부-뇌하수체-부신계의 반응은 느리지요. 이때 뇌하수체는 코티솔을 만들기 위해 코티솔 자극 호르몬을 만드는 데 전념합니다. 그 외에 중요한 다른 호르몬 생산에 소홀해지므로 정소, 난소를 자극하는 호르몬과 성장 호르몬, 모발의 흑색 색소마저 생산이 중단됩니다. 그래서 과도한 스트레스를 받으면 성욕이 감퇴되고 흰머리가 부쩍 늘어나며 성장기 아이들은 키가 자라지 않기도 합니다.

신나게 살면 암도 막을 수 있다

면역 세포 중에서도 노르아드레날린과 코티솔의 영향을 가장 많이 받는 것은 내츄럴킬러NK 세포입니다. 암 세포를 공격하는 세포이지요. 우리 몸 안에서는 세포 분열 과정에서 오류가 발생하여 하루에 3000~5000개의 암 세포가 만들어집니다. 이를 감시하여 암 세포를 제거하는 것이 NK세포입니다. 지속적인 스트레스로 인해 과하게 분비된 호르몬은 림프구의 반응을 저하시킬 뿐 아니라 NK세포의 활성도 떨어뜨립니다. 이때 면역력에 문제가 생겨 암의 발생에도 영향을 줄 수 있다고 조심스레 추정합니다.

스트레스로 저하된 면역력을 회복하려면 부교감신경을 깨워야 합니다. 부교감신경이 활성화하면 교감신경과 반대로 작용해 혈관을 확장하여 몸을 이완시키고 소화 활동을 촉진합니다. 이렇게 대사를 활성화하고 도파민이나 엔도르핀을 분비하여 면역력을 높여 주지요.

어떻게 해야 부교감신경을 활성화할 수 있을까요? 우선 스트레스를 줄여야 합니다. 또 자신에게 알맞은 운동을 규칙적으로 꾸준히 해야 합니다. 땀이 배어나올 정도의 가벼운 운동은 부교감신경을 활성화시킵니다. 복식 호흡이나, 단전 호흡을 꾸준히 하면 마음이 편해지고 근육도 이완되어 부교감신경이 활성화하는 데 많은 기여를 합니다. 또 스트레스가 심하거나 불안할 때도 단전 호흡을 하면 마음이 편해지고 이완됩니다. 몸을 따뜻하게 하여 혈액 순환을 원활하게 하거나 천천히 즐기면서 식사하는 것도 부교감신경 활성화에 도움이 됩니다.

면역력의 70%는 인체 면역계에서, 나머지 30%는 마음, 특히 자율신경에 의해 좌우된다고 합니다. 무슨 일이든 긍정적으로 받아들이고 희망적으로 생각하는 사람일수록 자율신경계가 균형을 유지하고 신경과 내분비, 면역계가 안정되어 면역력이 높아집니다. 반대로 실망하고 좌절하면 스트레스로 인한 강한 자극이 자율신경계의 균형을 깨뜨립니다. 그래서 신경과 내분비, 면역계가 혼란을 일으켜 결과적으로 면역력이 약해지지요.

면역계 중 마음의 영향을 가장 많이 받는 면역 세포는 NK세포입니다. 마음의 변화가 뇌에 전달되면 간뇌에서 신경 전달 물질인 프로오피오멜라노코르틴POMC라는 단백질을 합성합니다. 기분이 좋을 때는 POMC가 B-엔도르핀이나 도파민 등을 방출해 혈액과 림프구를 통해 온몸으로 퍼뜨려 NK세포를 활성화시킵니다. 반면에 슬프거나 스트레스를 받았을 땐 아드레날린이나 노르아드레날린을 방출해 NK세포 활성을 떨어뜨립니다. 그래서 우리가 기쁘거나 즐겁고 행복한 기분을 느낄 때 면역력도 함께 높아지지요.

NK세포를 활성화하여 면역력을 높이려면 적당한 운동, 특히 걷기 운동을 꾸준히 규칙적으로 하는 것이 효과적입니다. 평소 잠시 눈을 감고 즐겁고 행복한 상상을 해보는 것을 권합니다. 자신이 좋아하는 취미, 여행 기억, 맛있는 음식 먹기 등을 상상하다 보면 NK세포가 활성화합니다.

무슨 일이든 좋은 방향으로 생각하고 긍정적으로 대처하는 훈련을 꾸준히 해보십시오. 일어나지도 않은 일을 미리 상상하여 걱정하는 습관도 훈련하면 고칠 수 있습니다. 항상 반듯하게 생활하도록 스스로를 구속하고 사는 사람보다는 때로 술도 조금 마시며 쾌활하고 신나게 인생을 즐길 줄 아는 사람이 면역력도 강합니다. 웃음이 신경·내분비계에서 면역계로 이어지는 몸과 마음을 활성화하며 면역력 상승을 유도합니다.

에너지 대사 장애를 살피는 소변 유기산 검사

유기산이란 수용성 대사 산물의 하나입니다. '대사'란 생명체 안에서 진행되는 물질의 분해, 합성과 관련된 화학 반응을 통틀어 일컫는 말이지요. 식물은 광합성으로 당을 만들고 호흡으로 연소하여 에너지를 만듭니다. 동물의 경우 섭취한 먹이가 소화 흡수되어 생체에 이용될 수 있는 단순한 화합물로 분해되고 이들이 화학 반응을 거쳐 필요한 에너지로 변하는 과정을 거치게 됩니다. 이렇게 생물의 몸 안에서 일어나는 유기 화합물의 화학 반응과 더불어 일어나는 에너지 변환을 대사라고 합니다.

유기산은 아미노산의 대사 산물, 탄수화물, 지방산 등의 중간 대사 산물을 일컫습니다. 중간 대사 과정에서 효소나 비타민, 미네랄 같은 조효소가 부족하면 그 전 단계의 유기산의 혈중 농도가 증가합니다. 그때 넘치는 유기산이 소변으로 다량 배출됩니다.

소변 유기산 검사는 오래 전부터 소아과에서 선천성 대사 이상 검사 방법으로 많이 활용되었습니다. 우리 몸의 복잡한 대사 과정에서 반응하는 효소가 유전자의 돌연변이로 비정상적인 효소로 만들어지는 경우가 있습니다. 이렇게 정상적인 효소가 만들어지지 못했을 때 대사가 정상적으로 진행되지 못하고 유기산이 소변으로 넘쳐 나오게 됩니다. 이런 경우 선천성 대사 장애 질환으로 진단하게 되는 것이지요.

요즘은 소변 유기산 검사를 통해 좀더 다양한 측정과 평가가 가능합니다. 세포 내 미토콘드리아의 기능을 평가할 수 있고, 대사 기능 평가,

영양소 평가, 산화 손상 평가, 해독 및 장내 세균의 불균형 등을 확인할 수 있습니다.

이 검사 결과 A씨는 에너지 대사 장애가 심한 것으로 나타났습니다. 또 장내 세균총의 불균형으로 유해균 및 곰팡이균이 증식하고 있는 것도 드러났습니다. 세균총이란, 하나의 균이 계속적인 분열로 눈에 보일 정도로 쌓여 있는 무더기를 말합니다. 에너지는 덜 만들어진 데다 중금속 오염으로 산화 스트레스가 많아져 그쪽으로 에너지 소모를 많이 하다 보니 상대적으로 몸에서 쓸 에너지가 적어 쉽게 피곤해지고 의욕도 떨어졌을 것입니다.

치료 시작과 2차 숙제

검사 결과를 A씨에게 설명하고 치료 과정이 최소한 석 달 이상 걸린다고 알려주었습니다. 아니, 경우에 따라서는 1년 이상 소요될 수도 있다고 얘기했지요. 그러나 중요한 점은 원인을 알았다는 것이었습니다. 원인을 알면 대개의 경우는 해결책도 찾을 수 있습니다. 저는 A씨에게 용기를 북돋아주었고 A씨는 제 말을 전적으로 수용하였습니다.

드디어 치료 과정이 시작되었습니다. 치료는 다음과 같이 진행되었습니다.

카드뮴 오염의 원인이 되는 금속 공예 작업을 중지하고 이후 오염 제거 방법을 연구해보기로 했습니다. 또 카드뮴을 해독하기 위해 아연과 셀레늄 같은 미네랄을 보충하기로 했습니다. 처음에는 주사제를 쓰고 차츰 먹는 약으로 바꾸어나갔지요. 에너지 대사의 불균형을 조절하기 위해 대사를 촉진하는 데 필요한 조효소인 B군 비타민과 미네랄을 투여했습니다. 산화 스트레스를 해결하기 위해 항산화제인 비타민 C, 비타민 E, 글루타치온 등을 처방하였습니다. 갑상선 기능 저하를 해결하기 위해 갑상선 호르몬을 투여하였고요.

A씨에게 주어진 2차 숙제는 주로 음식 조절에 대한 것이었습니다.

(1) 1차 숙제를 철저히 지속할 것

(2) 음식 일기를 근거로 A씨는 빵이나 과자를 많이 먹는 것으로 나타났다. 빵, 과자, 인스턴트 음식, 단 음식은 가능한 한 먹지 말 것

(3) 제철 채소, 과일을 충분히 먹고 탄수화물은 현미로 섭취할 것

(4) 생선을 주로 먹고 육류는 1주일 한두 번, 수육으로 만들어 먹을 것

(5) 아침:점심:저녁의 음식 섭취 비율은 50:30:20으로 할 것

(6) 저녁은 일곱 시 전에 먹고 그 이후에는 물만 마실 것

(7) 장내 세균 불균형을 해소하기 위해 김치, 동치미 국물, 청국장 등 발효 식품을 많이 먹고 유산균을 섭취할 것

(8) 변비를 해소하기 위해 식이섬유가 풍부한 음식을 먹을 것

식이섬유는 대변량을 늘려 변비를 예방하게 해줍니다. 대변은 우리 몸에서 내보내야 하는 노폐물이지요. 그런데 변비 때문에 대변이 장 안에 오래 머물러 있으면 노폐물에 들어 있던 독소나 유해한 물질이 우리 몸으로 다시 들어오게 됩니다. 장 속의 노폐물을 빨리 배설하도록 도와

주는 식이섬유는 결과적으로 해독 작용을 해주는 셈입니다.

물에 녹는^{수용성} 식이섬유가 많이 들어 있는 식품은 사과, 딸기, 바나나, 키위, 김, 곤약, 토란, 당근, 버섯, 해조류 등입니다. 또 물에 녹지 않는^{불용성} 식이섬유가 많이 들어 있는 식품으로는 시레기, 고구마, 브로콜리, 시금치, 양배추 등이 있습니다.

치료 후 1개월, 3개월, 6개월 경과

치료 시작 후 한 달이 지났을 때 A씨는 피곤하거나 추위를 타는 것, 머리가 멍한 증상이 많이 좋아졌다고 했습니다. 이는 갑상선 기능 저하의 증상들이었는데 그 부분이 치료되고 있는 것으로 보였습니다. 아무것도 하기 싫고 할 수도 없었던 한 달 전과 달리 집안 살림도 어느 정도 할 수 있게 되었다고 했습니다. 가족들에게도 짜증을 덜 내니 남편도 병원에 찾아와서 고맙다고 인사를 할 정도였습니다.

A씨는 음식 일기 쓰기를 비롯하여 제가 내준 숙제를 열심히 수행하려고 여전히 노력하고 있었습니다. 저는 A씨의 성실성을 칭찬해주었지요. 카드뮴 중독은 빠른 시일 안에 치유되지 않습니다. 하지만 A씨의 자신감과 노력이 갑상선 기능 문제를 빠르게 호전시킬 수 있었던 것입니다.

치료 시작 후 석 달이 지났을 때 증상은 대부분 좋아져서 일상 생활에 지장 받지 않을 정도가 되었습니다. 변비도 거의 사라져 하루나 이틀에 한 번 정도는 꼭 대변을 볼 수 있다고 했습니다. 두통도 거의 없어졌지만 혹시 머리가 아프면 참지 말고 약을 먹도록 조언했습니다. 그 시점에서 주사제는 모두 먹는 약으로 바꾸었습니다. A씨는 특별히 살을 빼려고 애쓰지도 않았는데 체중이 3kg 줄었다고 좋아했습니다. 살이 빠지는 것은 치료를 위한 A씨의 노력에 대한 보너스였습니다.

치료 시작 후 6개월이 지났을 때 A씨는 이전보다 체중이 3kg 더 빠져 있었습니다. 추적 검사를 해보았더니 갑상선 호르몬 수치, 간 기능 수치가 정상^{최적치} 범위에 들어 있었습니다. 중금속은 약간 줄었고 유기산 검사 결과 에너지 대사가 좋아지고 장내 세균총이 균형을 이루고 있음을 알 수 있었습니다. 타액 검사도 다시 해본 결과 코티솔 호르몬이 정상에 가깝게 분비되고 있었습니다. 저는 A씨에게 여러 지표의 향상에 대해 설명해주고 완치될 수 있다는 확신을 갖고 치료를 계속하도록 독려하였습니다.

A씨는 1년 반째 우리 병원에 오고 있습니다. 상태는 안정적이고 교정된 식습관이나 생활 습관, 운동 등에 익숙해져 불편을 못 느낀다고 했습니다. A씨처럼 이렇게 오랜 기간 잘 따라오는 사람은 흔치 않습니다. A씨가 저를 믿고 성실하게 치료에 임한 것은 차도가 눈에 보였던 이유도 있습니다.

하지만 기능의학적 치료 방법은 차도를 쉽게 눈앞에 보여주지 않는 경우가 많습니다. 대부분의 환자가 당장 눈앞에 보이는 변화를 원하지요. 치료 기간이 길어지면 포기하기 십상입니다. 환자가 스스로 포기하고 협조하지 않으면 치료에 효과를 볼 수 없음은 당연한 일입니다. 이 점이 기능의학적 치료에서 가장 어려운 점이라 할 수 있습니다.

* 스트레스 호르몬 코티솔의 불균형을 의심할만한 증상

(1) 잠을 잘 못 자고 한밤중에 깨면 다시 잠들기 어렵다.

(2) 괜히 우울하거나 분노·불안을 느낀다.

(3) 갑자기 단 음식을 먹고 싶다.

(4) 남성의 경우 성적 의욕이 떨어지거나 아예 사라졌다.

(5) 점심 식사 후나 오후 3~4시에 기력이 떨어진다.

(6) 손발이 차거나 추위를 많이 느낀다.

(7) 많이 먹지 않아도 몸무게가 늘어난다.

03

절제해야 치료할 수 있는 대사증후군

대사증후군은, 심혈관이나 뇌혈관 질환, 암 등의 발생 위험도를 높여
한 순간에 생명의 위협까지 받게 하는 질병군입니다.
특효약이나 수술 같은 해결 방법이 없는 대사증후군은
환자가 오랜 기간 인내심을 가지고 바른 생활 습관과 식습관을 유지해야
개선할 수 있습니다.

혈액 검사 결과 모든 수치가 정상보다 높았던 B씨

B씨는 50대 초반의 남성으로, 한 눈에 봐도 비만 체형이었습니다. 처음 제 진료실에 찾아왔을 때 그의 표정에는 걱정이 가득 담겨 있었습니다.

"어제 저녁 부부 관계 중 갑자기 머리가 터질 듯이 아프더라고요. 아침까지도 속이 메슥거리고 멍한 게 가시지 않네요. 마치 머릿속 혈관이 터지는 느낌이었어요."

중소기업을 경영한다는 B씨는 1주일에 닷새 정도는 손님 접대를 위

해 술을 마신다고 했습니다. 더불어 담배도 피웁니다. 그런 생활을 어쩔 수 없이 10년째 계속하고 있다고 했습니다. 해마다 건강 검진도 하는데 3~4년 전부터 이미 고혈압, 고지혈증이 의심되니 약물 치료를 하라는 얘기를 들었습니다. 하지만 B씨는 대수롭지 않게 여겼지요. 특별히 어디가 쑤시거나 아픈 것도 아니고 운동으로 극복할 수 있다고 생각해서입니다. 그때 바로 헬스클럽에 등록을 해서 아침마다 운동을 했습니다. 하지만 그것도 한두 달로 끝났습니다. 바쁘고 피곤해서 운동을 그만둔 것이지요. 또 다음해 건강 검진에서 같은 얘기를 들었습니다. 다시 운동을 시작했다가 그만두고를 해마다 반복해왔습니다.

B씨가 저희 병원에 왔을 때 측정한 혈압은 180/100mmHg으로 높은 편이었습니다. 하지만 신경학적 검사에서 신경마비 소견은 나타나지 않았습니다. 머리가 터질 듯 아팠다니 우선 뇌출혈이나 뇌경색 등 뇌혈관 이상이 있는지 확인해야 했지요.

그래서 MRI와 MRA 검사, 뇌혈류 검사, 혈액 검사, 심장 검사 등을 실시했습니다. MRI와 MRA 검사에서는 다행히 뇌출혈이나 뇌경색 징후가 보이지 않았습니다.

일단 B씨를 안심시키고 혈액 검사 결과를 보러 이틀 후에 다시 오라며 돌려보냈습니다. 혈압을 내리는 약, 뇌졸중 예방약을 처방해주며 안정을 취하며 금주 금연하고 당분간 운동도 하지 말라고 조언했습니다.

이틀 후 B씨가 다시 병원에 왔습니다. 두통은 호전되었지만 아직도 머리가 맑지 못하다고 했습니다. 이날 측정한 혈압은 160/100mmHg. 여전히 높은 상태였지요. 혈액 검사 결과를 보니 고지혈증이 심한 상태였습니다. 콜레스테롤 수치도 높았습니다. 정상이 200mg/dl 미만인데 B씨는 320mg/dl이었지요. 중성 지방은 150mg/dl 미만이어야 하는데 560mg/dl 정도로 많이 높았습니다. 몸의 염증 여부를 보는 hsCRP 검사의 수치도 높았고 혈관의 산화 스트레스 정도를 보는 호모시스테인 수치는 정상인 10Umol/ℓ 이하를 훨씬 넘는 18Umol/ℓ 이었습니다. 공복 시 100mg/dl 이하를 유지해야 정상인 혈당도 140mg/dl로 높은 편이었습니다.

저는 B씨에게 앞으로 마구잡이 생활을 접고 특별히 건강 관리에 힘쓰라고 조언했습니다. B씨가 겪은, 머리가 갑자기 터질 듯 아픈 것은 혈압이 많이 오르면서 일시적으로 뇌압이 올라가 생긴 일 같았습니다. 걱정을 많이 했던 B씨는 건강 관리에 각별히 신경을 쓰겠다고 다짐했습니다.

B씨에게 고혈압, 고지혈증, 당뇨병, 뇌졸중 예방약을 처방해주고 2주 후에 다시 오라고 했습니다. 그동안 금주할 것, 무리하지 말 것, 음식 일기를 써올 것을 당부했지요. 그런데 2주 후 B씨는 병원에 오지 않았습니다. 당연히 저는 그가 이후 어떤 삶을 살았는지 알 수 없었습니다.

쓰러진 후에야 심각성을 깨닫는다

B씨를 다시 만나게 된 것은 첫 방문 후 1년 반이 지났을 때였습니다. 부인과 함께 진료실에 들어오는 B씨의 표정은 전보다 더 어두웠습니다.

다시 찾아온 이유가 무엇인지 물으니 부인이 놀라운 이야기를 했습니다.

"이 이가 오늘 아침 화장실 갔다가 쓰러졌어요. 화장실에 들어가는 걸 보고 주방에서 일하고 있었는데 갑자기 꽝하는 소리가 나더라고요. 놀라서 뛰어가보니 남편이 의식을 잃은 채 화장실 바닥에 쓰러져 있었어요. 2~3분 후에 의식이 돌아와서 침대에 한 30분 누웠다가 겨우 병원에 온 거예요."

B씨는 화장실에 들어간 후 무슨 일이 있었는지 기억이 잘 나지 않는다고 했습니다. 병원에 와 있는 순간까지 여전히 머리가 멍하고 어지럽고 속도 메슥거린다고 했지요. 넘어졌지만 다행히 머리는 안 다쳤고 가벼운 타박상만 입었을 뿐이었습니다. 저는 병원에 다녀간 후 지난 1년 반 동안 어떻게 지냈냐고 물었습니다.

"그때 머리 아픈 것은 바로 해결되었고요, 특별히 불편한 데가 없었어요. 그동안 병원에 오려고 몇 번 생각했지만 바빠서 미루다가 못 왔지요. 대신 일주일에 두세 번씩 헬스클럽에서 운동을 했어요. 술 담배는 못 끊었고요."

MRI와 MRA 검사, 뇌혈류 검사, 혈액 검사, 심장 검사 등 이전에 했던 검사를 다시 해봐야 했습니다. 다행히도 뇌출혈이나 뇌혈관이 막혔다는 소견은 나오지 않았습니다. 혈압은 200/110mmHg. 지난번보다 더 높았습니다. 고지혈증과 당뇨 수치는 1년 반 전과 비슷하게 높았습니다.

B씨는 식습관과 생활 습관에 대해서도 이야기했습니다.

"아침은 거의 안 먹고요. 가끔 주스나 한 잔 마셨을까? 점심은 회사

근처 식당에서 사먹었어요. 저녁에는 손님들하고 술을 마셨지요. 안주로는 주로 고기나 생선을 먹었고요. 운동은 일주일에 두세 번 약 한 시간씩 했어요. 아, 최근에 스트레스를 좀 많이 받았고요."

저는 병에 대해 B씨에게 설명했습니다.

"이번에 쓰러진 것은 일과성 뇌허혈증 때문인 것 같습니다. 일시적으로 뇌혈관에 혈액 순환 장애가 생겨서 뇌에 산소 공급이 안 되는, 일종의 뇌 빈혈 현상인 거지요. 그래서 뇌 기능이 떨어져서 의식이 없어진 겁니다."

원인은 B씨가 이미 가지고 있던 고혈압, 고지혈증, 당뇨병을 제대로 관리하지 못한 데 있었습니다. 그날 B씨는 다행히도 혈액 순환이 금방 회복되어서 후유증 없이 안정을 찾을 수 있었습니다. 만약 혈전이나 기름 덩어리가 혈관을 막았으면 회복되지 못하고 신경 장애로 반신불수나 언어 장애 등이 생겼을 수도 있습니다. 그나마 다행이었던 것이지요. 하지만 그런 상태가 1년에 서너 번 이상 반복되면 위험합니다.

저는 일단 B씨와 부인을 안심시키고 혈압약을 주며 회사에 가지 말고 집에 가서 안정하라고 조언했습니다. 그리고 제대로 관리하지 못할거면 저에게 오지 말라고 못 박아 말했습니다. 이전에 저와의 약속을 어기고 관리를 제대로 하지 않은 B씨에게 기능의학적 치료법을 적용하는 데는 무리가 있어 보였기 때문입니다.

"술 안 마셔도 사업할 수 있더군요."

그런데 전과 달리 B씨와 부인은 놀라고 겁이 난 상태였습니다. 앞으로는 제가 시키는 대로 말을 잘 듣겠으니 꼭 원인을 찾아 치료해달라고 매달렸습니다. 저는 치료를 위해 B씨에게 1차 숙제를 내주었습니다.

(1) 당장 금주, 금연할 것

(2) 음식 일기를 쓸 것

(3) 아침에는 야채 샐러드를 먹고, 점심은 싱겁게 예전 양의 2/3 정도 먹으며 저녁에는 가능한 한 육류를 덜 먹을 것

(4) 가능하면 일곱 시 이전에 먹고 그 후에는 물만 마실 것

(5) 탄수화물 섭취를 줄이고 가능한 한 현미밥을 먹을 것

(6) 하루에 한 시간씩 걸을 것

(7) 하루에 물 2ℓ씩 마실 것

B씨에게는 고혈압, 고지혈증, 당뇨에 대한 약과 아스피린 등 혈전 예방약을 처방했습니다. 그리고 2주 후에 다시 만나기로 했지요. B씨는, 이번에는 약속을 잘 지켰습니다. 숙제를 성실히 이행하고 있었고 별다른 특이 증상은 나타나지 않았습니다. 음식 일기를 보니 하루 세 끼 잘 나눠 먹고 있는 것이 보였습니다. B씨는 예전에는 사업을 하려면 거래처 사람들과 반드시 술을 마셔야 한다고 생각했답니다. 그런데 어쩔 수 없이 금주를 하고 보니 술 안 마시고도 얼마든지 사업을 할 수 있음을

알게 되었다고 했습니다.

그후 B씨와는 한 달에 한 번씩 진료를 합니다. 약물 치료도 계속하고 생활 습관이 잘 지켜지는지 살펴보기 위해서입니다. 다행히 B씨는 저와의 약속을 비교적 잘 지키고 있었습니다. 치료 시작 후 6개월이 지나 추적 검사를 해보았습니다. B씨의 체중은 10㎏ 정도 줄었고 혈압은 130/80mmHg 정도를 유지했습니다. 고지혈증 증세도 많이 호전되었지요. 콜레스테롤은 220mg/㎗, 중성 지방은 180mg/㎗이었습니다. 혈당은 110mg/㎗ 정도로 많이 떨어졌고 3개월 간 혈당의 유지 정도를 보는 당화 혈색소 수치는 6.3%이었습니다. 정상은 6% 이하이지만 그 정도만 해도 양호한 상태였습니다.

B씨에게는 이후 약물의 양을 차츰 줄이는 대신 보조적인 영양 치료를 하고 있습니다. 대사 기능을 원활히 하도록 비타민 B, 산화 스트레스를 치료하기 위해 항산화제와 비타민 C, 고지혈증을 개선하기 위해 코큐10, 중성 지방 수치를 떨어뜨리려 오메가3를 투여하고 있습니다. B씨는 교정된 생활 방식에 현재까지 잘 적응하고 있습니다. 자신이 습관을 고치는 것도 중요하지만 필요한 음식을 잘 챙겨주는 부인의 역할도 큰 몫을 했다고 합니다.

"예전에는 어떻게 그렇게 막 먹고 막 살았는지 모르겠습니다. 하긴 아직도 가장 힘든 건 주변에서 술 먹자는 얘기를 뿌리치는 겁니다."

새로운 삶을 얻은 B씨의 말입니다.

여러 가지 병을 불러오는 대사증후군

B씨를 괴롭힌 병의 근원은 대사증후군입니다. 이제 대사증후군에 대해 자세히 알아보겠습니다.

대사증후군이란, 섭취한 음식물이 몸에 들어가 에너지로 전환되는 대사 과정에 이상이 생기는 것입니다. 대사증후군에 해당되면 몸에 만성 염증성 변화가 생깁니다. 한 마디로 우리 몸이 만성 염증에 시달리게 되는 것입니다. 그래서 심혈관 질환, 뇌혈관 질환 등의 위험성이 높아지는 질병군이 대사증후군입니다.

대사에 이상을 일으키는 요인으로는 우선 비만을 꼽을 수 있습니다. 남자는 허리 102cm40.2inch 이상, 여자는 88cm34.6inch 이상이면 비만으로 봅니다. 동양에서는 남자 90cm35.4inch 이상, 여자 80cm31.5inch 이상을 비만의 기준으로 삼기도 합니다. 그 외에 고혈압, 중성 지방이 높거나 좋은 콜레스테롤인 HDL이 낮은 경우, 공복 혈당이 높은 것을 대사 이상의 원인으로 들 수 있습니다.

대사증후군을 유전이라 생각하는 사람도 많습니다. 부모 중 한 사람이 대사증후군을 가지고 있으면 자녀에게 병이 생길 확률은 20~30%, 두 사람 모두 해당자라면 자녀에게 나타날 확률은 50%나 되기 때문입니다. 그런데 이는 유전적 요인보다는 비슷한 생활 습관 때문이라고 볼 수 있습니다. 가족이 함께 살다보니 즐겨 먹는 음식, 행동 양식이 비슷해지지요. 그래서 유전적 영향보다는 후천적 생활 습관에 의해 부모의 병을 물려받는다고 보는 게 더 정확합니다.

2012년 국민건강보험공단에서 우리나라 사람들의 대사증후군 유병률*에 대해 조사한 자료가 있습니다. 이 자료에 의하면 우리나라 40세 이상의 유병률은 24.8%, 66세 이상의 경우 40.8%입니다. 40세 이상은 네 명 중 한 명이, 66세 이상은 두 명 중 한 명이 대사증후군을 앓고 있는 것입니다. 게다가 이 수치는 해마다 증가하고 있습니다.

혈당과 중성 지방 수치가 높고 콜레스테롤이 높다는 것은 혈액이 끈적끈적하다는 얘기입니다. 그러면 혈액 순환이 잘 안되고 따라서 혈관에 노폐물이 쌓이게 되지요. 이는 염증으로 발전하고 심혈관 질환을 일으키기도 합니다.

비만의 원인에는 유전적 요소도 많습니다. 하지만 그보다 비만은, 신체의 소비 열량보다 음식으로 섭취하는 칼로리가 과다하기 때문에 생기는 현상입니다. 필요 이상의 칼로리를 섭취할 때 우리 몸은 굶을 때를 대비해 남은 에너지를 지방으로 저장합니다. 이는 아마 생존을 위한 수단이었을 것입니다.

에너지 원료를 저장하는 창고 노릇을 하는 조직이 바로 지방 조직이며 특히 내장 지방으로 저장합니다. 지방 조직은 단순히 지방을 저장하는 역할만 하는 것이 아닙니다. 최근 연구에 의하면 여러 가지 호르몬을 분비하는 내분비 호르몬 조직이라 인정받을 만큼 우리 몸 전체에 영향을 주는 기관이라는 것이 밝혀졌습니다.

---

* 유병률 : 일정한 지역에서 나타나는 병자 수와 그 지역 인구 수에 대한 비율을 나타낸 수치

비만에서 시작되는 문제 중 하나는, 면역의 제1선에서 파수꾼으로 활동하는 대식세포*들이 내장 지방 조직에 침입하는 현상입니다. 왜 이런 침투 현상이 일어나는지 아직까지 확실히 밝혀진 바는 없습니다. 경우에 따라서는 대식세포가 내장 지방 조직의 40% 정도를 차지할 만큼 모여든다고 합니다. 침입한 대식세포의 활성화로 지방 조직은 만성 염증을 일으킵니다. 이때 만들어지는 대표적인 염증 물질인 TNF-A가 분비되어 인슐린 저항성이 생겨 당뇨병으로 진행되기 쉽지요.

그 외에도 다양한 염증 물질이 분비되고 산화 스트레스 때문에 세포 조직 기관의 손상이 생깁니다. 또 온몸의 만성 염증 반응으로 인해 당뇨병, 동맥 경화, 관절염, 암, 치매, 골다공증 등 만성 질환이 발생하기도 합니다. 이렇게 뱃살로 나타나는 내장 비만이 만성 질환의 원인이 됩니다.

대사증후군의 중심에 우뚝 선 인슐린 저항성

인슐린은 췌장에서 분비되는 호르몬입니다. 인슐린은 세포 내로 포도당을 들어가게 하는 역할을 합니다. 세포막에 있는 인슐린 수용체가 인슐린과 결합하여 세포막에 포도당 출입문을 열어주는 것이지요. 포

---

* 대식세포 : 세균이나 죽은 조직 세포 등을 제거하는 면역 세포 중 크기가 큰 세포. 백혈구와 같은 체세포를 포함하며 주로 외부 물질인 항원의 감염이나 침입에 대한 방어 반응으로 사용된다.

도당을 세포 안으로 이동시켜 세포가 포도당을 사용하여 에너지로 만들 수 있도록 하는 역할을 인슐린이 맡고 있습니다.

그런데 세포 막에 있는 인슐린 수용체가 인슐린과 결합하여 기능을 발휘하는 과정에 문제가 생기는 경우가 있습니다. 혈당이 높아져 분비되는 인슐린이 어떤 이유에서든 제 기능을 못하는 경우입니다. 이를 '인슐린 저항성'이라고 합니다. 성인 당뇨병은 대부분 인슐린 저항성으로 인한 제2형 당뇨병입니다.

이런 현상이 일어나면 세포가 당을 이용하기 어려워지니 췌장에서는 더 많은 인슐린을 분비하게 됩니다. 혈액 안에 인슐린이 너무 많아지는 것이지요. 이 때문에 교감신경이 자극을 받아 혈압이 올라갑니다. 간에서는 높은 혈당을 이용하여 중성 지방, 콜레스테롤을 열심히 합성합니다. 그러면 지방 세포에 더 많은 지방이 쌓이고 염증성 변화가 일어납니다. 혈관 내벽은 약해지고 손상을 받아 거칠어지면서 혈액 속에 떠다니던 지방, 칼슘 등이 파리 잡는 끈끈이 종이처럼 거칠어진 혈관 벽에 붙게 됩니다. 그러면서 혈전이 생겨 혈관을 막아 심장 발작심근경색이나 뇌경색을 일으켜 생명을 위협하게 됩니다.

스트레스도 당뇨병을 악화시킵니다. 스트레스를 받으면 코티솔 호르몬이 많이 분비되지요. 코티솔은 생명의 위협을 당하는 상황으로 판단해 곧바로 에너지를 동원합니다. 이 일을 위해 지방으로 에너지를 저장하기 위해 정상적인 혈당을 떨어뜨리는 기능을 가진 인슐린의 효과를 저지합니다. 이런 기능이 짧은 기간에 끝나면 우리 몸의 방어 시스템으로 작용합니다. 그런데 오랜 기간 지속되면 세포에 인슐린의 민감성이 떨어져 혈당 수치가 떨어지지 않습니다. 우리 몸은 인슐린을 지속적으로 분비하는 '인슐린 저항성'인 상태가 되어 당뇨병이 심해집니다. 인슐린 농도가 올라가면 몸에 만성 염증성 변화가 나타나고 중성 지방 농도도 심각하게 올라갑니다.

침묵의 살인자, 고지혈증

고지혈증은 대사증후군 가운데 대표적인 질환입니다. 이 병을 쉽게 설명하면 혈액 속에 지방 성분이 높은 상태라고 할 수 있습니다. 고지혈증은 일반적으로 총 콜레스테롤이 200mg/dl을 넘거나, 중성 지방이 150mg/dl 이상일 때를 말합니다. 고지혈증이 있는 사람은 당뇨병, 고혈압, 동맥 경화 같은 만성 질환을 함께 앓고 있는 경우가 많습니다.

고지혈증을 일으키는 주범은 술과 고기를 많이 섭취하는 잘못된 식습관입니다. 하지만 유전적 요인이 원인인 경우도 있지요. 평소 술과 고기를 많이 먹지 않고 살이 찌지도 않았는데 고지혈증 진단을 받았다면 가족력을 살펴봐야 합니다.

고지혈증 환자는 나날이 증가하고 있습니다. 일반적으로 식생활이 더욱 기름져지고 운동량은 갈수록 줄어들기 때문입니다. 특히 나이 든 사람에게 고지혈증이 더 많이 발생합니다. 나이가 들수록 지방을 소화 · 분해하는 지질 대사 능력이 떨어지기 때문입니다. 여성의 경우 폐경기 이후 여성 호르몬이 감소하는 것도 고지혈증의 원인이 됩니다.

고지혈증은 원인에 따라 두 가지로 분류할 수 있습니다. 그 두 가지는 유전적 결함에 의한 일차성 고지혈증과 질병, 약물, 식이 등의 환경 인자에 의해 발생하는 이차성 고지혈증입니다. 당뇨병, 갑상선 기능 저하증, 통풍, 신장 질환, 췌장염 등은 이차적으로 고지혈증이 함께 나타나기도 합니다. 먹는 피임약이나 부신피질 호르몬제를 오랫동안 복용해도 고지혈증이 생길 수 있고 술과 포화지방산이 들어 있는 고기를 많이 먹는 것도 고지혈증의 원인이 됩니다.

고지혈증은 콜레스테롤과 중성 지방 때문에 생깁니다. 콜레스테롤은 우리 몸의 세포막 형성에 필요한 기본 물질입니다. 성 호르몬 등 각종 호르몬 합성의 재료가 되며 지방의 소화를 도와주는 담즙산*의 구성 성분이기도 합니다. 이렇게 콜레스테롤은 우리 몸에서 없어서는 안 되는 중요한 성분입니다. 하지만 혈중 콜레스테롤 농도가 높아지면 혈관에 문제를 일으킨다는 양면성을 지니고 있습니다.

콜레스테롤의 70~80%는 우리 몸에서 자체적으로 만들어집니다. 단지 20~30%만이 식사를 통해 섭취되는 것입니다. 그러므로 유전적 요인, 기저 질환, 성별, 연령 등도 식생활 못지않게 콜레스테롤 수치에 많은 영향을 미칩니다.

고지혈증은 '침묵의 살인자'라고 불립니다. 특별한 증상 없이 묵묵히

---

* 담즙산 : 쓸개즙의 주요 성분. 주로 간의 콜레스테롤에서 만들어져서 지방, 비타민 등의 소화와 흡수를 돕는 역할을 한다.

혈관에 죽상동맥경화*를 진행시켜 어느 날 갑자기 심근경색이나 뇌경색 같은 치명적인 병을 일으키는 무서운 질병이기 때문입니다.

고지혈증 예방과 치료, 식이요법으로 시작

일반적으로 콜레스테롤이 다량 함유되었다고 알려진 달걀, 새우, 오징어 등을 많이 먹는다고 콜레스테롤 수치가 올라가는 것은 아닙니다. 오히려 소나 돼지의 기름, 버터, 마가린, 쇼트닝 등 포화지방산이 많이 들어 있는 식품이 콜레스테롤 수치를 높입니다.

콜레스테롤은 크게 두 종류로 나뉩니다. 나쁜 콜레스테롤LDL-콜레스테롤 과 좋은 콜레스테롤HDL-콜레스테롤입니다. 나쁜 콜레스테롤은 간으로부터 세포로 콜레스테롤을 운반하는데, 요구량보다 많을 경우 혈관 벽에 들러붙어 동맥 경화를 일으킵니다. 반면 좋은 콜레스테롤은 세포로부터 간으로 콜레스테롤을 운반하여 간에서 콜레스테롤을 대사하게 하는 청소부의 역할을 합니다. 그래서 좋은 콜레스테롤의 수치가 높으면 심장 질환과 뇌졸중을 예방할 수 있습니다.

---

* 죽상동맥경화 : 혈관 안쪽의 내막에 콜레스테롤이 쌓이고 내피 세포의 증식이 일어난 결과 '죽종'이 만들어지는 혈관 질환을 말한다. 죽종은 동맥 안에 주로 쌓이는 콜레스테롤이나 단백질 성분의 물질을 일컫는 말이다. 죽종에 출혈이 생기는 경우 혈관 내부의 지름이 급격하게 좁아지거나 혈관이 아예 막히게 되고 그 결과 혈액 순환에 장애가 생긴다.

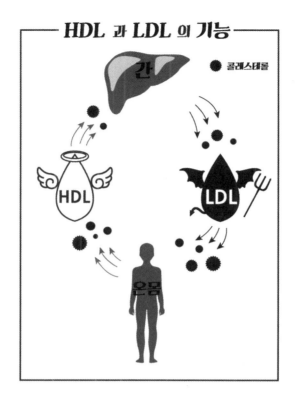

중성 지방은 지방과 당질, 알코올을 원료로 간에서 합성되어 근육이나 심장의 에너지원으로 사용됩니다. 중성 지방도 콜레스테롤과 같이 신체 기능을 유지하고 활동하는 데 꼭 필요합니다. 하지만 쓰고 남은 것이 문제입니다. 쓰고 남은 중성 지방은 내장이나 피부 밑의 지방 조직에 쌓이고 일부는 혈액 속으로 들어갑니다. 그곳에서 몸에 해로운 LDL-콜레스테롤을 많이 만들게 하는 것입니다.

과음이나 과식을 자주하면 중성 지방 수치가 올라갑니다. 또 탄수화물을 많이 섭취하는 것도 고지혈증의 원인이 될 수 있습니다. 고지혈증을 예방하고 치료하려면 우선 식이요법으로 육식과 탄수화물의 섭취를 줄여야 합니다. 과음과 과식을 피하고 일주일에 최소한 세 번, 한 번에 30분 이상씩 운동을 해야 합니다. 운동은 땀이 약간 날 정도의 유산소 운동으로 빠르게 걷기, 자전거 타기 등이 좋습니다. 이렇게 해서 적절한 체중을 유지하고 자연식을 주로 하는 것이 우선입니다.

지방 섭취는 포화지방산이 들어 있는 육류보다는 불포화지방산이 함유된 생선으로 하는 것이 좋습니다. 생선을 육류의 두 배 정도 더 먹는다고 생각하면 적정 섭취량이 될 것입니다. 단백질 섭취는 고기 대신 콩으로 하는 것이 좋습니다. 콩은 양질의 단백질원이지요. 같은 무게의 삶은 콩이나 소고기 등심에는 비슷한 양의 단백질이 들어 있습니다. 콩은 육류에 비해 저지방, 저칼로리 식품이므로 푸짐하게 먹어도 지방이나 칼로리가 과다 섭취되는 것을 막을 수 있습니다. 또 콩에는 콜레스테롤을 감소시키는 오메가6 지방산이 많이 들어 있습니다. 콩 속에 포함된 대두 단백질은 담즙산과 결합하는 성질이 있어 소장에서 담즙산을 만나면 이를 감싸 대변으로 배출합니다. 덕분에 콜레스테롤이 함유된 담즙산이 체내에 재흡수되는 것을 막을 수 있습니다. 그래서 콩이 콜레스테롤 수치를 낮춰주는 것입니다.

고지혈증을 예방하고 치료하려면 식이섬유도 열심히 먹어야 합니다. 식이섬유는 담즙산과 콜레스테롤을 빨아들여 대변으로 배출해주기 때문입니다.

이 외에도 식단 전체를 칼로리와 지방의 섭취량을 줄이는 식품으로 구성해야 합니다. 주식인 밥의 양을 줄여 소식을 하는 것이 좋습니다.

또 가공 음식이나 인스턴트 식품은 가능한 한 피하고 자연식을 주로 해야 합니다. 총 칼로리를 줄이기 위해 갑자기 식사를 거르거나 지방 섭취를 극도로 제한해서는 안 됩니다. 영양의 균형이 무너져 피로감이나 피부 트러블 등 다른 문제가 생길 수 있기 때문입니다.

일반적으로 맛있는 음식에 유독 콜레스테롤이나 지방이 많이 들어 있습니다. 콜레스테롤 수치를 낮춘다고 그런 맛있는 음식을 무조건 금지하면 그것도 스트레스가 됩니다. 결국 식이요법을 오래 실천하지 못하게 됩니다. 그래서 조리 방법이나 재료의 선택에 지혜를 발휘할 필요가 있습니다. 예를 들면 기름을 적게 쓰는 요리법이나 야채를 듬뿍 넣은 식단을 구성하는 것입니다. 육류를 먹더라도 지방이 적은 부위를 고르면 식이요법에 도움이 되지요. 억지로 참아가며 스트레스 받기보다는 안심하고 먹을 수 있는 음식으로 식생활을 개선하는 것이 좋습니다. 식이요법을 잘 실천했는데도 조절이 잘 안 된다면 약물 치료를 해야 합니다.

대사증후군을 이겨내는 다이어트

요즘 '다이어트'는 '살을 빼는 것'이라는 뜻으로 통용됩니다. 그런데 다이어트의 원래 의미는 치료나 체중 조절을 위한 식이요법을 말합니다. 엄격하게 말하면 운동은 다이어트가 아니고, 병을 치료하기 위해 싱겁게 먹는 일이나 살을 찌우기 위한 식사는 다이어트입니다.

다이어트라 하면 일반적으로 안 먹는 것, 맛없는 음식을 먹어야 하는 것, 지루하고 힘든 일로 생각하기 쉽습니다. 수행하기 힘들면 오래 지속하기 어려운 것은 당연한 일이지요. 음식물 섭취는 날마다, 그것도 하루 세 번 반복적으로 이뤄지는 일상입니다. 그러니 그 반복되는 일상이 힘들거나 고통스러워서는 안 됩니다. 다이어트의 효과를 보려면 오랜 기간 지속적으로 이어가야 합니다. 지속을 위해서라도 다이어트는 쉽고도 즐거워야 합니다.

식이요법의 요점은 다음과 같습니다.

(1) 탄수화물은 전체 칼로리 섭취의 50% 정도만 섭취한다.

(2) 지방 섭취는 35% 정도 늘린다. 단, 불포화지방산을 섭취해야 한다.

(3) 단백질 섭취는 15% 정도 늘린다. 콩과 같은 식물성 단백질이 좋다.

지방은 우리 몸의 에너지를 효율적으로 저장하는 형태이고 세포막의 구성 성분입니다. 비타민 A · D · E · K 같은 지용성 영양소를 운반하는 역할을 하고 호르몬의 원료가 되기도 합니다. 또 지방은 면역 기능을 조절하는, 우리 몸에 없어서는 안 되는 필수 성분입니다. 그래서 지방을 먹지 않는 것이 아니라 좋은 지방을 골라먹는 것이 중요합니다.

그렇다면 먹어야 하는 지방, 먹지 말아야 하는 지방에는 어떤 것들이 있을까요?

(1) 가능한 한 먹지 말아야 하는 트랜스 지방 : 쿠키, 크래커, 케이크, 페이스트리, 쇼트닝, 마가린, 튀긴 음식(도넛, 프렌치프라이)

(2) 먹는 양을 줄여야 하는 포화지방 : 고기, 우유, 아이스크림, 치즈, 버터, 코코넛, 베이컨, 샤워크림

(3) 많이 먹어야 할 불포화지방 : 단일불포화지방(올리브유, 카놀라유, 아보카도, 캐슈너트, 마카다미아, 파스타치오), 오메가3로 불리는 다중불포화지방(들깨, 아마씨, 멸치, 연어, 정어리, 꽁치, 고등어, 청어)

공공의 적, 트랜스 지방과 콜레스테롤

트랜스 지방은 식물성 기름에 수소 처리를 하여 빛과 열에 반응하지 않는 불활성 지방으로 가공한 것입니다. 이 지방은 원래 우리 몸에 없던 성분입니다. 그래서 이 지방이 우리 몸에 들어오면 몸이 이물질로 여겨서 염증을 일으키지요. 과자, 빵, 커피 크림 등의 성분에 마가린, 쇼트닝, 식물성 유지라고 표기되어 있는 것이 트랜스 지방입니다. 전자레인지에 튀겨 먹는 팝콘이나 도넛, 패스트푸드 식당에서 햄버거와 세트로 파는 냉동 감자 튀김에도 트랜스 지방이 많이 들어 있습니다.

우리 몸을 괴롭히는 나쁜 콜레스테롤을 줄이려면 포화지방과 트랜스 지방의 섭취를 줄여야 합니다. 한편 좋은 콜레스테롤을 늘리려면 불포화지방산을 많이 섭취해야 하지요. 올리브유로 샐러드를 만들어 먹고 생선 기름에 들어 있는 오메가3를 열심히 먹는 것이 좋습니다. 잣이나 땅콩 같은 견과류도 도움이 됩니다.

오메가3와 오메가6는 어떻게 섭취하면 좋을까요? 둘 다 불포화지방

으로, 세포의 대사를 조절하는 중요한 물질입니다. 그런데 이 두 물질이 우리 몸 안에서 균형을 이뤄야 하므로 섭취 비율에 신경을 써야 합니다.

오메가3는 대사 과정에서 염증을 줄여주고 혈관을 넓혀줍니다. 혈전이 만들어지는 것을 억제하고 항염증 물질로 전환되기도 하지요. 주로 생선 기름이나 들깨, 아마씨에 들어 있습니다. 그런데 오메가6는 염증을 일으키고 혈관을 수축시킵니다. 오메가6는 식용유를 이용하는 음식에 많이 들어 있습니다.

오메가3나 오메가6는 우리 몸에 필요한 물질이기는 하지만 현대인은 그릇된 식습관 때문에 오메가6를 과다하게 섭취하는 경우가 많습니다. 상대적으로 오메가3는 음식물로 섭취하는 빈도가 낮습니다. 그래서 몸 안의 들어오는 두 물질의 균형이 깨지게 되는 것이지요. 염증을 일으키는 물질이 염증에 저항하는 물질보다 많이 만들어져 염증과 관련된 만성 질환을 일으키게 됩니다. 두 물질의 불균형은 자가 면역 질환부터 암까지의 염증 질환과 심혈관 질환을 일으키는 토양이 될 수 있습니다.

한국영양학회는 한국인의 식생활을 고려하여 오메가6와 오메가3의 섭취 비율을 4:1로 권장했습니다. 이런 점들을 감안하여 어떤 지방을 선택해야 하는지 다시 한번 정리해보겠습니다.

(1) 오메가3를 충분히 먹어서 오메가6와의 균형을 유지하자. 오메가3가 많이 들어 있는 음식은 들깨, 호두 등 견과류, 아마씨, 꽁치, 고등어, 정어리 등이다.

(2) 불포화지방은, 산패되기 쉬운 정제된 기름보다는 견과류, 생선 등에 포

함된 것으로 섭취하자.

(3) 육류, 버터 등 동물성 지방의 섭취는 자제하자.

(4) 트랜스 지방은 가능한 한 먹지 말자.

탄수화물 조절은 현미밥으로

중성 지방을 줄이려면 오메가3를 복용하고 탄수화물 섭취를 줄이는 것이 좋습니다. 물론 아예 탄수화물 섭취를 하지 않는 것도 바람직하지 않습니다. 영양학자들은 필요 열량의 50~60%를 탄수화물로 섭취할 것을 권장합니다. 탄수화물을 많이 먹는다고 무조건 혈중 중성 지방이 상승하고 좋은 콜레스테롤이 감소하는 것은 아닙니다. 탄수화물 중에 서도 당지수가 높은 탄수화물이 우리 몸에 해로움을 끼치는 것입니다.

당지수란 음식을 먹은 후 얼마나 빨리 혈당을 높이는지를 나타낸 지표입니다. 이는 탄수화물 50g을 함유한 흰 빵을 먹었을 때 혈당이 높아지는 정도를 100이라 정해 기준으로 삼았습니다. 똑같이 50g의 탄수화물을 포함한 다른 식품이 우리 몸에 들어와 혈당을 얼마나 높이는지 수치로 나타낸 것이 당지수입니다. 예를 들어 식빵 91, 백미 84, 현미 56, 감자 90, 고구마 55, 시금치 15, 두부 42, 콩 20, 다시마 17 등입니다.

당지수가 높은 음식을 먹으면 혈당과 인슐린 농도가 급격하게 증가합니다. 그러면 체지방이 증가하고 반응성 저혈당 현상이 일어나지요. 반응성 저혈당은 인슐린이 급격히 분비되어 혈당이 갑자기 뚝 떨어지는 현상입니다. 그래서 다시 탄수화물을 섭취하고 싶은 욕구가 강해지게 만듭니다. 또 췌장 세포 이상이 생기고 염증이 발생하며 혈관 내벽 세포의 기능 장애가 발생합니다. 결국 당지수가 높은 식품은 비만과 당뇨, 심혈관 질환, 암의 발생 위험성을 높이게 됩니다.

건강을 위해서는 당지수가 낮은 음식을 먹어야 합니다. 조리되고 가공된 식품일수록 당지수가 높다는 점을 잊어서는 안 됩니다. 앞의 예시에서 보았듯이 백미보다는 현미가 당지수가 낮으니 밥은 현미밥을 먹는 것이 좋습니다. 백미와 현미는 도정 과정에서 쌀을 깎아낸 정도에 따라 구분되지요. 백미는 현미에서 겉껍질을 9~10회 정도 깎아낸 것이고 오분도미는 다섯 번, 칠분도미는 일곱 번 깎아낸 것입니다.

껍질을 벗겨낼수록 식감은 좋습니다. 하지만 그 과정에서 쌀눈이나 속껍질도 함께 깎여나간다는 점을 생각해야 합니다. 비타민, 무기질, 불포화지방산, 단백질, 식이섬유, 파히토케미컬* 등 곡물의 풍부한 영양분은 쌀눈66%과 속껍질29%에 들어 있습니다. 따라서 다 깎아내면 백미에는 5% 정도의 영양분만 남게 되지요. 그것도 주로 칼로리를 만들어내는 탄수화물 성분입니다. 껍질을 다 벗겨낸, 정제된 백미를 먹는 것은 영양

---

* 파히토케미컬 : 식물이 병원균, 해충, 곰팡이 등으로부터 자신을 보호하기 위해 뿌리나 잎에서 만들어내는 모든 화학 물질. 이런 물질이 인체 내의 항산화 물질을 억제하고 세포 손상을 막는 것으로 알려지고 있다. 과일과 채소에 함유되어 있는 카로티노이드, 딸기 · 자두 · 블루베리 · 라즈베리 · 포도 · 체리 · 적포도주 · 마늘 · 녹차에 들어 있는 프로보노이드, 두부 · 간장 · 된장 · 청국장에 들어 있는 이소프라본, 브로콜리 · 양배추 · 케일에 있는 글루코시놀레이트 등이 해당된다.

소는 적고 칼로리만 높은 가공 식품을 먹는 것이나 다름없는 일입니다.

현미밥이나 잡곡밥이 좋다고 하여 누구나에게 다 좋은 것은 아닙니다. 현미밥이나 잡곡밥이 오히려 해가 되는 사람도 있지요. 현미가 비타민, 무기질 등 영양소의 흡수를 막을 수도 있으므로 소화 기관이 약한 노인이나 어린이에게는 해가 될 수도 있습니다. 치아 건강이 안 좋은 노인들은 잘 씹지 못해 소화 효소를 만들어내지 못하니 잡곡밥을 소화시키는 것이 쉽지 않습니다. 소화 기능이 덜 발달된 어린아이들도 마찬가지입니다. 이들은 현미보다는 칠분도미나 오분도미를 먹는 것이 좋습니다.

미네랄 가운데 인 성분은 쌀밥보다 잡곡밥에 훨씬 많습니다. 그런데 신장 질환을 앓고 있으면 인의 배출 및 재흡수에 문제가 생길 수 있습니다. 인을 너무 많이 섭취하면 몸이 붓거나 관절통이 생기고 피부 가려움증이 나타나기도 합니다. 신장 질환이 있는 사람이 매끼 잡곡밥을 먹으면 이런 증상들이 오히려 악화될 수 있습니다. 아토피 환자가 현미밥을 중단했을 때 증상이 나아진다는 보고도 있습니다.

위장 기능이 떨어진 사람도 잡곡밥을 소화시키기 어렵습니다. 현미에는 섬유질과 씨눈이 들어 있어 쌀밥보다 소화가 잘 안 됩니다. 소화를 돕는다고 찹쌀을 섞는 경우가 있는데 찹쌀이 오히려 소화를 방해한다는 연구 결과도 있습니다. 찹쌀이 뭉쳐서 내려가기 때문이라 합니다. 현미밥이 소화가 안 되는 사람은 발아 현미밥으로 대신해도 좋습니다.

잡곡밥에 무엇을 섞는가에 따라 칼로리가 더 높아질 수 있습니다. 보리밥, 콩밥, 오곡밥은 쌀밥보다 칼로리가 더 높습니다. 그래서 많이 먹

으면 흡수된 열량이 늘어나 체중이 늘고 혈당도 오르니 잡곡밥이라고
맘 놓고 먹어서는 안 됩니다.

장 건강에 도움을 주는 식이섬유

물에 의해 산과 알칼리로 분해되는 작용인 가수분해가 잘 안 되는 식
물의 다당류와 리그린이 식이섬유에 포함되지요. 수용성 식이섬유에는
펙틴과 하이드로 콜로이드 등이 있습니다. 펙틴은 과일과 야채에 많이
들어 있는 성분입니다. 불용성 식이섬유는 셀룰로스와 헤미셀룰로스 등
을 말합니다. 헤미셀룰로스는 곡물의 주요 성분이고 셀룰로스는 콩과
식물에 가장 많이 들어 있습니다.

식이섬유는 끈적이는 정도점성와 대장에서의 발효 여부에 따라 여러
가지 유익한 작용을 합니다. 식이섬유가 대장에 있는 세균에 의해 발효
되면 가스와 단쇄 지방산*이 만들어집니다. 단쇄 지방산이 없으면 대장
벽을 유지할 수 없고 부족하면 점막에 틈이 생겨 세균이 몸속으로 침입
하기 쉬워집니다.

소화가 안 되는 식이섬유는 대변의 양을 증가시킵니다. 또 노폐물의
대장 통과 시간을 단축하여 변비, 과민성 대장염 해결에 도움을 주지

---

* 단쇄 지방산 : 장 내부가 발효 상태일 때 생기는 유기산으로, 대장 세포의 에너지원
  이 된다.

요. 또 장 안에 있던 독소, 죽은 세균 등을 재빨리 배출시켜 우리 몸에 다시 침투하지 못하게 막아줍니다. 식이섬유는 물론 대장암 발생도 감소시킵니다.

수용성 식이섬유인 점성 식이섬유를 섭취하면 포만감이 생겨 과식을 막을 수 있습니다. 젤 같이 끈적이는 점성 식이섬유는 다시마·미역 등 해조류와 곤약에 많이 들어 있습니다. 과식을 막아주는 식이섬유는 결국 혈중 콜레스테롤을 감소시키고 식후 혈당이 상승하는 것을 방지하고 인슐린 저항을 개선해줍니다.

단백질은 콩으로 보충하자

건강을 생각한다면 육류 섭취를 반드시 줄여야 합니다. 그런데 혹시 단백질이 부족하여 근육이 줄어들면 어떡하나 걱정도 하게 되지요. 이런 걱정은, 단백질은 고기를 먹어서 보충한다는 편견에서 생긴 것입니다. 단백질은 육류보다는 콩과 같은 식물성 식품에도 많이 들어 있습니다. 식물성 단백질은 상대적으로 값도 쌉니다. 또 환경 호르몬이나 항생제 같은 유해 물질에 노출되었을 가능성도 적지요.

소고기나 돼지고기 같은 동물성 단백질을 먹으면 동물성 지방, 즉 포화지방도 함께 섭취하게 됩니다. 포화지방은 조리 과정에서 열을 가하면 트랜스 지방으로 바뀌어 몸에 염증을 일으킵니다. 그러니 식물성 단백질을 먹으면 단백질도 보충하면서 염증 유발 물질 섭취를 줄일 수 있습니다.

특히 콩은 칼로리는 적으면서 육류나 달걀 못지않게 단백질은 풍부합니다. 뿐만 아니라 채소, 과일 같이 비타민, 미네랄, 파히토케미컬, 식이섬유도 많이 함유하고 있지요. 지방, 콜레스테롤, 나트륨은 적게 들어 있고 칼륨은 풍부하게 들어 있습니다. 또 콩에는 이소플라본이라는 파히토케미컬이 함유되어 있습니다. 이소플라본은 여성 호르몬 에스트로겐*과 비슷한 효능을 나타내는 식물성 물질입니다. 암이나 폐경기 증후군, 심혈관계 질환, 골다공증 등 호르몬 의존성 질환에 대해 효능이 있다고 알려져 있습니다.

결론적으로 얘기하자면, 고기를 절대로 먹지 말라는 것은 아닙니다. 고기뿐만 아니라 콩, 생선, 발효 식품, 해조류, 유제품 등으로 단백질 식품 선택의 폭을 넓히라는 것입니다.

* 대사증후군을 이겨내는 식이요법

　(1) 탄수화물 식품은 전체 칼로리의 50% 정도만 먹는다.

　(2) 지방 섭취는 35% 정도 늘리되 단일불포화지방산을 섭취한다.

　(3) 단백질 섭취는 식물성 단백질 중심으로 15% 정도 늘린다.

---

* 에스트로겐 : 주로 난소와 태반에서 분비되어 여성 생식기관의 발달, 성숙, 기능 등에 영향을 주는 호르몬. 여성의 제2차 성징을 나타나게 하고 난소, 질, 나팔관, 자궁, 젖샘 등에 영향을 끼친다.

* 먹어야 하는 지방, 먹지 말아야 하는 지방

(1) 가능한 한 먹지 말아야 하는 트랜스 지방 : 쿠키, 크래커, 케이크, 페이스트리, 쇼트닝, 마가린, 튀긴 음식(도넛, 프렌치프라이)

(2) 먹는 양을 줄여야 하는 포화지방 : 고기, 우유, 아이스크림, 치즈, 버터, 코코넛, 베이컨

(3) 많이 먹어야 할 불포화지방 : 단일불포화지방(올리브유, 카놀라유, 아보카도, 캐슈너트, 마카다미아, 피스타치오), 오메가3로 불리는 다중불포화지방(들깨, 아마씨, 멸치, 연어, 정어리, 꽁치, 고등어, 청어)

04

피로도 두통도 짜증도
장^腸에서 시작된다

소화 기관에 이상이 있는 환자의 경우 식습관과 생활 습관을 잘 살펴보면
만성 질환을 고칠 수 있는 길이 보입니다.
기능의학에서는 환자가 어떻게 그런 상황에 이르게 되었는지에
관심을 둡니다. 장만 보는 것이 아니라 치료를 위해
환자의 생활 자체를 점검하는 것입니다.

약을 한 주먹씩 먹어도 상태는 나아지지 않는다

어머니와 함께 제 진료실을 찾은 C씨는 30대 후반의 여성입니다. 비
만한 체격의 C씨는 첫눈에도 무척 지쳐 보였습니다. C씨는 유명한 바
이올린 연주자인데 석 달 후 중요한 공연을 앞두고 있었습니다. C씨는
다음과 같은 증상을 호소했습니다.

"밤에는 잠을 잘 못 자고 머리가 심하게 아파요. 오후에는 피곤하고
짜증이 나서 연습도 제대로 할 수 없고요. 게다가 항상 속이 더부룩하고

설사와 변비가 반복되고 온몸이 쑤시기까지 해요."

C씨는 원래부터도 공연 스케줄이 잡히면 신경이 예민해져 6개월 정도는 비슷한 고통에 시달리곤 했습니다. 증상이 심해진 것은 1~2년 되었지만 석 달 전부터는 견디기 어려울 정도가 되었습니다.

무엇보다 C씨를 힘들게 하는 것은 설사였습니다. 조금만 짜증스럽다 하면 어김없이 배가 아프고 설사를 했습니다. 제게 오기 두 달 전 쯤 대학병원 소화기내과에서 내시경 검사를 포함한 정밀 검사를 했습니다. 만성 위염이 있다는 검사 결과가 나와 위장약을 처방받아 먹고 있었습니다.

또 머리 아픈 것도 큰 문제였습니다. 연습을 못하고 집중력이 떨어지기 때문입니다. 대학병원 신경외과에서 두통의 원인을 찾기 위해서 정밀 검사를 실시했습니다. MRI 촬영 등 여러 검사를 했지만 별다른 이상은 발견되지 않았습니다. 신경외과에서는 긴장성 두통이라는 진단을 받고 진통제와 신경안정제를 처방받았습니다. 잠을 잘 못 자니 신경정신과에도 찾아갔지요. 거기서도 항우울제와 수면제를 처방받았습니다. 그러다보니 약을 한 번에 한 주먹씩 먹게 되었습니다. 어머니의 권유로 한의원에서 보약까지 지어 먹고 있지만 C씨의 상태는 호전되지 않았습니다. C씨의 피곤감은 가시지 않았고 최근에는 아예 연습하기 어려울 정도에 이르렀다고 했습니다.

여기까지 듣고 저는 C씨의 어머니에게 잠깐 나가 있으라고 했습니다. C씨의 생활 습관을 더 자세히 알고 싶었기 때문입니다.

"저는 외국에서 공부하고 연주 활동을 하다가 4~5년 전에 귀국했어요. 귀국 후 부모님과 함께 살다가 갈등을 겪게 되었지요. 저는 별 생각이 없는데 부모님이 자꾸 결혼을 종용하여 생긴 갈등이었어요. 결국 부모님 집에서 나와서 저 혼자 살게 되었어요."

혼자 살면서 C씨는 자유를 만끽한다고 생각했지만 생활 습관이 불규칙해졌습니다. 개인 레슨하며 1년에 몇 차례 공연을 하는 C씨는 규칙적인 생활을 하기 어려웠지요. 늦게 자고 늦게 일어나고 아무 때나 먹고 싶으면 식사하는 불규칙한 생활을 했습니다. 아침 식사는 거의 하지 않고 혼자 음식 해먹기도 번거로우니 라면을 비롯한 인스턴트 음식을 주로 먹고 살았습니다. 초콜릿이나 아이스크림 등 단 음식은 C씨가 특히 즐기는 음식이었습니다.

"저의 증세는 공연 스케줄이 잡히면 특히 심해졌어요. 속이 더부룩해지고 부글거리며 배 속에 가스가 차고 설사와 변비가 반복되었지요. 게다가 손발이 가렵고 여기저기 쑤시는 증상까지 나타났어요. 연주 날짜가 가까워지면 가려움증이 심해져서 견딜 수가 없어요."

C씨는 진료실에서 저와 대화를 할 때도 계속 손을 긁적였습니다. 이유를 물어보니 연주회가 다가올수록 손발을 비롯해 온몸이 가려워 견딜 수 없을 지경이 된다고 했습니다. 그런데 묘한 것은 연주회가 끝나면 가려움증이 사라진다는 것입니다.

가려움증 때문에 피부과에 가서 항히스타민제도 여러 번 처방받아 먹었지만 개선이 되지 않았습니다. 무엇보다 쉽게 피곤해지는 통에 도무지 연습을 할 수가 없었습니다.

치료를 위해 먹던 약을 다 끊어야 한다

이렇게 1차 면담을 끝낸 후 저는 C씨의 장부터 점검해야겠다고 생각했습니다. 장 염증과 장내 세균 불균형이 의심되었습니다. 그녀의 불규칙한 생활 습관과 식습관, 인스턴트 음식 섭취와 스트레스 등이 원인인 듯했습니다. 또 오랜 기간 진통제와 제산제를 먹은 것도 장의 염증을 일으키는 데 한몫을 했습니다. 이런 소견들을 확인하기 위해 저는 C씨에게 소변 유기산 검사와 호르몬 검사 등을 권했습니다. 또 치료하는 데 석 달에서 여섯 달 정도 시간이 걸릴 것이라고도 설명했습니다. 그때까지 제가 제시하는 치료 방법을 잘 따라올 것인가 그녀의 의지를 확인했습니다. C씨는 그렇게 하겠노라 약속했습니다.

저는 다른 환자에게와 마찬가지로 C씨에게도 숙제를 내주었습니다.

(1) 부모님 집으로 들어가 살 것

(2) 규칙적으로 생활하고 음식 일기를 쓸 것

(3) 하루 세 끼 잘 먹을 것

(4) 간식을 줄이고 인스턴트 음식을 먹지 말 것

(5) 하루 한 시간씩 걸을 것

(6) 단전 호흡을 해볼 것

(7) 물을 하루 6~8컵 정도 마실 것

제가 첫째 조건으로 부모님 집에 들어갈 것을 내건 이유는 규칙적인 생활을 하게 하기 위함이었습니다. 규칙적인 생활이 우선되어야 그녀의 병을 고칠 수 있을 것 같았지요. C씨는 그렇게 하겠노라고 약속했습니다. 또 약은 더 이상 먹지 않도록 조언했습니다. 스스로 약을 먹어도 나아지는 것이 없다고 생각한다면 먹을 이유가 없습니다. 단, 불면증 때문에 고통스럽다면 약의 도움을 받아도 좋다고 했습니다. 우선 잠을 잘 자야 다음날 활동을 할 수 있기 때문입니다.

물은 아침 식전, 끼니 사이, 잘 때 마시도록 권했습니다. 아침 식사로는 사과, 삶은 양배추, 브로콜리, 바나나, 견과류 등이 고루 섞인 야채 샐러드를 충분히 먹도록 하였습니다. 점심은 한식으로 먹되 가능하면 외식을 하지 말고 집에서 싸간 도시락을 먹고 저녁에는 가볍게 식사하도록 조언했습니다. 인스턴트 음식은 일체 먹지 말라고 하였습니다.

아침에 야채를 많이 먹도록 한 이유는 식이섬유를 섭취하게 하기 위함이었습니다. 식이섬유는 장 안에 사는 좋은 세균의 먹이입니다. 장의 문제는 대개 장내 세균의 불균형 때문에 생기는데 식이섬유를 많이 먹어야 장내 세균들이 조화롭게 자랄 수 있습니다.

C씨는 단 것을 많이 먹는 습관이 있었습니다. 스트레스가 쌓일수록 단 것에 더욱 더 빠져들었지요. 단 음식도 장을 힘들게 만듭니다. C씨가 공연 때문에 스트레스가 쌓이면 C씨의 몸은 그 위험 상황을 극복하기 위해 코티솔 호르몬을 많이 분비합니다. 코티솔이 스트레스와 싸우는 데 몰두하는 동안 장에 염증이 생기게 된 것입니다. 그런데 인스턴트 음식은 장의 염증과 부담을 가중시킵니다. 아군은 다른 데서 싸우고 있는데 적군은 자꾸 장을 공격하는 것입니다.

또 장내 유해균은 단 음식을 좋아합니다. 우리 몸은 원래 완전한 청정 지역이 아닙니다. 유해균이나 곰팡이는 우리 몸 안이나 피부에 살고 있지요. 그런데 좋은 세균과 균형을 이룬다면 병이 생길 염려가 없습니다. 그 균형이 깨질 때 병이 생기는 것입니다. 단 음식을 많이 먹고 생활 습관이 불규칙해지면 유익균은 점차 줄어들면서 장내 유해균의 비중이 높아집니다.

장 건강을 좌우하는 장내 세균의 균형

장 안에 사는 유해균 중 곰팡이는 내독소를 뿜어냅니다. 그런데 장 안에 염증이 생기면 세포 사이에 틈이 생기지요. 그 틈으로 균이나 독소도 들어가고 미처 소화가 덜 된 음식 덩어리도 들어갑니다. 우리 몸속에서 그것들이 모이는 곳은 바로 간입니다. 간은 해독을 하는 기관인데 이런 불순물이 들어오면 이들을 처리하느라 피곤해집니다. 해독해야 하는 대상이 많으니 간은 엄청난 에너지나 영양소를 소비하게 됩니다. C씨의 경우 바이올린 연습이나 일상 생활에 에너지를 써야 하는데 간이 불순물 처리에 많은 에너지를 소비하니 오후가 되면 피곤해질 수밖에 없었습니다. 그래서 C씨의 치료의 목표를 장의 건강을 도모하는 데 두게 된 것입니다.

C씨에게도 음식 일기를 쓰도록 했습니다. 장을 치료하기 위해서는 몸에 해로운 음식을 먹지 않는 것이 최우선인데 그러기 위해서는 자신이 어떤 음식을 얼마나 먹고 있는지 철저히 검증해봐야 하기 때문입니다. 저는, 장내 세균총 불균형을 치료하기 위해 C씨에게 인스턴트 음식, 조리되어 가게

에 나온 음식, 밀가루 음식, 우유, 단 음식을 먹지 말도록 조언했습니다.

우리 몸 안은 대체로 세균이 없는 무균 지대입니다. 하지만 외부 환경에 노출된 피부, 입 안, 기관지 등에는 세균이 살고 있지요. 위장관은 우리 몸 안에 있어 내부 기관 같지만 실제로는 입에서 식도, 위, 장으로 연결되어 항문으로 끝나는 긴 튜브로, 피부와 같이 외부 환경에 노출된 부분입니다. 그래서 위장관에는 수많은 세균이 살고 있으며 이들은 장에서 우리와 공생 관계를 유지하고 있습니다.

우리의 장 안에는 1000여 종류, 약 100조 개의 세균과 곰팡이 같은 미생물이 살고 있습니다. 이를 장내 미생물총이라 하지요. 무더기처럼 보인다 해서 붙은 이름입니다. 장내 미생물은 크게 세 종류로 나눌 수 있습니다. 유산균과 같이 우리 몸에 유익한 유익균과 물질을 부패시키거나 몸에 해를 끼치는 무언가를 만들어내는 유해균, 그 외에 이롭지도 해롭지도 않은 중간균입니다. 이들은 서로 균형을 이루며 살고 있는데 이 균형이 깨지면 병이 생기는 것입니다.

유익균은 비타민 K, 비타민 B12 등의 비타민을 만들고 장 안에서 유해한 세균이나 곰팡이가 번식하는 것을 막아줍니다. 뿐만 아니라 면역을 증진시켜 염증을 감소시키며 대사 과정에서 만들어진 유해 물질들을 분해해서 안전하게 배출시키기도 합니다. 몸 안 독소 제거에 큰 역할을 하는 것입니다.

유해균은, 해로운 균이라고 부르기는 하지만 우리 몸에 없어서는 안 되는 존재입니다. 섭취한 음식 중 해로운 물질을 빨리 몸 밖으로 내보내기 위해 이상 발효를 일으켜 유독 가스를 배출시키고 장을 자극해서 가스나 대변의 배출을 촉진하기 때문입니다.

이렇게 장내 미생물은 좋다 나쁘다를 확실히 구분할 수 없습니다. 유해균도 우리의 건강 유지를 위해서 없으면 안 되는 세균이었기에 애당초 우리 몸속에서 살고 있었겠지요? 유해균이 너무 많아지면 문제가 되는 것은 당연한 일입니다. 단백질처럼 우리 몸에 꼭 필요한 영양소도 지나치게 섭취하면 독이 되는 것과 마찬가지입니다.

장내 세균의 균형 변화는 무척 예민합니다. 또 미생물은 상당히 약한 생물이어서 환경에 쉽게 좌우되지요. 번식에 적합한 환경이면 몇 천 배 또는 몇 억 배로도 늘어날 수 있습니다. 하지만 환경이 나쁘면 즉시 죽어버립니다. 게다가 중간균은 주변에 좋은 균이 많으면 유익균이 되지만, 나쁜 균이 많으면 유해균으로 변하는 불명확한 성질을 가지고 있습니다. 우리는 몸 안에 유해균이 많다면 싫어합니다. 하지만 각자의 장 안에 유해균이 늘어나도록 환경을 만드는 것은 다름 아닌 우리 자신입니다. "당신이 지금 먹고 있는 것이 당신 자신이다"라는 말은 진실입니다. 좋지 않은 식생활, 나쁜 생활 습관, 항생제의 장기 복용, 스트레스 등에 의해 균형이 깨지기 때문에 유해균이 늘어나는 것이니 미생물만 탓할 수는 없지요. 중간균이 유해균이 될지 유익균이 될지는 각자의 습관에 따라 결정되기 때문입니다.

장 건강은 몸 전체 건강의 출발점

장 건강에 대해 이해하려면 먼저 장의 해부학적인 특징, 기능적 역할을 알아야 합니다. 그래야 모든 건강이 왜 장에서부터 시작되는지 알 수 있고 병적인 현상에 대해서도 쉽게 이해할 수 있습니다.

음식물을 포함한 우리 몸에 들어오는 모든 물질은 입으로 들어와 위장을 통과하고 항문을 통해 배출됩니다. 위장이나 대장, 소장을 심장이나 허파와 같이 독립된 내부 기관으로 생각하기 쉽습니다. 하지만 위장은 피부와 같이 인체의 외부 기관입니다. 입을 통해 들어온 음식물이 위장, 소장, 대장이라는 긴 터널을 지나면서 작게 쪼개져 필요한 영양분은 선택적으로 흡수됩니다. 또 그 중 몸을 유지하고 남은 노폐물은 항문을 통해 배설됩니다. 소화의 과정을 좀더 자세히 살펴보겠습니다. 소화는 입에서 시작되지요. 입에는 치아가 있습니다. 사람의 치아는 성인의 경우 서른두 개입니다. 앞니가 여덟 개, 송곳니가 네 개 그리고 어금니가 스무 개입니다. 앞니는 음식을 절단하는 데 사용하고, 송곳니는 고기류를 찢어 먹을 때 사용하며, 그 수가 제일 많은 어금니는 맷돌과 같이 음식을 충분히 씹고 가는 기능을 합니다.

우리 인간에게 저작 활동, 즉 씹기는 정말 중요한 역할을 합니다. 씹으면 입과 턱의 자극이 대뇌의 해마*와 편도체**에 전달되는데 이 과정에서 뇌가 크게 활성화됩니다. 그래서 씹는 행위가 기억력 유지나 치매 증상

---

* 해마 : 정보를 선별하거나 기억을 담당하는 뇌의 한 부분. 대뇌피질 속 변연계에 있는, 길이 5cm, 지름 1cm의 신경세포 다발이다. 그 모양이 바닷물고기인 해마와 닮았다. 기억의 제조 공장이라 불릴 정도로 기억을 유지하는 데 중요한 역할을 하는 기관이다.

** 편도체 : 대뇌변연계에 위치하며, 감정을 조절하고 공포에 대한 학습 및 기억에 중요한 역할을 하는 기관

을 완화시키는 데 도움이 되는 것입니다. 기억력이 떨어지기 쉬운 고령자일수록 씹기를 통해 대뇌의 해마가 자극받고 활성 산소도 줄어듭니다.

현대인은 사회 생활이 바쁘고 여유가 없다는 이유로 대충 씹고 식사를 빨리하는 경우가 많습니다. 그런데 음식을 잘게 부수는 것이 소화의 시작입니다. 잘게 부수려면 오래 씹어야 하는데, 한번에 30회 이상 씹어야 합니다. 하지만 식사할 때마다 몇 번을 씹는지 세기는 어렵지요. 제 생각에는 음식을 씹을 때 단맛이 느껴질 정도로 씹으면 될 것 같습니다. 빨리 먹는 습관을 고치는 것이 건강 관리의 시작입니다.

입 안에는 침도 있지요. 침 속에는 카탈라제CAT, 슈퍼옥시디아제SOD, 페르옥시디아제POD 등의 효소와 아밀라제, 리파아제 같은 소화 효소가 들어 있습니다. 이중 CAT, POD는 과산화수소수, SOD는 슈퍼옥사이드의 활성 산소를 제거하는 효소입니다. 이들 효소의 항산화 작용 덕분에 산화 스트레스가 적어져 면역력이 올라가고 만성 질환을 예방할 수 있습니다. 또 침에는 세균을 죽이는 면역체나 효소도 포함돼 있습니다. 그래서 음식과 침을 잘 버무려서 위장으로 내려보내야 소화도 잘 되고 살균도 할 수 있습니다.

몸 전체 면역계의 70%가 장에 집중

장은 더 많은 영양소를 흡수하기 위해 표면적이 넓게 만들어져 있습니다. 구불구불한 장 표면을 펼쳐보면 테니스장을 덮을 만큼 넓습니다.

소화관 세포는 3~5일 간격으로 재생되고 외부 막은 점막 구조로 되어 있는데 여기서 생기는 점액과 효소들이 소화 기능을 도와줍니다.

굉장히 넓은 표면적 때문에 장은 미생물이나 음식, 독소 등에 많이 노출됩니다. 그래서 우리 몸 전체 면역계의 70%가 이곳에 집중 배치되어 있지요. 우리 몸에 필요한 영양소 외에는 침입하지 못하게 삼엄한 감시를 하고 있는 것입니다. 이런 감시 체계를 잘 유지하여 장 건강을 지키기 위해서는 신경계, 내분비계, 면역계가 서로 협조하여야 합니다.

물론 위장에 직접 영향을 미치는 것은 먹을거리입니다. 또 스트레스도 장 건강에 큰 영향을 끼칩니다. 스트레스로 인해 호르몬의 불균형이 일어나거나 진통제·항생제의 장기간 복용, 음주, 몸이 이물질로 여기는 식품의 섭취 등이 위장의 만성 염증을 일으킵니다. 염증이 생기면 장의 내벽이 부분적으로 손상을 입지요. 그러면 필요한 영양분 외에 들어와서는 안 되는 소화 덜된 음식 찌꺼기나 세균, 각종 오염 물질, 생체 이물 등이 손상된 장벽 틈에 들어갑니다. 면역계는 이들을 제거하기 위해 바쁘게 일을 하게 됩니다. 일부는 대식세포가 잡아먹는 염증 반응이 일어나고, 일부는 B-cell이나 T-cell 같은 면역 세포에 정보를 주어 항체를 만들어내 이물질을 공격합니다.

우리 몸은 이렇게 다양한 방법으로 외부 침입자를 이겨내지만 그 과정에서도 미처 제거하지 못한 이물질이 혈관을 통해 간으로 보내집니다. 해독 작용을 해서 침입자를 제거해야 하므로 간에 무리가 생기고 산화 스트레스가 심해집니다. 그러면 소화관뿐만 아니라 전신의 세포에 손상을 입혀 만성 염증이 반복됩니다.

또 면역 세포들이 이물질에 대항하기 위해 항체를 만드는 과정에서 우리 몸의 조직과 비슷한 단백질을 가진 이물질의 항체도 만들어집니다. 이 항체가 기관지 세포, 관절 등 정상적인 인체의 조직을 공격하는 불상사가 벌어지기도 합니다. 이런 경우 생기는 병이 자가 면역 질환입니다.

그러므로 장의 건강을 지키는 것이 만성 질환을 치료하고 예방하는 첫 단추입니다. 첫 단추를 잘 채워야 우리 몸 전체의 건강을 잘 지키고 유지할 수 있겠지요. 첫 단추를 잘 채우려면 어떻게 해야 할까요? 어떤 음식을 피해야 하고 어떤 음식을 먹어야 하는지를 잘 알고 바른 식생활을 실천해야 합니다. 또 스트레스를 줄이려는 다양한 노력, 소식과 운동, 잘못된 생활 습관을 고치려는 노력이 합해지면 얼마든지 건강을 지킬 수 있습니다.

스트레스가 장을 병들게 한다

바이올린 연주자로 일 년에도 몇 번씩 연주회를 해야 하는 C씨는 스트레스를 많이 받는 직업을 가졌다고 할 수 있습니다. 그동안 거듭되는 스트레스가 C씨의 장을 망가뜨리고 있었습니다. 스트레스가 어떻게 장을 손상시키는지 살펴보겠습니다.

앞에서도 설명한 코티솔은 우리 몸의 염증을 막아주는, 강력한 항염 작용을 하는 호르몬입니다. 이는 염증 부위에 프로스타글란딘Prostglandin

이라는 물질이 분비되는 것을 억제하는 역할을 합니다.

그러나 오랜 기간 지속적인 스트레스로 혈중 코티솔의 농도가 높은 상태가 계속되거나 오랜 기간 항염증 약을 먹으면 위의 점막층을 보호하는 효소의 생산이 어려워집니다. 우리 몸은 음식을 소화하기 위해서 필요한 효소와 강한 위산으로부터 소화기관을 회복하기 위해서 보호 물질인 프로스타글란딘을 생산합니다. 그런데 코티솔이나 항 염증약이 이 생산을 억제하는 것이지요. 이렇게 소화기관 내의 보호 점막층이 손상됨에 따라 소화기의 벽에 염증이 생기고 그 염증이 점점 많아지게 됩니다.

염증이 심해지면 코티솔은 염증을 줄이기 위해 더 많이 분비되고 이로 인해 위 점막의 손상은 더욱 심해집니다. 이때부터 악순환이 시작됩니다. 위장관의 염증이 지속되어 장벽 세포에 틈이 생기고 몸속으로 불완전하게 소화된 음식 조각, 미생물, 독소가 새어 들어오게 됩니다. 이렇게 외부 물질이 몸 안으로 들어온 것을 알게 되면 면역 시스템이 작동하여 이들 물질을 제거하려 전쟁을 일으킵니다. 바로 장에 염증 반응이 나타나는 것이지요. 그러면 또 코티솔은 염증을 없애려고 계속 분비됩니다. 이러한 악순환이 지속되면서 결국은 면역 시스템이 망가지게 됩니다.

또 장의 염증으로 장벽 세포에 손상이 생기면 우리 몸에서 해독 작용을 하는 간에 부담을 줍니다. 간은 우리 몸에 돌고 있는 모든 쓰레기를 쓸어서 처리하는 쓰레기 처리 공장입니다. 우리 몸에서 순환되는 혈액은 폐와 심장으로 돌아오기 전에 간을 통과해야 하지요. 그 과정에서 간은 독성 물질을 제거합니다.

만일 독성 물질이 물에 녹는 것이라면 신장을 통해 소변으로 배출되며 지방에 녹는 것이라면 간은 총담관*을 통해 독성 물질을 대장으로 운반합니다. 이 독성 물질은 대장 내의 건강한 미생물과 함께 처리되어 대변으로 배출되지요. 그런데 장염으로 장벽 세포에 구멍이 생기면 독소가 그 구멍을 통해 우리 몸으로 들어와 다시 간을 지나 장으로 배설되는 과정을 반복하게 됩니다. 당연히 간에 큰 부담이 되겠지요.

이러한 변화는 오랜 기간 지속적으로 진행되기 때문에 어느 한 부위에 급성적 통증이나 병변이 나타나는 게 아닙니다. 대신 몸 전체가 서서히 병들어가는 것입니다. 스트레스가 오랫동안 지속되면서 호르몬의 불균형이 일어나고 이로 인해 면역계 및 신경계의 변화가 나타나며 장에도 많은 변화가 발생합니다. 그러니 소화기 계통도 늘 관심 있게 지켜봐야 합니다.

위산이 줄어들면 장 건강이 나빠진다

C씨가 매번 한 주먹씩 먹는 약 중에는 제산제도 들어 있었습니다. 이는 만성 위염을 치료하기 위해 내과에서 처방해준 약이었습니다. 제산

---

* 총담관 : 간에서 나온 좌우의 간관과 쓸개에서 나온 쓸개관이 합쳐져 십이지장으로 연결되는 관. 이를 통해 간에서 만들어진 쓸개즙이 운반된다.

제는 위산이 적게 나오게 하는 약이지요. 제산제를 먹으면 당장 환자의 속은 편안해집니다. 하지만 그 제산제가 오히려 환자의 소화 장애의 원인이 되는 경우가 많습니다.

C씨의 경우 위염이 '만성'이었으니 제산제도 오래 먹었겠지요. 그런데 C씨의 몸을 치료하기 위해 먹었던 약이 오히려 그녀의 몸을 해치고 있었습니다. 이제 제산제가 장 건강에 어떤 해를 끼치는지 알아보겠습니다.

우리 몸에는 아주 강한 산으로 보호되어야 정상적인 기능을 하는 곳이 두 군데 있습니다. 하나는 '위장'이고 또 하나는 여성의 '질'입니다. 두 곳 모두 pH* 1.5~3의 강산성을 띠고 있습니다. 이 정도로 강한 산이 분비되는 첫 번째 이유는 세균을 죽이기 위해서입니다. 위장에는 여러 가지 음식물과 함께 세균도 들어옵니다. 식사 때마다 들어오는 세균 수는 3~4천억 마리라고 합니다. 그러나 이렇게 엄청난 수의 세균은 강산성 위액에 의해 대부분 죽지요.

그런데 이렇게 몸을 지키기 위해 반드시 필요한 위산을 제대로 분비하지 못하도록 약으로 억제해버리면 어떻게 될까요? 세균들은 아무 제약도 없이 위장을 통과할 것입니다. 특히 세균이 없어야 하는 소장에까지 세균이 들어가겠지요. 그 중에 독성이 강한 것이 있다면 설사 등 여

---

* pH : 액체의 산성이나 알칼리성 여부 및 그 강도를 나타내는 지수. 범위는 1~14로서 7이 중성, 7보다 작으면 산성, 크면 알칼리성이며 7에서 멀어질수록 강도가 세어진다.

러 가지 질병을 일으킵니다. 이 세균들은 장내 염증을 일으키고 그 염증 때문에 결국 간까지 부담을 받게 됩니다. 간이 부담을 느끼면 여러 가지 영양소의 불균형이 초래됩니다.

또 위산은 단백질을 녹여 흐물흐물하게 만들어주는데 제산제를 먹어 위산이 제대로 분비되지 못하면 단백질 소화 기능이 떨어질 수밖에 없습니다. 속쓰림을 개선하려다 오히려 소화 기능을 떨어뜨리게 되는 꼴이지요.

위장약이 우리 몸에 끼치는 해는 이것뿐만이 아닙니다. 위산은 먹은 음식을 녹여 십이지장에서 소화 효소에 의해 아미노산으로 분해하기 위한 전 단계 역할도 합니다. 위산이 내려오면 그것을 신호로 십이지장이나 췌장에서 소화를 위한 효소를 분비하지요. 그런데 위산의 산도가 떨어지면 소화 효소를 분비하라는 신호를 제대로 보낼 수 없습니다. 이렇게 위산의 분비가 제대로 되지 않으면 단백질이 아미노산으로 분해되는 기능이 떨어집니다. 위산의 분비가 억제되면 소화 효소를 활성화시키는 펩신이나 미네랄 흡수도 제대로 안됩니다.

그래서 나이가 들수록 스테이크나 생선회 등을 많이 먹으면 다음날 속이 더부룩하고 불편해지는 경험을 자주 합니다. 젊을 땐 소화에 문제가 없었어도 나이 들면서 위산이 적게 분비되기 때문에 소화력이 떨어져서 생기는 현상입니다. 나이가 들수록 위산을 분비하는 세포가 노화되고 줄어들어 65세가 되면 위산의 분비가 45% 정도 감소된다고 합니다.

저녁 식사는 잠자기 4~5시간 전에 끝내자

제산제를 먹으면 위산이 적게 분비돼 노화되면서 생기는 저위산증의 현상이 나타납니다. 저위산증이 생기면 위장에서 살아남은 세균이 대장에 도달하여 장내 세균의 균형이 무너집니다. 나쁜 균이 필요 이상으로 번식하여 면역력이 저하되지요. 위산의 분비가 적어지면 소화 효소가 활성화하지 못하고 음식물은 소화가 제대로 안된 상태로 장내에 남아 있게 됩니다. 사람의 장내 온도는 섭씨 37도 정도로 한여름 더위와 맞먹는데 이러한 환경에서 음식물 찌꺼기가 남아 있으면 장내에서 부패가 일어나 나쁜 세균이 번식하게 됩니다. 이로 인해 독소가 분비되어 가슴앓이 증상이 나타나고 가스가 차 트림이 나오며 식사 시작부터 속이 그득한 느낌이 듭니다.

또 제산제를 오래 먹으면 역류성 식도염이 생길 수도 있습니다. 위산의 산도가 유지되고 십이지장까지 내려가면 그것을 신호로 식도의 아랫부분의 근육이 수축됩니다. 마치 밸브로 막는 것처럼 위장의 음식물이 식도로 역류하지 못 하게 합니다. 그런데 산도가 떨어지면 식도가 신호를 제대로 받지 못해 위산이 식도로 다시 올라와서 식도에 염증을 일으키지요. 이것이 역류성 식도염입니다.

물론 역류성 식도염이 제산제 때문에만 생기는 것은 아닙니다. 역류성 식도염을 막으려면 폭식과 흡연, 폭음, 커피 등을 삼가야 합니다. 이보다 더 중요한 것은 잠자기 4~5시간 전에 저녁 식사를 끝내고 잘 때는 위를 빈 상태로 두는 것입니다. 음식물이 위를 통과하는 데 세 시간 내지 세 시간 반이 걸리기 때문입니다. 식사 후 바로 눕는 습관도 고쳐야 합니다.

제산제를 오랜 기간 먹거나 나이가 들어 위산 분비가 줄어들면 위 점막이 수축되고 얇아집니다. 그래서 염증을 쉽게 일으키고 위축성 위염으로 발전합니다. 이로 인해 다시 위산 분비가 적어져 헬리코박터피로리균이나 잡균의 온상이 되기 쉽지요. 그러면 점막의 염증을 더 악화시켜 결국에는 위암의 원인이 되기도 합니다.

헬리코박터피로리균의 감염이 반드시 위암으로 직결되는 것은 아닙니다. 하지만 나이가 들수록 이 균의 감염률이 높아 50세 이상에서는 60~70%가 감염된다고 하니 미리 조심해야 합니다. 헬리코박터피로리균의 증식을 막기 위해서는 제산제를 비롯한 위장약의 복용을 되도록 피하는 것이 좋습니다. 제가 C씨에게 제산제를 더 이상 먹지 말라고 한 이유도 여기에 있습니다.

장내 세균의 균형을 지키자

장내 세균의 균형이 깨지는 원인은 항생제 복용, 잘못된 식습관과 생활 습관, 스트레스 등입니다. 항생제를 장기간 복용할 경우 장내 유익균은 죽고 그 자리에 캔디다라는 곰팡이가 과잉 번식합니다. 장내 세균의 균형이 깨지는 것입니다. 그렇게 되면 곰팡이에서 분비되는 독소가 신경을 자극하고 신경 전달 물질의 변화를 초래하지요. 그래서 신경질적이고 변덕이 심해지고 기억력이 감퇴되며 손발이 저리고 면역력이 떨어지며 입에서 단내가 나게 됩니다.

곰팡이 등 유해한 미생물은 가공 식품이나 달달한 간식 등을 좋아합니다. 유해한 세균이 좋아하는 음식을 우리가 먹으면 유해균이 더 무성하게 번식해 우리 몸에 여러 가지 문제를 일으킬 수 있습니다. 반면에 유익균들이 좋아하는 음식을 먹으면 몸 안에 유익균이 자라나 우리 몸의 면역력을 높여줍니다.

유익균이 좋아하는 음식은 채소, 과일, 콩 등의 수용성 식이섬유입니다. 유익균의 먹이가 되는 이러한 음식들을 프리바이오틱스라고 하지요. 사과, 배, 당근, 오이, 콩, 바나나 등이 대표적인 프리바이오틱스입니다. 건강을 지키는 유익균들이 우리 몸속에서 잘 살 수 있도록 하려면 어떻게 해야 할까요? 좋은 세균들이 잘 살 수 있도록 유산균 자체인 프로바이오틱스를 섭취하거나 좋은 세균의 먹이가 되는 프리바이오틱스를 섭취하면 됩니다. 프로바이오틱스와 프리바이오틱스는 서로 장내 세균의 균형을 지킬 수 있도록 돕습니다. 결과적으로 장 건강은 물론 몸 전체의 면역력을 높여줍니다.

C씨에게는 치료를 위해 먹지 말아야 할 음식을 알려주었습니다. 좋은 것을 챙겨 먹는 것보다 나쁜 것을 먹지 않는 것이 우선이니까요. 저는 C씨에게 인스턴트 음식, 조리되어 시장에 나온 음식, 밀가루 음식, 우유, 단 음식 등을 삼가라고 조언했습니다.

또 장내 세균총의 불균형을 개선하기 위해서는 다음과 같은 조치를 했습니다.

(1) 약 2주간 항생제를 복용할 것

(2) 제산제 복용을 중지할 것

(3) 프로바이오틱스를 먹을 것

(4) 프리바이오틱스 식품을 섭취할 것

(5) 충분한 수면을 취할 것

(6) 아미노산, 미네랄, 비타민, 항산화제를 1~2개월 동안 주사로 투여

장내 유익균에 비해 훨씬 많은 유해균을 짧은 시간에 줄이기 위해서 항생제를 처방했습니다. 혈액에는 흡수되지 않고 장내 유해균만 줄이는, 먹는 약을 주었지요. 프로바이오틱스 유산균을 투여한 것은 장내 유익균을 늘려주기 위함입니다.

장을 치료하여 가려움증도 나았다

C씨는 영양의 불균형 상태였습니다. 그 이유는 장 기능 저하와 염증으로 흡수 장애가 있었고 음식물 섭취도 불균형적이었기 때문입니다. 그래서 아미노산, 미네랄, 비타민, 항산화제를 보충해준 것입니다. 먹는 약이 아니라 주사제를 투여한 것은 장 기능이 떨어져서 영양제도 제대로 흡수할 수 없는 상태였기 때문입니다. 이렇게 장을 쉬게 하고 필요한 영양소를 공급해주니까 C씨는 우선 피곤함을 훨씬 덜 느끼게 되었습니다. 그래서 바이올린 연습에 더 많은 시간을 할애할 수 있게 되었습니다.

누구에게나 마찬가지로 C씨에게도 가장 중요한 것은 충분한 수면을 취하는 것이었습니다. 잠을 잘 자야 다음날 활동하는 데 지장이 없고 몽롱하거나 기력이 떨어지거나 신경이 예민해지는 것을 막을 수 있기 때문입니다. 그래서 잠을 잘 잘 수 있는 여러 가지 방법을 알려주었습니다.

그 외에 진통제, 위장약, 항우울증제 등 C씨가 먹던 모든 약을 끊도록 조언했습니다. 또 노력하면 나을 수 있다는 확신도 틈틈이 심어주었습니다. 한 달 정도 지났을 때 C씨는 속이 더부룩하던 것이 거의 사라졌다고 했습니다. 두 달 정도가 지나자 C씨의 다른 증세도 완화되기 시작했습니다. 대변을 원활하게 보고 가려움증도 덜해졌습니다. C씨의 가려움증은 장내 곰팡이가 내뿜은 독소가 알레르기 반응을 일으켜 나타난 현상이었습니다.

장에 독소가 들어오면 그것을 처리하기 위해 우리 몸의 면역 체계가 움직입니다. 그런데 독소나 세균만 처리하는 것이 아니라 그 독소나 세균, 음식물 찌꺼기와 비슷한 단백질로 구성된 자신의 몸을 공격합니다. 독소와 비슷하다는 이유로 스스로에게 공격당하는 조직은 기관지나 관절 조직이 될 수도 있습니다. 이렇게 공격당해서 생기는 병이 자가 면역 질환입니다. C씨의 가려움증도 자가 면역 질환이었습니다. C씨의 가려움증은 피부의 문제가 아니라 장의 문제였습니다. 그래서 그동안 가려움증이 생기면 피부과에 다니며 약을 먹었지만 소용없었던 것입니다.

장은 외부로부터 해로운 것이 가장 많이 들어오는 곳입니다. 면역 시스템도 많이 모여 있어서 장에 문제가 생기면 우리 몸 전체의 면역계에 혼란이 생깁니다. 그래서 자가 면역 질환도 잘 따져보면 장에서 시작되는 경우가 많습니다. C씨는 장을 치료하고부터 연주회가 다가와도 가려움증에 시달리지 않게 되었습니다.

이 무렵부터 C씨는 완치에 확신과 자신감을 갖기 시작했습니다. 이전까지는 의사인 저와 어머니의 독려로 치료에 임했는데 이후로는 스스로의 생활 습관 개선을 위해 자발적으로 노력하게 되었습니다. 아직도 가끔 스트레스를 받으면 머리가 아프다고 합니다. 그럴 때는 진통제를 먹으라 했는데 다행히 두통이 생기는 주기가 매우 길어졌습니다.

진료를 시작할 때 C씨는 비만인 상태였습니다. 그런데 치료하면서 3년이 지난 지금 C씨는 언제 비만이었나 할 정도로 날씬해졌습니다. 무작정 살을 빼려고 다이어트를 해서가 아니라 생활 습관을 고쳐서 나타난 결과입니다.

장은 스스로 생각하는 제2의 뇌

장의 기능과 건강에 대해 좀더 자세히 살펴보겠습니다.

장은 대단히 똑똑한 기관입니다. 뇌의 기능이 원활하지 않아도 장은 스스로 그 기능을 잘 해냅니다. 식물인간의 경우를 보면 알 수 있지요. 장은 뇌가 명령하지 않아도 혼자서 운동하고 흡수나 배설 작용도 합니다. 뇌에서 받은 지령을 전달하는 척수 신경이 손상되거나 뇌사 상태가 되더라도 장은 정상적으로 계속 활동합니다.

일반적으로 인간은 뇌의 기능이 완전히 멈추면 몇 분 안에 심폐 기능이 정지해 죽음에 이릅니다. 이것은 심폐 기능이 뇌의 지배 아래 있다는 것을 의미합니다. 하지만 장은 뇌사 상태에서도 인공적으로 호흡과 혈액 순환을 유지해주면 소화 기능이 정상적으로 작동합니다. 이처럼 독립성을 가졌다는 특징 때문에 장은 '제2의 뇌'라고도 불립니다.

장에는 탄수화물, 단백질, 지방 등 여러 가지 성분의 음식물이 섞여서 들어옵니다. 그런데 장은 이들의 성분을 재빨리 구분합니다. 그리고 소화 흡수에 필요한 소화 효소의 종류와 적정한 양을 분비하도록 주변의 각 장기에 전달합니다. 또 상한 음식을 먹으면 뇌는 몰라도 장은 이를 재빨리 알아차립니다. 그래서 상한 음식을 빨리 내보내기 위해 면역 시스템과 자율신경 시스템에 전달해 장 운동을 활발하게 합니다. 설사를 일으켜 독소를 몸 밖으로 배출하는 것이지요. 이렇게 신속하게 대처할 수 있는 것은 장이 스스로 판단을 내려 다른 장기나 면역 시스템과 교통하며 조절하기에 가능한 일입니다.

두통을 호소하며 진료실에 찾아오는 환자 중에 "소화가 안 되거나 체할 때 머리가 아파요"라고 말하는 분이 많습니다. 이를 의학적으로 해석하면 이런 현상입니다. 위장 장애가 생기면 자율신경의 불균형이 생기고 이러한 상황이 뇌에도 전달돼 뇌혈관을 조절하는 신경도 예민해져 두통이 오는 것입니다. 반대로 스트레스를 받거나 화가 심하게 날 때 장에 영향을 미치기도 합니다. 이 경우 신경이 흥분하고 특히 자율신경의 불균형이 초래되어 장의 신경에도 영향을 미쳐 소화 장애나 장의 운동 장애가 일어나는 것입니다. 이렇게 장은, 뇌와 긴밀하게 정보를 교환하여 몸을 유기적으로 조절하기도 하고, 스스로 신경 시스템을 독립적으로 움직이기도 하는 신비한 기관입니다.

심지어는 뇌에 존재하는 신경 전달 물질 세로토닌이 장에도 존재하는 것이 발견되었습니다. 우리 몸의 전체 세로토닌의 약 95%가 장에서 만들어지며 이는 장 운동을 촉진합니다. 이렇게 뇌나 척수로부터 명령을 받지 않고도 반사를 일으키는 내재성 신경계를 가지고 있는 기관은 우리 몸에서 장뿐입니다.

우리의 생물학적 조상은 아메바 모양의 원사 생물에서 척추 생물로 진화해왔습니다. 그 과정에서 두개골과 장에 각각 다른 감성을 가진 뇌를 발달시킨 것입니다. 자율신경의 교감신경은 긴장이나 흥분 상태에 있을 때 우위로 작용하고 부교감신경은 반대로 편안한 상태에서 우위로 작용합니다. 예를 들어 운동할 때나 공포를 느낄 때 심장의 움직임이 활발해지는 것은 교감신경의 작용입니다. 식사 후 노곤하고 졸음이 오는데 이때 교감신경이 쉬고 위장을 움직이는 부교감신경이 활발하게 활동하는 것입니다. 우리 몸은 정상적인 상태에서는 자율신경이 균형을 이루는데 이 균형이 깨져 불균형이 지속되면 건강에 적신호가 켜지는 것입니다.

그렇다면 교감신경과 부교감신경의 균형을 유지하기 위해서는 어떻게 해야 할까요? 한 마디로 말하면 "자연의 섭리에 따른 규칙적인 생활"을 해야 합니다. 하지만 현대인 대다수가 자연의 리듬을 무시한 생활을 하고 있습니다. 불규칙한 식사, 불규칙한 수면, 지나친 운동이나 운동 부족, 과도한 스트레스. 이 모든 것이 자연의 리듬을 깨트리는 생활입니다. 이런 생활이 자율신경의 균형을 무너뜨리는 가장 큰 요인이기도 합니다.

면역계 세포를 활성화시키는 장내 세균

인체는 지구상에서 살아남기 위해 다양한 외부 환경에 대처해 왔습니다. 특히 건강을 위협하는 수많은 병원균의 공격에 맞서 싸웠지요. 적은 외부에만 있는 것은 아닙니다. 우리 몸의 체세포가 분열하는 과정에 돌연변이를 일으켜 발생하는 암 등도 우리의 생명을 지속적으로 위협하고 있습니다.

이런 온갖 위협 속에서도 인류가 오늘날까지 건재하게 번성할 수 있었던 비결은 무엇일까요? 그건 바로 우리 스스로를 보호하여 병을 예방하고 치료하는 힘인 면역력 덕분입니다.

면역은 여러 가지 기능을 합니다. 감염이 되었을 때 싸우는 것은 물론 건강 유지와 노화 및 질병 예방도 면역의 기능입니다. 심지어 면역은 암뿐 아니라 우울증 같은 마음의 병까지도 예방해 준다고 합니다.

하지만 면역력이 우리 몸에 언제나 이로움만 주는 것은 아닙니다. 때로는 면역 때문에 새로운 병을 얻기도 하지요. 아토피, 천식, 꽃가루 알레르기 같은 알레르기성 질환과 류마티스 관절염 등과 같은 자가 면역 질환은 면역 때문에 생기는 질환입니다. 이런 질환들은 면역 균형이 무너졌을 때 나타납니다.

우리 몸의 면역계는 자연 면역계와 획득 면역계로 나눌 수 있습니다. 평상시에는 자연 면역계가 작동하지만 그것만으로 부족할 땐 획득 면역계가 나섭니다. 자연 면역계는 생체 내에서 언제나 한결 같이 그 기능을 수행하는 상비군이라 할 수 있습니다. 반면 획득 면역계는 긴급한 상황이나 위기의 순간에 동원되는 방위 부대인 셈입니다.

자연 면역계는 일차적으로 세균, 바이러스 등의 끊임없는 공격에 맞서 싸웁니다. 그때 동원되는 무기는 세포를 죽이는 대식세포, 백혈구 중 하나인 호중구*, NK세포 등입니다. 그중에서도 특히 NK세포에 주목할 필요가 있습니다. NK세포는 우리 몸속을 돌아다니며 암 세포를 찾아내고 공격하여 파괴하는 역할을 하는 세포입니다.

암 환자가 아니라도 우리 몸 안에는 매일 3000~5000개 정도의 암 세포가 생깁니다. NK세포는 킬러 T세포와 함께 이런 암 세포를 집중 공격하여 암 조직이 자라나지 못하도록 막아줍니다. 그런데 NK세포는 우리가 먹는 음식물이나 정신적 스트레스에 민감하게 반응합니다. 평소 어떤 생활을 하느냐에 따라 NK세포가 제대로 기능하느냐 못 하느냐가 달려 있는 것입니다.

획득 면역계는 항체와 T세포를 통해 세균이나 바이러스를 공격하는 시스템입니다. 우리가 홍역이나 수두 같은 병을 한번 앓고 나면 다시는 똑같은 병에 걸리지 않는데 그 이유는 획득 면역이 한번 획득한 항체를 오래도록 기억하는 덕분입니다. 예방 접종의 원리 역시 이와 같은 획득 면역의 성질을 활용한 것입니다.

이렇게 중요한 면역력은 대부분 장에서 결정됩니다. 우리 몸의 입장

---

* 호중구 : 포식세포의 일종인 백혈구. 골수에 있는 줄기세포에서 형성되며 혈류를 따라 순환한다. 선천 면역에 주요한 역할을 하며 염증이 시작되는 시기, 세균 감염, 특정 암의 경우에 재빨리 반응하는 세포 중 하나이다.

에서 보면 음식은 일종의 이물질입니다. 물론 음식물에 들어 있는 탄수화물, 단백질, 지방 같은 영양소와 미네랄 등을 섭취하며 생명을 영위합니다. 하지만 음식물 속에는 유해 물질도 섞여 있지요. 이를 몸속에 받아들여도 될지를 최종적으로 판단하는 것이 바로 장의 역할입니다. 그렇기 때문에 장에는 우리 몸을 병원균 및 유해 물질로부터 보호하기 위한 강력한 면역계가 필요합니다.

면역계 세포의 약 70%는 장 점막 특히 대장 점막에 모여 있습니다. 그리고 이를 활성화시키는 것이 바로 장내 세균입니다. 장내 세균의 종류는 무려 500종 이상이고 그 수는 100조 개 이상이며 무게는 1.5kg 정도에 이릅니다. 장내 세균들은 꽃처럼 널리 펼쳐져서 서식하는데 이 모습이 아름다워서 '장내 플로라'라고도 불립니다.

이 세균들은 강한 위산 때문에 위장, 소장 윗부분에는 적고 아래로 내려갈수록 수가 크게 늘어납니다. 소장 윗부분에는 1만 개 정도가 사는데 아랫부분으로 내려가면 10만~1000만 개로 늘고 대장으로 가면 100억 개가 넘는 세균이 살고 있습니다. 소장과 대장에는 특유의 장내 세균류가 각각 서식하면서 면역 조직을 활성화하고 있습니다. 그래서 유익한 장내 세균의 종류와 수를 늘리면 자연히 면역력도 강해집니다.

장내 세균을 살리는 가장 좋은 방법

장 안에서 사는 유익균이 늘어나면 유해균이 줄어들고 유해균이 늘어나면 유익균이 줄어듭니다. 유익균이 많으면 장은 젊고 건강해지지만 유해균이 상대적으로 훨씬 많으면 장은 노화되고 이와 함께 면역력도 저하됩니다. 장에 이로운 영향을 미치는 유익균은 유산균, 비피더스균, 락토바실러스균 등이고 유해균은 웰치균, 클로스트리듐균, 대장균 등입니다.

장내 세균은 병원균을 몰아내고 음식을 소화시키며 비타민을 합성하는 역할도 합니다. 또 행복 물질인 도파민과 세로토닌의 전구체*를 뇌에 보내는 일도 합니다. 이처럼 장내 세균의 기능과 역할이 중요하고 또 다양하기 때문에 장에서 시작된 질병은 뇌나 심장, 관절 등 온몸의 다양한 부위에 영향을 미치게 됩니다. 장내 세균총의 균형이 무너지면 그것이 곧 만병의 근원이 된다고 해도 지나친 말이 아닙니다.

장의 면역력에 가장 큰 영향을 미치는 장내 세균을 살리려면 어떻게 해야 할까요? 첫 번째로 통곡물, 채소, 과일, 콩 등 신선한 제철 음식을 섭취하여야 합니다. 이들은 장내 세균의 좋은 먹잇감이 되기 때문입니다. 패스트푸드나 인스턴트 음식 등 방부제나 식품 첨가물이 많이 들어 있는 음식을 피하는 것으로도 장내 세균을 활성화시킬 수 있습니다. 된장, 낫또, 김치, 요구르트, 치즈 등과 같은 발효 식품도 장내 세균을 늘리는 데 도움을 주는 매우 훌륭한 식품입니다. 발효 식품의 세균이 몸속에

---

* 전구체 : 화학 반응을 통해 만들어진 결과물의 전 단계. 예를 들어 생화학 반응에서 A에서 B로, B에서 C로 변화할 때 C라는 다음 단계의 물질을 중심으로 보면 A나 B라는 물질은 전구체가 된다.

들어오면 자연히 장내 세균이 늘어나기 때문입니다. 평소 식이섬유를 충분히 섭취하고 설탕 대신 올리고당을 섭취하는 것도 도움이 됩니다.

바른 식생활만큼 중요한 마음의 평안

무슨 음식이든 천천히 꼭꼭 씹어서 즐거운 마음으로 먹고 적절한 운동을 생활화하면 장내 유익한 세균은 저절로 늘어납니다. 하지만 좋은 음식으로 장내 세균을 활성화시켰다 해서 면역력이 완성되는 것은 아닙니다. 면역력의 나머지 30%는 마음에 달려 있기 때문입니다. 마음이 항상 괴롭고 스트레스가 많다면 장내 세균이 활성화해도 소용이 없습니다. 물론 비싼 건강 보조제나 보약을 챙겨 먹는다고 무조건 건강해지는 것도 아닙니다. 규칙적인 생활 습관과 건강한 먹을거리, 자연을 가까이하는 삶, 무리하지 않는 적당한 운동, 편안한 마음가짐, 이런 것들이 면역력을 높이는 최고의 명약임을 기억해야 합니다.

장 건강을 유지하여 면역력을 높이려면 바른 식생활과 함께 되도록 즐겁게 생활하려는 노력이 필요합니다. 우선 자율신경의 균형을 유지해야 하지요. 우리 몸이 편안한 상태가 유지되어 부교감신경이 우세해지면 림프구가 늘어나 면역력이 높아집니다. 반면에 오랫동안 스트레스를 받거나 긴장된 상태가 유지되면 교감신경이 우세해지면서 면역력이 떨어집니다. 자율신경을 정비한다는 이유로 너무 늘어진 생활을 하는 것도 별로 바람직하지 않습니다. 평소 긴장과 이완의 리듬을 가진 규칙적인 생활을 하는 것이 효과적입니다.

살다보면 어쩔 수 없이 속상하고 가슴 아픈 일이 생기기도 합니다. 그런 일이 생기더라도 오랫동안 가슴 속에 꽁하게 품고 괴로워하지 말고 가능하면 빨리 떨쳐버리는 것이 건강에 유익합니다. 또 자연을 가까이할 것을 권합니다. 세균, 곰팡이, 효모 같은 미생물과 가까이 지내면 면역력, 특히 자연 면역력이 높아집니다. 자연 면역력을 키우기 위해서는 항생제나 살균 제품 사용을 줄이는 것이 좋습니다.

변비만 해소되어도 면역력과 해독력이 좋아진다

장 건강에 나쁜 영향을 끼치는 것 중 하나가 변비입니다. 변이 배설되지 못하고 장 안에서 여러 날 쌓여 돌같이 굳어지면 나중에는 혼자 힘으로 배출시키기 어렵습니다. 일반적으로 3일에 한 번밖에 변을 보지 못한다면 변비라고 할 수 있지요. 성인이 하루 보는 대변의 중량은 150g 전후인데 현대인의 대변량은 계속 감소하고 있다고 합니다. 사무직 여성들의 경우 80g에 불과하다는 조사 결과도 있습니다. 배변량의 감소는 장내 환경이 나빠졌다는 대표적 신호입니다. 이는 잘못된 다이어트와 장내 세균의 먹이인 채소 섭취량이 급격히 줄어서 생긴 현상입니다.

변비에 시달리며 고생하는 사람은 매우 많습니다. 하지만 오랜 기간 지속되니 적극적으로 원인을 찾아 치료하려는 욕구가 높지 않습니다. 변비의 대표적인 원인으로는 장내 세균의 불균형을 들 수 있습니다. 서

구화된 식생활 탓에 장내 세균의 먹이인 식이섬유나 채소 등의 섭취량이 줄었고, 바쁜 일상으로 인해 생활 습관 및 식생활이 불규칙해진 것도 원인입니다. 또 과거에 비해 정신적인 스트레스가 생길 상황이 많아진 탓도 있습니다.

변비를 치료하려면 두 가지 관점에서 접근해야 합니다.

첫째는 유익균인 유산균과 비피더스균을 장 속에 늘려줌으로써 장내 세균총의 균형을 이루도록 프로바이오틱스를 섭취하는 방식입니다. 발효 식품이야말로 무너진 장내 세균총의 균형을 찾아줄 보약 중의 보약입니다. 발효 식품에는 된장, 청국장, 낫또, 김치, 요구르트, 치즈 등이 있는데 된장과 김치, 치즈에는 유산균, 요구르트에는 비피더스균 등이 들어있습니다.

둘째는 유익균의 먹이인 프리바이오틱스를 섭취하는 것입니다. 대표적인 것으로는 식이섬유, 올리고당을 들 수 있습니다. 그 중 올리고당은 열과 산에 강하여 위산이나 소화 효소에 의해 분해되지 않고 장까지 무사히 도달하는 특성이 있습니다.

변비 해소를 위해서는 채소류, 콩류, 통곡류 등을 충분히 섭취해야 하고 올리고당이 많이 들어있는 우엉, 양파, 대두 등을 먹는 것이 좋습니다. 바나나는 익혀 먹는 것이 좋은데 그 이유는 바나나를 익히면 올리고당이 많아지는 데다가 식이섬유가 배변력을 향상시키기 때문입니다. 식이섬유 중 물에 녹는 수용성 식이섬유를 장내 세균이 좋아하지만, 물에 녹지 않는 불용성 식이섬유는 배변에 중요한 역할을 합니다. 불용성 식이섬유는 장내 찌꺼기나 세균의 사체를 모아 팽창시켜 대변의 양이 늘어나게 합니다. 또 장을 자극하여 대변이 빨리 배출될 수 있도록 돕기도 합니다. 낫또, 미역 줄기처럼 *끈끈*한 것은 변비에 좋은 음식입니다. 그 *끈끈*함 속에 이로운 성분이 가득한데 그 중 팩틴이라는 식이섬유가 풍부해서 장을 깨끗하게 하고 설사와 변비를 방지해줍니다.

셋째로 규칙적인 운동, 특히 걷기 운동은 장 운동을 활성화시키므로 변비를 위해 꼭 필요합니다. 넷째는 변비를 해소하기 위해서는 물을 많이 마셔야 합니다. 식사 전후 30분을 피하여 하루에 1.5ℓ 이상 마시는 것이 좋습니다. 다섯째는 스트레스를 줄이거나 빨리 해소하는 방법을 익혀 자율신경의 불균형이 생기지 않도록 해야 합니다.

변비가 오래 지속되면 부패한 음식물이 장 속에 오랫동안 남아 있게 됩니다. 그러면 유해균이 내뿜는 내독소, 염증 물질 등이 혈관을 타고 간으로 보내지고 간에서는 이들을 제거하기 위한 해독 작용을 과하게 진행합니다. 그 과정에서 활성 산소가 증가되고, 장내 면역 불균형이 초래되어 만성 염증이 장내 점막에 나타납니다. 그렇게 장 누수 현상의 악순환이 이뤄지면서 장 질환뿐 아니라 두통, 우울증, 관절통, 근육통 등 다양한 동반 증상이 나타날 수 있습니다. 그러므로 변비는 적극적으로 대처해야 하는 질환입니다.

주변에 "변비 때문에 죽었다는 사람은 없다"라며 변비를 가볍게 여기는 사람이 많습니다. 하지만 정말 변비 때문에 죽을 수도 있습니다. 고혈압, 심장병이 있는 사람이 변비로 고생한다면 생명에 위협이 될 수도 있습니다. 또 대변이 장에 오래 남아 있으면 부패되어 발암 물질이 생길 가능성이 높아지며 장내 유해균의 문제는 뇌를 비롯한 몸 전체로 퍼져 각종 질환의 원인이 됩니다. 이렇게 변비는 목숨을 앗아갈 수도 있는 중대한 증상이니 가능한 한 빨리 해결해야 합니다.

대변의 상태에도 유의해야 합니다. 좋은 대변은 황금색이나 황갈색으로 냄새가 적고 바나나 모양으로 처음에는 물에 떴다가 서서히 가라앉는 정도의 무게입니다. 대변의 색은 섭취한 음식 종류에 따라 다르지만 검은색, 흰색, 붉은색, 녹색으로 질척하거나 혹은 동글동글하거나 딱딱하고 냄새가 심하게 난다면 주의하여 검사해보아야 합니다.

해독을 위해 비타민과 무기질을 충분히 섭취

우리는 태어나면서부터 죽는 순간까지 세균과 함께 살아갑니다. 그중에는 장내 세균같이 공생해야 하는 세균도 있고 싸워 없애야 하는 세균도 있습니다. 유해균이나 독소를 없애려면 한편으로는 면역력을 키우고, 다른 한편으로는 유해 물질이 몸에 들어오지 못하게 예방해야 합니다. 그래도 일부 몸 안으로 들어오거나 소화나 대사 과정 중 만들어지는 독소, 유해균, 대사 후 생기는 노폐물은 열심히 제거하는 수밖에 없지요. 그 제거의 과정을 해독이라 합니다.

해독을 하는 방법은 여러 가지가 있지만 가장 중요한 것은 식이요법을 꾸준히 하는 것입니다. 다소 번거롭고 효과가 더디게 나타나서 포기하기 쉽지요. 하지만 꾸준히 하지 않으면 그 효과를 볼 수 없으니 익숙해질 때까지 올바른 식습관을 유지해야 합니다.

해독을 하는 데 꼭 필요한 영양소는 비타민과 무기질입니다. 특히 간에서 해독하려면 수많은 효소가 필요한데 이 효소들의 활동을 돕는 것이 바로 비타민과 무기질입니다.

비타민 B군B1,B2,B5,B6,B7,B12이 부족하면 대사가 원활하게 이루어지지 않습니다. 마치 자동차의 엔진에서 불완전 연소가 일어나면 시커먼 배기 가스가 나오듯이 노폐물이 많아져 해독 능력이 떨어지는 것이지요. 비타민 C는 강력한 항산화 작용을 하기 때문에 생체 변환 과정에서 생기는 활성 산소를 제거해줍니다. 비타민 E와 셀레늄은 글루타치온 산화 효소의 활동에 조효소*로 작용해 비타민 C와 같이 강력한 항산화 작용을 합니다. 인돌, 티올, 황, 아연도 해독에 중요한 역할을 하는 무기물입니다. 특히 아연은 대사 과정에 관여하는 효소 중 약 60%에 해당하는 효소의 활성을 돕는 조효소로 작용합니다.

비타민과 미네랄은 야채에 많이 들어 있습니다. 어떤 야채를 어떻게 먹어야 섭취 효과가 있을까요? 가장 좋은 방법은 제철 야채를 생으로 오래 씹어 먹는 것입니다. 그러면 타액과 소화액이 많이 분비되어 소화가 잘 됩니다. 야채에 식물성 오메가3가 많이 함유된 들깨를 뿌려 먹으면 톡톡 씹는 식감 덕분에 자연히 여러 번 씹게 됩니다. 이 방법은 소화기능이 원활한 사람에게만 권합니다.

---

* 조효소 : 효소의 활성을 위해 주효소에 결합하여 보조 인자로 작용하는 유기 분자. 특이한 성질이 없기 때문에 여러 가지 주효소와 작용할 수 있다. 대부분의 비타민은 물질 대사 반응에서 조효소로 쓰인다.

야채를 많이 먹으면 소화가 안 되고 불편한 사람은 익혀서 먹는 것이 좋습니다. 3~4분 수증기로 쪄서 들깨와 드레싱, 견과류를 섞어 오래 씹어 먹으면 됩니다. 그렇게 해도 속이 불편하면 갈아서 먹어야 합니다. 물을 섞어 갈아 먹으면 흡수율을 높일 수 있습니다. 하지만 정상적인 소화 과정을 뛰어 넘기 때문에 소화액이나 타액 분비가 적어져 입으로 씹어 먹는 것보다 소화가 안 될 수도 있습니다.

피해야 하는 식품을 정확히 알아두자

어떤 음식이 몸에 유익한 지에 대해서 우리는 이미 수많은 정보를 가지고 있습니다. 날마다 건강에 대한 얘기와 그와 관련된 '먹방'이 대중 매체를 점령하고 있기 때문입니다. 그런데 대중 매체로부터 정보를 얻을 때 잊지 말아야 할 점이 하나 있습니다. 그것은 "다른 사람에게 유익한 음식이 나에게는 유익하지 않을 수 있다"라는 점입니다.

우리 주위에 수많은 먹을거리 중 우리 몸에 이로운 음식은 어떤 것이며 또 해로운 음식은 어떤 것일까요? 좋고 나쁜 음식은 개인에 따라 다릅니다. 개개인의 유전적 소인에 따라 달라지기 때문입니다. 밀가루 음식을 먹은 후 속이 더부룩하거나 소화가 덜 되는 기분을 느끼는 사람도 있습니다. 또 골다공증을 예방하려고 칼슘이 많이 들어 있는 우유를 열심히 마시면 속이 부글거리고 더부룩하며 설사를 하는 사람도 있습니다. 일반적으로 흔히 먹는 냉면도, 메밀 성분에 알레르기가 있는 사람이 먹으면 곧바로 두드러기가 나고 호흡 곤란이 오는 등 위험한 상황에 이르기도 합니다.

대부분의 사람이 '몸에 좋은 음식'을 찾아 먹으려 합니다. 하지만 이로운 음식을 챙겨 먹는 것보다 해로운 음식이 무엇인지 정확히 알고 이를 피하는 것이 장 건강을 지키고 나아가 몸 건강을 유지하는 지름길입니다.

그럼 자신이 피해야 할 음식은 어떤 것일까요? 가만히 생각해보면 답을 찾을 수 있습니다. 이제껏 먹었던 음식 중에 먹고 난 뒤 속이 불편했거나 체했거나 설사 혹은 복통, 전신에 두드러기, 가려움, 두통 등이 생겼던 음식이 있나요? 그런 종류의 음식이 피해야 하는 음식입니다. 물론 그런 나쁜 기억에만 의존하여 피해야 할 음식을 찾는 것은 막연할 수 있습니다. 그래서 과학적 검사 방법을 통해 자신이 피해야 할 음식이 무엇인지 알아두는 것이 좋습니다.

흔히 말하는 음식 알레르기는 두 가지로 나누어볼 수 있습니다. 첫째, 우리 몸속에 이전에 기억해 있던 정보^{항체}가 특정 음식을 섭취하면 그 음식을 적^{항원}으로 여기고 이를 퇴치하려고 즉시 공격하는 면역 반응을 들 수 있습니다. 이 면역 반응은 두드러기, 피부 발진, 호흡 곤란, 두통, 재채기 등 다양한 증상으로 나타납니다. 이는 유전적 원인이므로 이런 상황이 일어나지 않도록 반드시 피해야 합니다. 자신이 피해야 할 식품은 피부 반응 검사를 통해 알아낼 수 있습니다. 알레르기를 일으킬 가능성이 있는 식품을 피부에 올려놓고 알레르기 반응이 나타나는지를 확인하는 검사입니다.

둘째, 식품 과민증이 있습니다. 이는 면역계보다는 소화기계의 반응이지요. 음식 내에 포함된 특정 물질이 소화기계를 자극하거나 스스로 적절하게 소화시키지 못할 때 일어납니다. 이는 선천적 면역과 관련이 있고 음식 알레르기 같이 즉각적으로 이상이 나타나지는 않습니다. 음식 먹은 후 2~3일 안에 이상 증상이 나타나며 지속적으로 과민한 음식을 섭취했을 때는 장의 염증으로 여러 가지 증상이 나타납니다.

식품 과민증 중 가장 흔한 것은 유당 과민증입니다. 몸에 유당을 분해하는 효소가 적어 우유를 마신 후 소화를 못 시켜 설사, 부글거림 등 위장 내 반응이 나타나는 것입니다. 밀가루 음식을 먹고 속이 더부룩하고 소화가 잘 안 되는 사람은 밀가루 성분 중 끈적거리게 하는 글루텐이라는 성분에 과민해진 것입니다. 그런 사람은 가능한 한 밀가루 음식을 피해야 합니다.

식품 과민증은 음식 알레르기보다 흔하지만 찾아내기는 어렵습니다. 자신에게 과민한 음식을 가려내는 과학적 방법으로 혈액 내에서 IgG 음식물 항체 검사가 있습니다. 국내에서도 한국 사람이 먹는 음식을 중심으로 90종 정도를 검사할 수 있습니다.

장 건강에 도움이 되는 식품들

(1) 프로바이오틱스(유산균)

장 건강을 위해서는 장내 세균의 균형을 유지하는 것이 중요합니다. 건강한 음식을 골고루 규칙적으로 먹으면 장내 세균도 균형을 이루겠지요. 하지만 살다보면 짜거나 단 음식, 고지방 음식, 조리된 음식, 패스트푸드 등을 전혀 안 먹을 수는 없습니다. 또 과식하거나 음주, 흡연을 하는 경우도 있습니다. 그런데 이런 음식을 자주 먹거나 나이가 들면서 소화 효소, 특히 위산의 분비가 적어지면 장내 세균의 불균형이 초래되기 쉽습니다.

장내 세균의 불균형이 생겨도 초기에는 특별한 불편 증상이 없습니다. 하지만 이런 상태가 수 년 이상 지속되고 스트레스가 쌓이면 속이 더부룩하거나, 설사, 변비 등이 자주 나타나게 됩니다. 그때까지도 별 의심 없이 지내거나 내과에 가서 위장약을 처방받아 먹고 지내는 경우가 대부분입니다. 그러나 그 무렵 장 속을 들여다보면 이미 세균들의 영역 싸움이 치열하게 벌어지고 있지요. 장내 세균들은 그동안 먹은 음식, 스트레스 등에 민감하게 반응하여 힘을 얻거나 잃게 됩니다.

우리 몸의 건강을 위해 가장 중요한 것은 균형입니다. 그런데 균형이 깨져서 장 안에 유해균의 세력이 강해지면 장 안에 있던 음식물이 부패됩니다. 특히 칸디다라는 곰팡이가 변형되어 내독소를 뿜어냅니다. 이 독소가 틈새가 벌어진 장에 침투해 혈액을 통해 간뿐 아니라 온몸으로 돌아다니면서 말썽을 부리게 됩니다. 그러므로 장 안에서 유익균의 영역을 넓혀줘야 하는데 그에 좋은 음식은 프로바이오틱스, 즉 유산균이 많은 음식입니다.

유산균이 많은 우리 음식으로는 김치, 동치미 국물, 청국장, 된장 등 발효 식품을 들 수 있습니다. 유산균은 열에 약해 오래 끓이거나 혹은 위산을 만나면 죽어버려서 효과가 떨어집니다. 발효 식품 중 이런 우려를 막아주는 음식은 김치입니다. 김치의 섬유질 속에 들어있는 유산균은 위에서 산에 직접 노출 안 되고 유산균이 필요한 대장까지 살아서 이동할 수 있기 때문입니다. 유산균 음료인 요구르트나 요거트 등은 한 번에 먹는 양이 적고, 무엇보다 대장에 도달할 때까지 살아 있을 가능성이 희박합니다. 그래서 요즘 위장을 거쳐도 유산균이 보호되도록 캡슐로 만드는 시도도 이뤄지고 있습니다.

(2) 식이섬유가 풍부한 음식

식이섬유는 장 건강을 위해 다음과 같은 중요한 역할을 합니다. 첫째, 소화되고 남은 대변을 몸 밖으로 빨리 이동시키는 데 필요합니다. 둘째, 장내 세균 특히 유익균의 식량이 되고 번성하게 하여 장내 세균의 균형을 이루게 합니다. 셋째, 유해균에서 배출되는 독소나 담즙에서 내보내는 지방 노폐물, 중금속 등을 흡착해서 대변으로 배출합니다. 식이섬유는 대변량을 늘리고 변비를 예방하여 장 속의 노폐물이 가능한 한 빨리 배설되도록 도와줍니다. 결국 독소나 유해한 물질이 우리 몸에 흘러들어오는 것을 막아주는 일을 하는 것입니다.

식이섬유에는 물에 녹는 수용성과 물에 녹지 않은 불용성 식이섬유가 있습니다. 수용성 식이섬유는 사과, 딸기, 바나나, 키위, 김, 곤약, 토란, 당근, 버섯류, 해조류에 많이 들어 있습니다. 시레기, 고구마, 브로콜리, 시금치, 양배추 등은 불용성 식이섬유가 많이 들어 있는 식품입니다.

(3) 물

인체의 70%는 물로 구성되어 있습니다. 그런데 나이가 들수록 몸속의 물의 양은 줄어들지요. 물은 혈액, 영양분, 호르몬, 신경 전달 물질, 노폐물 및 면역 세포 등의 이동에 꼭 필요하며 신진대사를 돕고, 체내 노폐물을 배출하는 데 중요한 역할을 합니다. 이렇게 중요한 역할을 하는 물이 부족하면 만병의 원인이 되기도 합니다.

보통 때 땀, 소변, 대변을 통해 많은 양의 물이 몸에서 빠져나가고 호흡을 통해서도 빠져나갑니다. 따라서 적절한 양의 물이 늘 우리 몸에 남아 있으려면 의식적으로라도 물을 많이 마셔야 하지요. 일반적으로 몸무게 1kg에 30ml의 물을 마시는 것이 좋습니다. 예를 들면 체중이 60kg라면 1.8l의 물을 6~8회 나누어서 마시면 됩니다. 식사 직전이나 식사 중에는 가능한 한 물을 마시지 말아야 합니다. 왜냐하면 위산이 희석되어 음식물 소화에 방해되기 때문입니다.

몸 안에 물이 부족한지 알아보려면 소변 색을 보면 됩니다. 진한 노란색이면 물이 부족하다는 증거이니 곧바로 물을 마셔야 합니다. 커피, 녹차, 다른 음료수로 물을 대체할 수는 없습니다. 특히 커피, 녹차에는 카페인 성분이 포함돼 있는데 이는 이뇨 작용을 일으켜 오히려 수분을 더 빨리 몸 밖으로 배출하게 합니다.

몸에 좋은 음식에 대해서는 뒤에 더 자세히 언급하겠지만 올바른 식생활을 위해 가장 중요한 몇 가지 포인트만 먼저 알려드립니다.

  * 탄수화물, 단백질, 지방을 적절히 섭취하여 영양소의 균형을 유지할 것

* 제철에 나는 야채나 과일을 먹고 인공 조미료 같은 생체 이물은 먹지 말 것

* 가능하면 기름에 볶거나 불에 굽는 등의 복잡한 조리 과정을 줄이고 자연 상태의 풍미를 즐길 것

* 아침, 점심, 저녁에 규칙적으로 식사할 것

* 입에서 오래 씹는 습관을 들일 것

* 행복한 마음으로 식사하고 소식할 것

* **장내 세균을 살리는 방법**

(1) 통곡물, 채소, 과일, 콩 등 신선한 제철 음식을 섭취한다.

(2) 패스트푸드, 인스턴트 음식 등 식품 첨가물이 많이 들어 있는 음식을 피한다.

(3) 된장, 김치, 요구르트, 치즈 등과 같은 발효 식품을 많이 먹는다.

(4) 식이섬유를 충분히 섭취하고 설탕 대신 올리고당을 먹는다.

* **장 건강에 도움이 되는 식품**

(1) 유산균이 많이 들어 있는 발효 식품

(2) 식이섬유가 풍부한 음식

(3) 물

05

두통, 원인을 아는 것이 우선이다

두통이 지속될 때는 빨리 전문의의 진단으로 원인을 찾아야 합니다.
뇌 질환이 아닌, 만성 두통을 앓는 경우 기능의학적 측면에서
유발 인자를 찾아내는 것이 중요합니다.
장의 문제나 호르몬의 불균형 등 유발 인자를 찾아서 꾸준히 치료하면
두통에서 벗어날 수 있습니다.

수없이 많은 두통의 원인

두통의 원인은 다양하지요. 우리가 쉽게 알 수 있는 원인으로는 과음 후나 감기 몸살 등으로 인한 고열, 부비동염*으로 인한 두통 등이 있습

---

* 부비동염 : 얼굴뼈 속에는 몇 개의 빈 공간이 있는데 이 빈 공간을 '코 옆에 위치한 동굴'이라 하여 부비동이라 부른다. 부비동에 세균이나 바이러스가 침투하여 염증 이 발생한 것이 부비동염이다. 흔히 '축농증'이라 부르기도 한다.

니다. 그런데 원인을 알 수 없는 두통도 많습니다. 두통은 원인에 따라 일차성 두통과 이차성 두통으로 크게 나눌 수 있습니다. 특별히 원인을 찾지 못하는 두통은 일차성 두통에, 원인을 찾을 수 있는 두통은 이차성 두통에 속합니다.

일차성 두통은, 두통을 일으키는 특정 신체 질환이 발견되지 않은 상태에서 나타납니다. 당장 보이는 신체 질환이 없다 해도 환자 자신은 굉장히 괴롭지요. 그러나 그 정도가 아무리 심하다 해도 일차성 두통으로 생명에 위협을 당하는 경우는 거의 없습니다.

물론 일차성 두통이라고 방치할 수는 없습니다. 반복적으로 두통에 시달리는 중에 진통제를 남용하면 두통은 더욱 만성이 되기 때문입니다. 진통제에 내성이 생겨 치료가 어렵게 되고 결국 삶의 질이 떨어집니다. 대표적인 일차성 두통에는 긴장성 두통, 편두통, 군발성 두통*이 있습니다.

이차성 두통은 특별한 원인이 있을 때 나타납니다. 그 원인은 대개 다음과 같습니다.

(1) 외상과 관련 : 뇌진탕, 뇌출혈

(2) 뇌혈관 질환 : 고혈압성 뇌출혈, 뇌경색, 동맥경화증, 일과성 뇌허혈증,

---

* 군발성 두통 : 알코올과 스트레스, 고도 차이 등이 유발 요인이 되어 나타나는 두통. 전구 증상이 거의 없이 갑자기, 하루에도 몇 차례씩 발생한다. 증상은 몇 분에서 두 시간 정도 지속되다가 사라진다. 한쪽 눈이 아프고 코막힘, 콧물, 눈물, 눈의 충혈 등이 함께 나타날 수 있다. 여자보다 남자에게 많으며 주로 청년기와 장년기에 자주 발생한다.

뇌동맥류 파열, 뇌동맥 기형 등

(3) 기질적 뇌질환 : 뇌종양, 뇌수종

(4) 감염증 관련 : 뇌염, 뇌막염

(5) 이비인후과 질환 : 중이염, 부비동염

(6) 안과 질환 : 굴절 장애, 녹내장

(7) 기타 : 턱관절 장애, 약물이나 알코올 등에 의한 두통

우리가 걱정하는 심각한 두통 즉, 뇌종양, 뇌출혈 등에 의한 두통은 전체의 1% 정도밖에 되지 않습니다. 대부분의 환자가 편두통, 긴장성 두통 등 일차성 두통을 앓고 있는 것입니다. 그러나 두통이 계속된다면 빨리 병원에 가서 전문의의 진단을 받아야 합니다. 고통을 참고 불안해하는 것보다 확인하고 안심하는 게 낫겠지요. 만일 이차성 두통일 경우 우리 몸에는 치명적 결과를 가져오기도 하니 전문의의 정밀한 진단과 검사를 통해 적절한 치료 계획을 빨리 세워야 합니다.

한쪽 머리가 아프다고 다 편두통은 아니다

편두통은 혈관이 수축했다가 갑자기 확장되면서 나타나는 증상입니다. 심장 박동에 따라 맥박이 뛰듯이 발작적으로 한쪽 머리가 욱신거리는 것이 특징입니다. 몸을 움직이면 더 심해지지요. 머리 한쪽이 아프면 편두통이라고 생각하는 사람이 많습니다. 하지만 한쪽만 아프다

고 모두 편두통도 아니고 머리 전체나 양쪽이 아픈 경우에도 편두통일 수 있습니다.

전체 인구의 10% 정도가 살면서 한두 번은 편두통을 겪습니다. 3:1 정도의 비율로 여자에게 더 많이 나타납니다. 대개는 10대에서 20대 초반에 시작되며 40대 이전에 처음 두통 증세를 경험하게 됩니다.

편두통 환자의 2/3가 전구 증상*을 겪는다고 합니다. 편두통이 오기 전에 기분이나 행동에 미묘한 변화가 나타나고 과민해지거나 무기력해지는 증상을 겪는 것입니다. 또 피로하고 메스껍거나 단 것이 당긴 후 편두통이 나타나게 됩니다.

편두통 직전에 일련의 조짐이 동반되기도 합니다. 조짐은 두통이 시작될 때까지 한 시간 정도 지속됩니다. 조짐은, 깨진 거울로 물체를 보는 느낌으로 나타나기도 하고 인쇄가 잘못된 것처럼 글씨의 일부가 안 보이기도 하며 시야의 반쪽이 가려져 안 보일 수도 있습니다. 또 초점 맞추기가 어렵고 번쩍이는 빛이 보이기도 합니다.

하지만 이런 조짐은 전체 편두통 환자의 20% 정도만 경험합니다. 조짐이 없는 편두통을 앓는 환자는 자신이 편두통을 앓고 있다는 사실조차 모를 수도 있습니다.

이런 조짐의 단계가 지나면 본격적인 박동성 두통이 시작됩니다. 편두통과 함께 구역질, 구토, 빛이나 소리, 냄새에 대한 과민함이 나타나지요. 이는 대개 2~3일 계속되고 두통이 지나간 후에도 하루 정도는 기운

---

* 전구 증상 : 어떤 병이나 증세가 일어나기 전에 나타나는 증상

이 없어지고 몸이 축 늘어지게 됩니다.

　편두통의 원인은 아직 정확히 밝혀지지 않았습니다. 하지만 신경 전달 물질인 세로토닌*이 관여하여 혈관 굵기를 변화시켜 나타나는 것으로 추정하고 있습니다.

다양한 편두통 유발 인자

　유전적 요인을 포함하여 여러 상황의 유발 인자가 복합적으로 영향을 미쳐 한계치를 넘으면 편두통 증상으로 나타나게 됩니다. 편두통은 다음과 같은 유발 인자에 의해 나타납니다.

(1) 부족한 음식

　때를 넘겨 밥을 먹거나 끼니를 거르면 혈당이 떨어져 편두통이 생길 수 있습니다. 아이들에게 가장 흔하게 나타나는 유발 인자입니다.

(2) 음식 알레르기

　두통을 일으키는 음식물 중 으뜸은 술입니다. 그 중 아황산염이 많이 함유된 적포도주가 가장 머리를 아프게 합니다. 그 외에도 햄, 소시지

---

* 세로토닌 : 신경 전달 물질의 하나. 주로 인간을 포함한 동물의 위장관, 혈소판, 중추 신경계에서 볼 수 있다. 세로토닌은 행복을 느끼는 데 기여한다고 여겨지고 있다.

등 가공된 육류, 질산염 등 식품 첨가제, 카페인, 얼음 음료나 아이스크림 같은 찬 음식, 숙성된 치즈 등이 두통을 일으킬 가능성이 있다고 알려지고 있습니다. 그런데 정말 이런 음식들을 먹고 두통이 생기는지는 확인이 필요합니다. 개인에 따라 다르기 때문입니다.

음식 알레르기와 음식 과민증 사이의 가장 큰 차이는 증상이 언제 나타나는가입니다. 알레르기는 섭취 즉시, 과민증은 섭취 후 2~3일 후에 증상이 나타납니다. 음식 알레르기나 음식 과민증이 있는지를 확인하려면 IgG 음식 과민 검사를 해봐야 합니다. 자신에게 어떤 음식이 안 맞는지, 어떤 음식을 먹으면 두통이 생기는지 과학적으로 확인하여 그 음식들을 피하는 것이 좋습니다. 몸에 안 좋은 음식이라고 자의적으로 판단하여 여러 가지 음식을 무조건 안 먹으면 끝까지 실천해나가기 어렵지요.

IgG 음식 과민 검사를 하기 전에는 두통 일기를 쓰는 것이 좋습니다. 어떤 음식이 두통을 일으킬 가능성이 있는지 후보들을 뽑아놓아야 검사로 확인하여 피할 수 있기 때문입니다. 두통이 생기기 전 어떤 음식을 먹었는지, 평소와 다른 어떤 행동을 했는지, 어떤 자극을 받았는지를 기록해둔 두통 일기는 두통의 유발 인자를 찾아 치료하는 데 큰 도움이 됩니다.

(3) 무리한 운동

몸 상태가 좋지 않은데 격렬한 운동을 하면 편두통이 일어날 수 있습니다. 하지만 규칙적인 운동은 대개 편두통 예방에 도움이 됩니다. 운동을 하면 엔도르핀과 엔케팔린이라는 천연 통증 조절 화학 물질이 분비됩니다. 그래서 우울증이 사라지고 기분이 좋아집니다. 운동을 시작할 때는 무리하지 말고 규칙적으로 하는 것이 좋습니다. 운동의 강도는 약한 데서부터 차츰 올려가야 운동으로 인한 편두통을 막을 수 있습니다.

(4) 호르몬의 변화

여성 호르몬의 변화 때문에 생리 전후에 편두통이 생기기도 합니다. 그런 증상은 폐경 후 증상이 사라지기도 합니다. 반대로 없던 두통이 폐경 후 생기기도 합니다.

(5) 수면

30대 직장인 D씨에게는 고민이 있었습니다. 주중에는 업무가 많고 집이 멀어 수면양이 부족하고 주말에 쉬려고 늦잠을 자고나면 주말 내내 머리가 띵하고 불쾌하다는 것입니다. 이렇게 D씨처럼 수면양이 부족하거나 늦잠을 자는 것도 편두통의 원인이 될 수 있습니다.

잠은 우리 건강에 기본이 되는 요소 중 하나입니다. 만일 불면증이 있다면 약물 치료를 해서 적극적으로 교정을 해야 합니다. 잠을 잔다는 것은 우리 몸을 정비 공장에 보내는 것과 마찬가지 행위입니다. 자기 전에 음식물 섭취를 피하라는 것도 정비할 에너지를 확보해주기 위해서입니다. 몸을 정비할 에너지를 소화에 사용해서는 곤란하겠지요.

우리 몸에서는 밤과 낮에 서로 다른 호르몬이 분비됩니다. 행복 호르몬이라고 불리는 세로토닌은 해가 저서 어두워지면 멜라토닌이라는 호르몬으로 바뀌어 나옵니다. 우리 뇌 속에는 생체 시계가 있어서 햇빛이 있을 때와 햇빛이 없을 때 나오는 호르몬이 달라지는 것입니다.

밤에 분비되는 호르몬 중 대표적인 것은 성장 호르몬입니다. 성장기 아이들은 밤에 잘 자야 무럭무럭 자라는 것도 호르몬과 관련이 있습니다. 아이가 잠을 못 자고 예민하면 잘 자라지 않는 것입니다. 이렇게 밤에는 다른 모든 기능이 다 정지하고 우리 몸이 스스로를 정비하는 데 집중을 해야 합니다. 그런데 밤에 잠을 못 자면 신경이 계속 예민해져 두통은 물론 다른 통증까지 나타나게 됩니다. 잠을 못 자면 우리 몸 안의 모든 균형이 깨져 건강에 이상이 생깁니다.

(6) 스트레스

스트레스는 크든 작든 인간이 살아가면서 겪을 수밖에 없는 일입니다. 경우에 따라서는 스스로 감당하기 어려울 정도로 심한 스트레스를 겪기도 합니다. 이런 심한 스트레스가 지속되면 편두통이 나타납니다.

(7) 잘못된 생활 습관이나 환경 인자

사무직에 종사하던 20대 중반의 여자 E씨는 생리 전후에 간헐적으로 두통이 발생한다고 했습니다. 그런데 저에게 찾아오기 전 주말 느닷없이 심한 두통이 나타났다고 했습니다. 두통뿐만 아니라 목 뒤가 뻣뻣해지고 메스꺼리는 증세까지 있었다고 합니다. 혼자 사는 E씨는 주말이면 스마트 폰으로 밀린 영화를 보곤 하는데 그날도 네 시간 정도 영화를 본 이후 그런 증세가 나타났다고 합니다.

한편 30대 중반의 남자 회사원 F씨는 결혼 후 아내의 향수 냄새만 맡으면 심한 두통과 구토 증세가 나타났다고 합니다.

강한 빛 자극이나 냄새, 갑작스러운 날씨 변화, 과격한 운동으로 혈당이 떨어지는 것 등도 두통을 일으키는 환경 유발 인자입니다. 앞서 예로 든 E씨의 경우 강한 빛 자극과 좋지 않은 자세가 두통을 일으킨 것입니다. 스마트 폰이나 컴퓨터를 오래 보면 강한 빛이 시신경을 통해 뇌의 시각 중추에 지속적인 자극을 주므로 두통이 유발됩니다. 또 목을 숙이고 오랫동안 같은 자세를 취하면 목 근육이 긴장되어 뇌의 혈액 순환을 방해합니다. 그래서 두통이 일어나게 된 것입니다.

환경 유발 인자에 의한 두통을 해소하려면 그 인자들과의 접촉을 가능한 한 피해야 합니다. 제게 F씨의 사정을 들은 F씨의 아내는 향수를 쓰지 않았고 그 결과 F씨는 두통에서 해방되었습니다. 스마트 폰이나 컴퓨터를 덜 보거나 빛의 강도를 줄이고, 자세를 바르게 유지하는 습관을 들이며 스트레칭과 걷기 운동을 꾸준히 계속하는 것도 두통 해소에 도움이 됩니다. 또 원인이 되는 자극적인 냄새를 피하고 운동 전후에는 당분을 섭취하는 것도 중요합니다.

흔하게 나타나는 긴장성 두통

두통의 대부분은 긴장성 두통입니다. 현대인은 치열해진 경쟁 사회에서 살아남기 위해 계속되는 긴장과 스트레스 속에서 힘들게 살고 있습니다. 이런 긴장은 몸에도 직접 영향을 주어 머리를 아프게 합니다.

긴장성 두통은 머리 뒤쪽에서 시작돼 점점 주위로 퍼지면서 전체적으로 묵직한 통증을 느끼게 하는 것이 특징입니다. 머리, 목, 얼굴 주위 근육이 과도하게 긴장되면서 머리에 띠를 두른 것 같은 느낌도 나타나지요. 뒷목이 뻐근하기도 하고 얼굴이 화끈거리거나 흥분되기도 합니다. 또 기분이 나쁘고 불안감도 생깁니다. 오후에 특히 심해지고 이런 증상들이 여러 날 반복됩니다. 이때 혈압이 올라가 있는 경우가 많습니다. 그래서 혈압 약을 처방받기도 합니다.

우리 몸이 스트레스를 받으면 여러 반응을 보이는데, 가장 먼저 근육의 긴장을 보이는 곳이 뒷목입니다. 뒷목이 뻐근해지며 두통을 일으키고 눈도 침침해집니다. 긴장된 자율신경은 혈관을 수축하여 혈압을 오르게 하고 아드레날린을 분비하여 심장을 빨리 뛰게 만듭니다. 이럴 때 초조, 긴장, 기억력 저하 심리 불안 등이 나타나는 것입니다. 긴장성 두통이 지속되면 간혹 편두통으로 바뀌기도 하며 우울증이 동반될 수도 있습니다.

긴장성 두통을 치료하는 가장 좋은 방법은 충분한 휴식입니다. 긴장을 풀고 스트레스를 줄이도록 노력하는 것입니다. 환경을 바꿔보고, 명상 · 운동 · 산책하는 것도 도움이 됩니다.

신경의 흥분을 일으키는 자극에 대한 역치*를 낮추기 위해 약물 치료를 병행할 수도 있습니다. 하지만 신경이 쉽게 흥분하는 버릇을 고치는

---

* 역치 : 생물체가 자극에 대한 반응을 일으키는 데 필요한 최소한의 자극의 세기를 나타내는 값

것이 두통 치료에 우선적인 방법입니다.

약물을 복용할 때는 의사와 상담 후 자신에게 맞는 약과 복용 기간 등을 결정해야 합니다. 자신에게 맞지 않은 진통제를 복용하다가 중단했을 때 두통이 더 심해지는 경우도 있고 약으로 인한 부작용도 올 수 있기 때문입니다. 두통 유발의 여러 인자 가운데 특히 긴장성 두통을 일으키는 인자는 다음과 같습니다.

(1) 만성 스트레스

60대 여자 G씨는 10여 년 전부터 두통과 불면증에 시달렸다고 합니다. G씨는 진통제를 달고 살다시피 했지만 두통은 개선되지 않았습니다. G씨가 살아온 이야기를 들어보니 유발 인자가 무엇인지 추정할 수 있었습니다.

G씨는 맏며느리로서 심한 고부 갈등을 겪어왔습니다. 그래도 10년 전까지는 괜찮았습니다. 시어머니가 시골에서 따로 살고 있었기 때문이지요. 10년 전 시어머니와 함께 살게 되면서 G씨의 두통이 본격적으로 시작되었습니다. 2년 전부터는 치매가 걸린 시어머니의 간병까지 하게 되었습니다.

그 무렵 G씨가 저를 찾아온 것입니다. 그로부터 1년 후 G씨의 시어머니가 세상을 떠나고 G씨의 두통은 호전되기 시작했습니다. 얼마 지나지 않아 불면증과 우울증도 사라졌습니다. G씨의 두통은 극심한 스트레스가 일으킨 긴장성 두통이었던 것입니다.

(2) 목이나 등의 통증

업무 중이나 운전 중 바르지 못한 자세로 생긴 목이나 등의 통증도 두통을 가져옵니다. 바르지 못한 자세를 오래 유지하면 근육에 무리가 생겨 근육 긴장을 초래합니다. 이는 다시 혈액 순환 장애로 이어지고 신경을 예민하게 만듭니다. 그래서 두통이 생기는 것이지요. 이렇게 생긴 두통은 쉽게 개선할 수 있습니다. 두세 달 동안 자세를 바르게 하는 습관을 들이면 두통도 나을 수 있습니다. 하루 30~60분 스트레칭을 하여 근육을 이완시키는 운동도 필요합니다.

머리가 얼마나 아프면 병원에 가야 하는 걸까?

머리가 얼마나 심하게 아프면 병원에 급히 가야 하는 걸까요? 이는 일률적으로 정하기 어려운 문제입니다. 통증의 정도 및 민감도는 개개인에 따라 다르기 때문입니다. 또 환자가 위험한 경우인지 아닌지 스스로 판단하기 어렵습니다. 그래서 두통이 오래 지속될 경우 가능하면 빨리 병원에 가서 전문의의 진단을 받는 것이 좋습니다. 그 중 다음과 같은 증상이 나타나면 한 시라도 지체해서는 안 됩니다. 이 증상들은 이차성 두통에서 주로 나타나며 생명에 위협을 줄 수도 있는 기질성 뇌질환이 의심되는 증상이기 때문입니다.

(1) 구토, 어지러움을 동반한 심한 두통이 갑자기 시작된 경우

(2) 두통이 며칠이나 몇 개월에 걸쳐 끊이지 않고 점점 더 심해지는 경우

(3) 과로, 긴장, 기침, 과격한 운동, 용변, 성행위 중에 머리가 터질 것 같이 아픈 경우

(4) 어린이나 50세 이상 성인이 처음으로 두통을 겪게 된 경우

(5) 두통과 함께 신경 마비 증상(반신 마비, 감각의 이상 증상, 시력 장애, 물체가 겹쳐 보임, 보행 장애, 균형감 상실, 행동 이상, 졸림, 의식 소실, 기억력 감퇴, 언어 장애, 발열과 구토)이 나타날 때

위의 경우만큼 위급하지는 않지만 좀 두고 봐야 하는 두통도 있습니다. 고혈압이나 당뇨, 비만 등 다른 병력이 없고 가족력도 없는 사람으로 과로나 스트레스 후에 두통이 나타나는 경우입니다. 이 경우 잠을 자거나 쉬어서 또는 진통제 한두 번 먹고 해소될 수는 있습니다. 그러나 이런 두통이 반복적으로 나타나거나 한 달 이상 계속되면 역시 전문의의 진찰을 받아야 합니다.

앞서 말한 것처럼 이차성 두통의 원인 중에는 생명을 위협하는 질병도 있습니다. 방심하다가 골든 타임을 놓치지 말고 적절한 시기에 전문의와 상의해야 합니다.

그 외에 오랜 시간 간헐적으로 나타나는 만성 두통, 즉 일차성 두통은 대부분 위험한 상황으로 이어지지는 않습니다. 하지만 두통이 장기간 반복되면 개인의 삶의 질이 떨어지고 일을 제대로 할 수 없어 사회경제적 손실이 생기지요. 두통 때문에 우울증이 생길 수도 있고 대인 기피, 자신감 결여, 행동 위축 등 여러 가지 피해가 나타날 수 있습니다.

그러므로 두통을 방치하지 말고 원인을 찾아 장기적인 치료 계획을 수립해야 합니다.

일차성 두통은, 가족력, 당뇨 · 고혈압 · 고지혈증 · 중풍 등의 기존 질병, 불면증, 좋지 않은 생활 습관, 개인에게 맞지 않는 음식, 스트레스나 정신적 문제, 빛 자극 · 냄새 · 날씨 변화 · 과격한 운동 등의 환경 인자, 호르몬 불균형, 영양 불균형의 경우 등 여러 가지 인자에 의해 발생합니다. 또 이런 유발 인자가 두 가지 이상 복합되어 발생할 수도 있습니다.

그런데 원인을 찾아 근본적으로 해결하려는 노력은 하지 않고 진통제를 먹고 아픈 순간만을 모면하려는 환자가 많습니다. 이런 상황이 지속되어 습관적으로 오래 진통제를 복용하면 약에 대한 내성이 생기게 됩니다. 약이 잘 안 듣는 상황에 이르는 것이지요. 약의 장기 복용 때문에 오히려 두통이 더 심해지기도 하고 장에 염증이 생기는 등 온몸으로 문제가 퍼져나갈 수도 있습니다.

본인이 진단하고 판단하는 두통 환자들

저에게 찾아오는 두통 환자는 대부분 다음 세 가지 유형에 속합니다.

첫째, 가끔 두통이 반복되는데 여러 가지 이유로 전문의의 진찰을 받지 않고 자의적으로 판단하는 유형입니다. 이들은 회사 등에서 건강 검진할 때 뇌 MRI나 CT촬영을 받아보고 정상 판정을 받으면 안심하고 진통제를 먹고 견뎌온 유형입니다.

둘째, 적극적으로 대학 병원에 찾아가 각종 검사를 해보는 유형입니다. 검사 결과 정상이라는 말에 안심은 하지만 역시 만성 두통에 고생하며 지내는 분들입니다.

셋째, 약국에서 산 진통제를 가방에 늘 넣어가지고 다니면서 두통이 생길 때마다 수시로 복용하는 유형입니다. 젊은이들 가운데 이런 유형이 많은데 다른 사람들도 다 머리가 아프면서 살 것이라고 스스로를 위로하며 살기도 합니다.

이런 환자들에게 어디가 불편해서 왔느냐고 물으면 거의 비슷한 대답을 합니다. 때로는 환자 스스로 진단을 내리기도 합니다.

"저는 편두통이 있어서 MRI검사를 했는데 이상이 없다고 해요. 그런데 계속 아파서 왔어요."

"다른 사람들도 가끔 두통을 앓지 않나요?"

"처음에는 이러저러한 약이 잘 들었는데 요즘은 안 들어요. 더 좋은 약은 없나요?"

이 말들의 공통점은 원인에 대해서는 알고자 하지 않는다는 것입니다. 병원에 온 두통 환자의 대부분은 그냥 두통을 해소할 약을 원할 뿐입니다. 그런데 당장 생명을 위협하지는 않지만 만성 두통도 그 유발 인자를 찾아 원인을 치료해야 합니다. 우리 몸에 뭔가 이상이 생기지 않았다면 두통이 생기지 않기 때문입니다.

두통 일기로 두통의 유발 인자를 찾는다

저는 두통 환자가 찾아오면 마치 탐정처럼 환자에 대해 샅샅이 조사를 합니다. 어릴 때부터 지금까지 살아온 과정, 직업, 가족력, 생활 습관, 음식 섭취 습관, 음주나 흡연 정도, 운동 습관, 불면증 여부, 목이나 턱관절의 통증 등을 세밀히 물어봅니다. 그 다음으로 두통의 양상을 물어보지요.

"머리가 터질 것 같다."
"끈으로 머리를 조이는 것 같다."
"송곳으로 머리를 찌르는 것 같다."
"고개를 숙이면 머리가 쏟아질 것 같다."
"뒷목이 뻣뻣하면서 뒷머리가 뻐근하다."

환자들은 다양하게 자신의 통증 양상을 설명합니다. 이렇게 환자에게서 얻은 자세한 정보와 진찰을 토대로 유발 인자를 분석하고 환자 개개인의 진단과 치료 범위를 정합니다. 저는 환자에게 '두통 일기' 쓸 것을 권합니다. 어떤 일을 겪었을 때, 어떤 음식을 먹었을 때, 어떤 냄새를 맡았을 때 두통이 시작되었는가 등을 알면 두통의 유발 인자를 찾기 매우 수월해집니다. 대개의 경우 공통된 상황이 있게 마련이니까요.

두통이 오래 계속된다면 우선 뇌 MRI나 혈류 검사 등 정밀 검사를 해봐야 합니다. 뇌의 기질적 원인 때문에 생긴 이차성 두통일 수 있기 때문입니다. 그렇다면 치료 방법이나 예후가 완전히 다르므로 일차성 두통과는 구별하여 생각해야 합니다. 기질적인 뇌질환이 없고 일차성 두통으로 생각되면 저와 함께 협업하여 기능의학적 치료를 시작하게 됩니다.

일차성 두통은 편두통, 긴장성 두통, 군발 두통, 만성 두통 등으로 분류됩니다. 물론 의사에게는 치료약이나 방법을 선택하기 위해 이런 분류가 필요하고 분류에 따라 치료약이 확연히 달라지기도 합니다. 하지만 치료에서 분류보다 더 중요한 것은 두통의 유발 인자를 찾는 것입니다.

두통을 치료하기 위해서는 반드시 낫고자 하는 의지가 환자에게 있어야 합니다. 물론 많은 환자가 자신의 잘못된 생활 습관이나 식생활은 고치려 하지 않고 특효약, 더 나아가 묘약을 원합니다. 자신의 노력 없이 손쉽게 두통을 고치려 하는 것이지요. 하지만 그래서는 근본적인 치료가 되지 않습니다. 두통을 일으키는 인자를 찾아내 바로잡는 것이 우선이고 약물은 보조적인 방법일 뿐입니다.

앞서 설명했듯이 두통 유발 인자로는, 부족한 음식, 음식 알레르기, 무리한 운동, 호르몬의 변화, 수면, 스트레스, 잘못된 생활 습관이나 환경 인자, 목이나 등의 통증 등을 들 수 있습니다. 이 외에도 유전 때문에 생기는 두통도 있습니다. 일차성 두통은 여자에게 더 많이 발생하고 모계 유전이 많습니다.

환자 중에는 두통약을 너무 많이 먹어서 생긴 '약물 유도성 두통'을 호소하는 사람도 있습니다. 물론 약 자체가 두통의 원인이 되는 것은 아닙니다. 단지 체내에 약물 농도가 줄어들 때마다 두통이 반복되어 만성적으로 두통약을 복용해야 하는 상태가 되는 것입니다. 원인을 찾아서 근본 치료를 해야 하는데, 약으로만 일시적으로 증상을 완화시키니 증세에 대한 몸의 저항력이 더욱 떨어지게 됩니다. 이런 환자는 오랫동안 계속된 통증으로 중추신경계에 변화가 생겨 통증에 예민해졌으리란 추측을 할 수 있습니다. 환자들은 약을 복용하면 일시적으로 낫는 느낌이 들기 때문에 두통약에 의존합니다. 이 경우 약에 대한 의존도가 더 높은 경우입니다.

혼자서 판단하여 두통약을 장기 복용한 환자는 반드시 의사와 상담을 해야 합니다. 정말로 뇌에 생긴 큰 병이거나 뇌압이 상승하는 다른 질환일 수도 있기 때문입니다. 오래 전에 받은 검사에 이상이 없다고 지금도 정상이라고 안심할 수 없습니다. 특히 고혈압, 뇌졸중 등의 질병 가족력이 있는 사람은 반드시 검사를 하여 지속적으로 관리를 받아야 합니다.

가벼운 일상적 두통의 대처 방법

젊은 직장인들에게 두통이 점차 늘고 있습니다. 대인 관계, 긴장, 업무 피로에서 오는 중압감이 삶을 고달프게 만들기 때문입니다. 이런 두통을 피하는 최선의 방법은 가능한 한 유발 인자를 피해보는 것이지요. 두통의 가장 큰 원인이 되는 스트레스를 피할 수는 없지만 최선을 다해 조절을 할 필요가 있습니다.

두통의 대부분은 스트레스로 인한 긴장성 두통이지만 일부 여러 가지 질병과 더불어 나타나는 경우도 있으므로 두통의 종류에 주의를 기울여야 합니다. 가벼운 두통의 원인으로는 아이스크림, 술, 초콜릿 등 음식과 춥거나 기압이 낮은 날씨, 밀폐 공간 등 환경, 온도, 수면, 스트레스, 약 복용 등을 들 수 있습니다. 이중 스스로에게 해당되는 것이 있다면 그건 조절이 가능한 부분입니다.

긴장성 두통은 정신적, 육체적 스트레스만 해결해도 많이 좋아질 수 있습니다. 긴장감이 뇌신경을 예민하게 만들어서 두통이 지속되는 것이기 때문입니다. 근육에 부담을 주는 자세도 두통을 유발하는데, 컴퓨터를 오랜 시간 사용하는 사람들에게 많이 나타납니다.

지속적인 스트레스는 자율신경계의 불균형을 초래하여 교감신경이 우월해지게 합니다. 그러면 스트레스 호르몬인 코티솔이 뇌하수체의 명령에 따라 지속적으로 분비됩니다. 코티솔의 작용에 대해서는 앞에서도 여러 차례 설명했습니다. 다시 한번 정리하자면 코티솔은 스트레스를 위급 상황으로 간주하여 그에 맞서느라 면역 활동 등에 소홀해집니다. 그러면 온몸에 염증이 생길 수 있지요. 특히 장의 염증과 불균형이 지속됩니다. 이런 경우 아무리 좋은 음식을 먹어도 장에서 영양 흡수가 잘 안되고 오히려 소화가 덜 된 음식이 흡수되는 일이 벌어집니다. 결국 영양 불균형과 면역 불균형 상태가 계속되어 두통뿐만 아니라 온몸에 이상이 나타나게 됩니다.

그러면 두통과 전신 질환을 일으키는 스트레스를 어떻게 해소할 수 있을까요? 기능의학에서는 스트레스 해소를 위해 다음과 같은 방법을 권합니다.

① 긍정적으로 생각하기 : 쉽지는 않겠지만 스스로의 노력이 많이 필요한 방법입니다.

② 규칙적이고 지속적으로 걷기 : 운동을 하면 대사 반응과 피의 흐름이 활발해집니다. 그래서 조직에 산소 역시 활발하게 공급되고 신경을 자극해 두통을 일으키는 노폐물과 독소가 원활하게 제거됩니다. 또 운동을 하면 엔도르핀 분비가 증가됩니다. 엔도르핀은 뇌에서 진통 작용을 해주므로 두통 해소에 도움이 됩니다.

③ 명상과 복식 호흡의 생활화 : 복식 호흡(단전 호흡)은 여러 분야에 도움이 되지만 특히 두통 치료에 효과가 큽니다. 스트레스 때문에 흥분한 교감신경을 잠재우고 안정적인 부교감신경을 자극해 이완시켜주는, 그래서 자율신경계의 균형을 유지하도록 도움을 주기 때문입니다.

④ 규칙적으로 식사하고 제철 과일과 야채 먹기 : 스트레스는 장의 건강과도 밀접한 관련이 있습니다. 스트레스 호르몬인 코티솔이 장까지 위협하기 때문입니다. 장의 건강을 유지하기 위해서는 인스턴트 음식이나 조리된 음식, 단 음식 등을 멀리 해야 합니다. 대신 다양한 색깔의 신선한, 제철 야채나 과일을 즐겨 먹는 것이 좋습니다.

이렇게 해도 스트레스가 해소되지 않고 두통이 계속될 경우 신경안정제나 항우울증 약을 복용할 수도 있습니다. 또 소변 유기산 검사나 호르몬 검사 등 기능의학적 검사를 해보는 것도 근본적인 치료에 접근하는 방법입니다. 이런 검사를 통해 신경 전달 물질, 대사, 호르몬 불균형 등의 이상을 과학적으로 찾아낼 수 있기 때문입니다. 경우에 따라서는 영양 치료도 필요합니다.

치료가 늦어질수록 두통이 만성이 되고 그럴수록 본인은 더 힘들어지고 치료도 어려워집니다. 원래 만성 두통은 그 자체가 만성이 아니라 원인을 찾아서 고치지 않았기 때문에 만성이 된 것입니다. 여러 가지 불안은 몸을 예민하게 만들고 민감해진 머리는 두통을 악화시킵니다. 평소에 생각이 너무 많거나 복잡하고 부정적인 마음이 생긴다면 빨리 긍정적으로 전환하는 연습을 해야 합니다. 생각의 전환은 몇 번만 연습하면 누구든 잘 할 수 있습니다. 복잡한 생각이 들면 의식적으로 떠오르는 장면을 확 바꿉니다. 밝고 기분 좋았던 일을 생각하고 명상도 겸한다면 많이 도움이 되리라 봅니다. 몸이 너무 예민한 사람들은 둔감해지는 훈련을 하는 것이 건강에 좋습니다.

원인을 찾는 뇌 혈류 검사, 예방을 위한 영양 치료

두통 원인을 찾기 위해 보통 뇌 혈류 검사를 합니다. 뇌에 혈액 공급이 원활하게 이루어지지 않아서 머리가 아픈 경우가 많기 때문입니다. 뇌 혈류 검사는 뇌혈관 속에서 피가 흐르는 속도, 흐름 상태를 측정하는 검사법입니다. 이 검사로 혈관 벽이 서로 붙어 있거나 막혔는지, 동맥류나 출혈이 있는지 혈관의 총체적 상태를 미리 파악할 수 있습니다. 뇌 혈류 검사는 두통의 원인을 찾아내고 뇌졸중 예방도 할 수 있는 효과적인 검사입니다.

뇌 혈류 검사가 필요한 경우는 급성 뇌졸중_{腦卒中} 환자, 과거 뇌졸중을 앓았던 환자, 급성 두통 환자, 만성 두통 환자, 만성 어지럼증 환자 등입니다. 뇌 혈관 기형, 고혈압, 당뇨, 뇌졸중 가족력이 있는 사람들은 뇌 혈류 장애가 발생할 가능성이 크므로 일 년에 한두 번씩 정기적으로 검진을 받는 것이 좋습니다. 특히 가끔씩 마비가 오는 듯하다 없어지거나 기운이 빠지는 증상이 반복되며 한쪽 눈이 갑자기 안보였다 다시 보이고 어지럼증, 팔 다리 저림 증상 등이 나타난다면 서둘러 검사를 받아야 합니다.

만성 두통을 예방하기 위해 몸에 필요한 대표적 영양소로는 마그네슘과 비타민 B2 등을 들 수 있습니다. 편두통 환자는 몸 안의 마그네슘 수치가 낮다는 연구 보고가 있습니다. 특히 생리 전 증상을 겪는 여성일수록 더욱 낮다고 합니다. 경련성으로 머리가 꽉 조이는 듯한 두통이나 변비, 불면증, 소음에 민감하거나 근육 경련, 근육 수축, 심계 항진 등은 마그네슘이 결핍될 때 나타나는 증상입니다. 그러므로 시트르산 마그네슘을 투여하면 두통 예방에 도움을 줄 수 있습니다.

또 편두통 환자에게 만성 피로와 근육 통증, 몽롱한 상태가 함께 나타나는 경우가 있는데 이때는 사립체 기능 부전, 에너지 대사 저하를 의심할 수 있습니다. 이런 상황을 예방하는 데 비타민 B2(리보플라빈)와 코큐10이 도움됩니다.

* 두통을 일으키는 요인

(1) 만성 스트레스

(2) 강한 빛 자극이나 냄새, 갑작스러운 날씨 변화, 과격한 운동 등 잘못된 생활 습관이나 환경 인자

(3) 유발 요인이 되는 음식물

(4) 수면

(5) 바르지 못한 자세로 생긴 목이나 등의 통증

(6) 기타 유전이나 두통약의 과다 복용

* 두통을 피하기 위한 스트레스 해소 방법

(1) 긍정적으로 생각하기

(2) 규칙적이고 지속적으로 걷기

(3) 명상과 복식 호흡의 생활화

(4) 규칙적으로 식사하고 제철 과일과 야채 먹기

06

치매, 올바른 생활 습관으로
예방할 수 있다

인생의 말년을 고통스럽게 만드는
치매나 파킨슨병 등을 피할 방법은 없을까요?
기능의학에서는 치매를 질환으로 여기지 않고 증상으로 봅니다.
즉 대사성 질환, 염증, 면역 저하, 호르몬이나 영양의 불균형 등이
오랜 기간 지속되면 치매 등이 발생한다고 보는 것입니다.

쇠가 녹스는 것과 같은 산화 스트레스

생명체는 일생을 통해 탄생, 성장, 성숙, 노화라는 네 단계의 과정을
거칩니다. 그 이후 죽음이라는 생명의 마침표를 찍게 되지요. 그 중 노
화는 시간의 흐름에 따른 생체 기능의 손실을 의미합니다. 이는 생물학
적 변화 과정이니 완전히 막을 수는 없습니다. 그러나 진행을 지연시킬
수는 있습니다.

지난 15년 동안 맥아더 연구재단MacArther Foundation이 스웨덴의 일란성

쌍둥이 2만5천 쌍을 대상으로 연구한 결과가 있습니다. 이 연구 결과에 의하면 인간의 수명이 유전적 요소에 따라 좌우되는 것은 불과 30%에 지나지 않습니다.

나머지 70%는 생활 환경과 생활 양식 등 후천적 요소에 의해 조절된다는 것이지요. 노화를 촉진하는 요소는 우리가 조절할 수 있는 후천적 요건입니다. 따라서 우리의 환경 조건, 식생활, 육체 활동 등 생활 양식을 적절히 조절하면 노화의 과정을 어느 정도 지연시킬 수 있다는 뜻입니다.

고운 얼굴에 주름이 잡히는 것은 겉으로 드러나는 노화 현상입니다. 그런데 이런 변화는 보이지 않는 무수히 많은 세포 안에서 일어나는 일이지요. 세포의 변화 과정을 잘 이해하면 노화를 조절할 수 있는 방법을 찾을 수 있습니다.

우리 몸을 구성하는 세포는 60조 개에 이릅니다. 우리가 숨을 들이마시면 신선한 공기가 코를 통해 폐를 거쳐 혈액에까지 도달합니다. 혈액에 들어간 산소는 헤모글로빈과 결합하여 온몸의 세포에 산소를 공급합니다. 세포 속에는 미토콘드리아라는 난로가 있는데 거기서 음식을 통해 섭취한 영양소탄수화물와 산소가 연소되어 에너지ATP를 만듭니다. 이렇게 해서 생명을 이어가는 것입니다.

만일 미토콘드리아가 완전 무결하다면 흡수된 산소와 음식물에서 섭취한 포도당이 100% 연소되어 에너지를 만들 것입니다. 그 과정에서 산소는 이산화탄소와 물로 분해되겠지요. 하지만 불행하게도 우리의 미토콘드리아는 결함을 지니고 있습니다. 그래서 이용된 산소의 1~3%는 활성 산소라는 불안정한 상태의 자유기*로 만들어집니다. 이는 안정된 상태를 이루려고 생체의 주요 구성 성분인 핵산DNA, 유전자, 단백질, 지방을 공격하여 손상을 입힙니다. 이를 산화 스트레스라고 하는데 이는 쇠가 녹스는 것과 같은 이치입니다.

산화 스트레스는 누더기가 된 난로 앞 카펫에 비유할 수 있습니다. 연소 과정에서 불완전연소가 일어나 떨어진 불똥을 활성 산소라 할 때 불똥 하나쯤이야 별로 문제될 게 없습니다. 하지만 만약 이 불똥이 몇 달, 몇 년에 걸쳐 계속 튄다면 난로 앞의 카펫은 완전 누더기가 될 것입니다. 우리 몸에서 이런 현상이 일어나는 과정이 산화 스트레스입니다.

산화 스트레스는 노화의 주범

영양소와 산소의 연소는 1년 365일 24시간 지속적으로 일어나는 생체 반응입니다. 정상적인 우리 몸에는 활성 산소를 제거하는 항산화 효소나 단백질인 카탈라제, 비타민 A · C · E 등의 항산화 방어 시스템이 발달해 있습니다.

그런데 45세가 넘으면 항산화 방어 시스템의 효소가 줄어듭니다. 또 과식이나 과도한 스트레스, 무리한 운동, 대기 오염, 영양 불균형, 중금

---

* 자유기 : 전통적인 분자들과는 달리 자유로운 전자를 하나 가진 모든 분자를 총칭하는 용어. 매우 불안정하고 파괴적인 방식으로 다른 분자들과 반응하는 특징이 있다.

속 오염, 흡연 등으로 인해 활성 산소는 많이 생기지요. 결국 항산화 방어 시스템이 약해져서 처리되지 못한 활성 산소가 세포 내 유전자에 손상을 줍니다. 그래서 근육의 주성분인 단백질, 세포막의 주성분인 지방의 변형을 일으키거나 세포의 활성이 떨어지는 현상이 나타나는데 이것이 바로 산화 스트레스입니다. 이는 치매, 혈관 질환 같은 만성 퇴

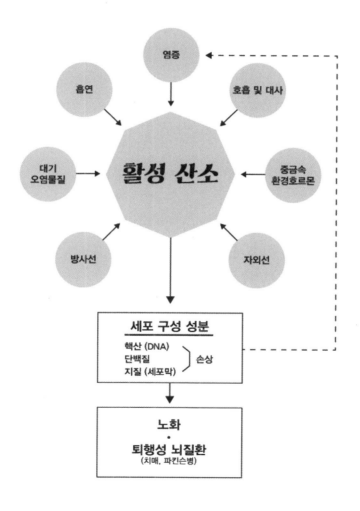

행성 질환의 원인으로 꼽히고 있습니다. 또 산화 스트레스가 노화를 촉진한다고도 알려져 있습니다.

활성 산소가 우리 몸에 나쁜 영향만 끼치는 것은 아닙니다. 우리 몸속에 들어온 세균, 오염원, 중금속, 암 세포 등에 대항하여 면역 세포가 활동하면서 활성 산소가 이들을 제거하는 데 기여합니다. 쓰고 남은 활성 산소를 제거하기 위해 우리 몸에는 항산화 방어 체계가 잘 구축되어 있습니다. 활성 산소의 양이 균형을 이루어 생명이 영위되는 것입니다. 그런데 이 균형이 깨져 활성 산소가 많아지는 것이 문제이지요.

항산화는 산화의 억제를 뜻합니다. 항산화는 노화 방지란 말과 항상 붙어 다니지요. 세포의 노화는 곧 세포의 산화를 의미합니다. 활성 산소는 산소가 불안정한 상태에 있을 때를 뜻하는데 이는 우리 몸에 나쁜 영향을 주는 경우가 많습니다. 그래서 활성 산소를 제거하는 것이 세포의 산화, 세포의 노화를 막는 핵심입니다.

나이 들수록 심해지는 산화 스트레스

나이가 들면 산화 스트레스가 왜 심해지는 걸까요?

첫째, 노화가 진행될수록 항산화 방어 시스템이 약해지기 때문입니다. 항산화를 담당하는 항산화 효소SOD 카탈라제의 기능이 저하되고 비타민 C나 비타민 E의 섭취가 부족해서 일어나는 현상입니다.

둘째, 노화로 인해 체질의 변화가 생기기 때문입니다. 우리 몸을 구성하는 성분은 물, 단백질, 지방, 무기질입니다. 근육을 구성하는 단백질, 뼈를 구성하는 무기질, 물은 나이가 들수록 줄어드는 반면 지방은 두 배 정도 증가합니다. 체중 변화가 없어도 체지방은 증가하지요. 그 지방은 주로 내장에 쌓여 내장 지방이 됩니다. 지방이 증가하면 면역 세포인 대식세포가 지방으로 모여듭니다. 그러면 염증 유발 물질인 사이토카인이나 세포 괴사 물질을 내뿜어 세포 차원에서의 염증을 일으킵니다. 이런 염증이 다시 대사 중 활성 산소를 많이 만들게 하는 것입니다.

셋째, 나이가 들면 위장의 기능이 저하됩니다. 노화될수록 치아가 부실해져서 음식물을 잘게 부수기도 어려워지지요. 침의 양도 줄어서 소화 효소가 잘 분비되지 않습니다. 위산의 분비도 줄어들어 단백질 분해가 덜 되고 음식물에 섞여 들어온 세균이 완전히 살균되지 못하고 장으로 내려갑니다. 그 때문에 장내 염증 및 장내 세균총의 불균형이 일어나 세포의 염증이 생겨 산화 스트레스가 증가합니다. 장 세포 사이에 틈이 생겨 세균, 음식물 찌꺼기, 독소 등이 혈액으로 흘러듭니다. 이로써 면역계의 교란이 일어나고 염증 변화가 나타납니다. 해독 작용을 해야 하는 간의 부담이 커지고 다시 활성 산소가 많이 생겨 산화 스트레스가 증가합니다.

산화 스트레스가 뇌를 괴롭힌다

활성 산소는 우리 몸의 세포와 DNA를 공격해 각종 만성 질환과 질병을 불러오는 주범입니다. 활성 산소가 많이 발생할수록 세포의 변성과 손상이 커지면서 결국 질병이 생기지요. 쇠가 녹슬 듯이 우리 몸도 관리하지 않으면 녹슬게 마련입니다. 몸속이 천천히 부식되기 시작하는데 어느 부위가 먼저 닳아버리는가가 퇴행성 질환의 종류를 결정하게 됩니다.

예전에는 동맥 경화, 당뇨병, 관절염, 혈관 질환, 암, 치매 등 만성 질환이 각기 다른 부위에서 제각기 다른 원인과 발병 과정을 통해 생긴다고 생각했습니다. 그런데 최근 의학계에 만성 질환에 대한 새로운 관점이 생겼습니다. 이 질환들이 '만성 염증'이라는 동일한 과정을 통해 발생한다는 연구 결과들이 발표된 것입니다.

노화 현상은 모든 세포에서 일어나는 현상이며 세포에 따라 민감성도 각기 다릅니다. 우리 몸에 있는 220종의 세포 중 산화 스트레스에 특히 약한 세포가 몇 종 있습니다. 그 중 하나는 혈관의 안쪽 벽을 둘러싸고 있는 내피 세포이지요. 뇌혈관 내피 세포가 활성 산소의 공격을 받으면 혈관에 염증성 변화가 나타납니다. 이로 인해 가느다란 말초 부위 혈관부터 혈액 순환의 이상이 생겨 뇌 세포에 산소와 영양 공급이 제대로 이뤄지지 않습니다. 이 때문에 뇌 세포의 기능이 저하되고 궁극적으로 세포 괴사가 일어나지요. 세포가 괴사하면 면역 세포가 등장하여 이를 청소하기 위해 염증 반응을 일으키는 악순환이 지속됩니다.

흔히 고혈압, 심근경색, 뇌경색, 동맥 경화 등 심혈관 질환은 혈관이 좁아지고 막히면서 발생하는 것으로 알려져 있습니다. 동맥 내에서의 염증 반응은 LDL-콜레스테롤과 아울러 흡연, 고혈압, 고지방 식품, 당뇨병에 의해 생기는 과다한 활성 산소로부터 비롯됩니다. 활성 산소가 혈관 내피를 손상시키는 산화 스트레스를 유발하여 만성 염증 변화를 일으키고 이 때문에 혈관이 좁아지는 것입니다.

특히 뇌는 산화 스트레스에 더욱 취약합니다. 그 이유는 다음과 같습니다.

첫째, 뇌는 다른 기관보다 산소를 더 많이 사용합니다. 뇌의 무게는 체중의 2%에 지나지 않지만 뇌 세포는 우리가 호흡하는 산소량의 20%를 필요로 합니다. 많은 산소가 소비되면 그만큼 활성 산소의 발생이 더 많아지므로 뇌는 산화 스트레스의 표적이 되기 쉽습니다.

둘째, 뇌에는 산화 스트레스에 잘 파괴되는 지방이 많습니다.

셋째, 뇌에는 산화 스트레스와 싸워야 할 항산화 방어 시스템이 다른 조직보다 적습니다.

넷째, 산화 스트레스는 뇌 신경 기능에 절대적으로 필요한 신경 전달 물질 도파민, 아세틸콜린까지도 파괴하게 되어 이들의 양을 줄게 합니다.

뇌 세포는 다른 조직과 달리 재생이 되지 않습니다. 그래서 한 번 파괴되면 대체가 쉽지 않습니다. 이러한 불리한 조건 때문에 뇌의 노화는 심각한 문제로 제기되고 있습니다.

뇌에는 막대한 산소 공급을 위해 100억 개의 혈관으로 뇌 혈액 순환을 유지하고 있습니다. 그런데 혈관 내막의 세포가 산화 스트레스로 파괴되어 뇌혈관에 만성 염증이 지속되면 뇌혈관 기능 저하가 나타납니다. 이러한 뇌 세포, 뇌혈관의 변화로 기억력 저하, 판단력 저하, 민첩성 저하 등의 증상이 나타나며 심하면 치매가 되기도 합니다. 또 위장 기능의 저하로 신경 전달 물질을 만드는 재료인 필수 아미노산 트립토판이나 타이로신의 흡수가 잘 안 되는 것도 뇌 세포의 노화와 치매로 이어질 수 있습니다.

노화와 노인성 질환 예방법

치매는 노화와 밀접한 관련이 있습니다. 산화 스트레스와 만성 염증이 오랜 시간에 걸쳐 이런 퇴행성 질환으로 진행되는 것입니다. 산화 스트레스를 줄이려면 항산화 방어 시스템을 보강해야 합니다. 그러기 위해서는, 건전한 식생활이 무엇보다 중요하지요. 과식하지 않으며 채식, 비타민 A · C · E 및 불포화지방산, 생선, 양질의 단백질 등에서 섭취하면 이미 생성된 체내 활성 산소를 중화시킬 수 있습니다. 과도한 운동은 피하고 적당하고 규칙적인 운동으로 항산화 방어 시스템의 기능을 높여야 합니다. 규칙적이고 적당한 운동을 하면 항산화 효소가 자극 · 생성되므로 활성 산소가 제거됩니다. 그러나 운동을 너무 격렬하게 하면 오히려 활성 산소가 발생하게 되니 운동 강도를 적절하게 조절해야 합니다. 스트레스를 줄이고 적정 체중을 유지하며 각종 오염 독성 물질로부터 몸을 보호하는 것도 중요한 일입니다.

이제 노화와 노인성 질환을 예방하는 방법에 대해 보다 자세하게 알아보겠습니다.

(1) 균형적인 영양 공급과 소식(小食)

소식은 활성 산소가 만들어지는 것을 줄여줍니다. 또 항산화 방어 시스템의 기능을 활성화하여 산화 스트레스로 인한 세포 내 핵DNA · 단백질 · 세포막 지방의 과산화를 줄여줍니다. 과산화된 지방은 일종의 변질된 지방이나 다름없어서 독성이 강하고 세포의 손상을 일으켜 여러 가지 성인병과 노화를 불러옵니다. 칼로리를 제한하면 평균 수명이 늘어난다는 것이 동물 실험을 통해서도 증명되었지요. 보통 성인의 경우 하루 1700~2000kcal 정도 열량을 섭취하는 것이 적당합니다.

(2) 운동

적당하게 운동을 해도 활성 산소는 만들어집니다. 하지만 활성 산소를 제거하는 힘이 월등히 커져서 산화 스트레스를 줄여주고 세포의 손상을 막아줍니다. 더욱이 운동은 혈관 내피 세포의 일산화질소 합성 효소를 증가시킵니다. 일산화질소*가 혈관을 확장시켜 혈액 순환을 개선해주는 것입니다. 또 운동을 하면 면역 기능이 강해지고 내장 지방이 줄어듭니다. 그래서 염증 물질이 감소되고 인슐린의 민감도가 높아져 염증이 잘 안 생깁니다.

운동은 근육의 활동입니다. 근육은 나이가 들수록 그 양이 줄어드는데 이는 질병이 아닌 생리적 문제입니다. 70세쯤 되면 20세에 비해 근

---

* 일산화질소 : 원소 기호는 NO. 신경 전달 물질이며 근육 이완 인자. 혈관 내피 세포가 손상되었을 때 혈관을 확장하는 기능을 한다.

육량이 30% 정도 줄어듭니다. 특히 운동할 때 늘어났다 원상 복구되었다 하며 힘을 많이 쓰는 신축 근육이 더 많이 줄지요. 뿐만 아니라 나이가 들면 근육과 신경이 연결된 결합체의 수가 줄어들어 신경과 근육의 조절이 원만치 못하게 됩니다. 근육의 신축성이 떨어져 힘을 쓰지 못 하게 되고 균형 잡는 기능도 떨어져 자꾸 넘어집니다.

운동을 어떤 방법으로 하느냐에 따라 그 효과에는 큰 차이가 생깁니다. 걷기, 수영 등 유산소 운동은 혈액 순환에 도움이 됩니다. 근육의 힘을 키우는 데는 아령이나 역기 등을 이용한 저항 운동이 효과적입니다. 유산소 운동과 근력을 키우는 저항 운동*은 1:1의 비율로 하는 것이 바람직합니다. 운동이 좋다고 하여 무리하게 하면 그것이 오히려 건강에 해를 끼칩니다. 자신의 신체 조건에 맞게 꾸준히 계속하는 것이 무엇보다 중요합니다. 나이에 맞지 않은 과격한 운동은 삼가야 합니다.

(3) 항산화 식품의 섭취

항산화 식품은 모두 식물성입니다. 식물에 함유되어 있는 파히토케미컬이 강력한 항산화 작용을 하기 때문입니다. '파히토케미컬'의 '파히토'는 그리스어로 식물이고 '케미컬'은 화학 물질을 말합니다. 식물은 동물과 달리 움직일 수 없으므로 자라는 자리에서 자외선이나 해충

---

* 저항 운동 : 근육을 강화하는 운동으로 흔히 무산소 운동이라 한다. 유산소 운동과 다르게 고강도 운동이어서 이 운동을 하면 신체가 긴급하게 에너지 공급을 받아야 하므로 에너지 생산 효율이 가장 좋은 탄수화물을 많이 소비하게 된다.

등에 방어를 하기 위해 화학 물질을 만들어냅니다. 식물의 색소나 냄새, 매운맛, 쓴맛 등으로 나타나는 파히토케미컬이 활성 산소를 무력화시키는 것입니다.

현재까지 밝혀진 파히토케미컬의 종류는 500여 가지에 이릅니다. 식물 색소와 떫은맛으로 잎, 꽃, 줄기, 껍질에 담겨 있는 폴리페놀, 녹황색 채소와 해조류의 갈색 성분에 들어 있는 카로티노이드, 파, 마늘, 무, 겨자의 매운맛으로 나타나는 유황 화합물, 허브와 감귤류의 냄새와 쓴맛으로 나타나는 테르핀, 버섯에 들어 있는 B-글루칸 등이 대표적인 파히토케미컬입니다.

그런데 특정 성분만 오랫동안 집중적으로 먹으면 오히려 독이 될 수 있습니다. 균형을 맞출 수 있도록 여러 가지 성분을 골고루 먹어야 합니다. 특히 비타민 C, 비타민 E, 코엔자임Q10, 글루타치온, 알파리포산은 각각 산화와 재생이라는 연쇄 반응을 통해 세포를 재생시키고 대사를 조절합니다. 그래서 이 다섯 가지 성분은 반드시 함께 섭취해야 합니다.

또 올리고당도 항산화에 효과가 있는 식품입니다. 올리고당은 칼로리가 낮고 체내에 소화·흡수가 잘 되지 않는 것으로 알려져 있습니다. 경우에 따라 설사나 복부 팽창감을 일으킬 수 있습니다. 식이섬유가 많은 올리고당의 칼로리는 100g당 239kcal로, 설탕100g당 387kcal의 2/3 수준에 지나지 않습니다. 올리고당은 당도가 설탕의 40%이지만 저칼로리 식품이라 설탕 대용으로 많이 쓰이고 있습니다. 바나나, 양파, 아스파라거스, 우엉, 마늘, 벌, 꿀, 치커리 뿌리, 아가베용설란속 식물, 돼지감자 등과 같은 채소나 버섯, 과일에 많이 포함되어 있는 천연 물질입니다. 아주 적은 양의 올리고당은 위산에 의해 분해되어 과당과 포도당으로 흡수됩니다. 하지만 거의 대부분은 소화 효소에 의해 분해되지 않고 대장에서 장내 세균에 의해 발효되지요. 발효 결과 만들어진 지방산은 장내 환경을 산성화하고 장내 세균이 사용할 수 있는 손쉬운 에너지원으로 작용합니다.

그 외에도 비타민 B · C · E, 아연, 셀레늄, 망간 구리, 글루타치온 등의 항산화 약제를 복용하는 방법도 있습니다.

노화 방지를 위해 무엇보다 우선되어야 하는 것은 스트레스를 받지 않도록 노력하는 것입니다. 평소 낙천적으로 생각하려 노력하고 복잡한 일이 생기더라도 명상이나 단전 호흡 등을 통해 이를 다스려나가면 큰 도움이 됩니다. 기억력이 떨어졌다고 호소하는 사람들을 가만히 보면 평소 부정적인 생각이나 걱정, 불안, 우울감에 시달리는 경우가 많습니다. 기분이 자주 울적해도 기억력이 감퇴됩니다. 우울증의 대표적 증상 가운데 하나가 기억력 저하이지요. 부정적인 기분, 우울, 실망 등은 주의력이나 기억력의 큰 적입니다. 울적한 기분은 정보를 흡수하거나 재현하는 데 걸림돌이 되고 주의 집중하는 능력을 감소시킵니다.

비관적인 사람은 걱정과 불행한 생각 속으로 점점 더 깊이 빠져듭니다. 결국 자신의 존재 자체도 회의적으로 보게 됩니다. 이런 사람은 낙관적인 자세로 전환하도록 노력해야 합니다. "안 그러려 해도 저절로 비관적이 된다"라는 말은 접어두고 낙천적으로 사는 연습을 해야 합니다. 부정적인 생각으로 치달을 때 "스톱!"이라고 소리 내어 외치면서 장면 전환을 하는 것도 효과가 있습니다.

치매의 종류와 증상

최근 우리나라는 노인 인구가 7%가 넘음으로써 고령화 사회로 접어들었다고 할 수 있습니다. 또 2022년에는 노인 인구가 전체의 14%를 넘어서는 고령 사회가 될 것으로 예상됩니다. 노령 인구가 늘어날수록 치매나 파킨슨병 같은 퇴행성 뇌질환 환자가 급격히 증가합니다. 따라서 앞으로 고령화 사회에서는 퇴행성 뇌질환이 심각한 사회 경제적 부담이 될 것입니다.

이런 질환의 환자나 가족들을 보면 이 질환이 참으로 무섭고 잔인한 병이라는 생각이 듭니다. 부모 자식 사이의 정이나 부부 사이의 사랑 등이 모두 어그러지면서 인간 관계가 파탄에 이르는, 슬픈 종말을 가져다주는 병이기 때문입니다.

그럼에도 불구하고 안타깝게도 치매 환자는 매년 늘어나고 있습니다. 보건복지부가 조사한 자료에 따르면 2012년 65세 이상 노인의 치매 유병률은 9.18%, 환자 수는 52만 명에 이릅니다. 65세 이상 노인 열 명 중 한 명은 치매 환자라는 이야기입니다. 나이가 많아질수록 치매 유병률은 더 높아지지요. 이런 추세라면 치매 환자는 2030년에는 약 127만 명이 될 것이고 20년마다 약 두 배씩 증가할 것으로 예상됩니다.

치매에 걸리면 일상 생활을 하는 데 전혀 지장이 없던 사람이 어떤 이유에서든 제대로 일상 생활을 할 수 없게 됩니다. 치매는 삶의 질을 형편없이 떨어뜨리기 때문에 원인을 밝혀 조기에 치료하는 것이 무엇보다 중요하지요. 치매 중에는 알츠하이머병이 가장 많고, 그 다음은 중풍으로 생기는 혈관성 치매가 많습니다. 그 외에 정신을 잃을 정도로 심하게 머리를 다친 경우나 알코올 중독자에게도 치매가 발생합니다. 현재 치매 치료제가 시판되고 있지만 병의 진행을 늦추는 데 도움이 될 뿐 완치를 보장하지는 못 합니다. 재활 치료, 언어 치료 등을 병행하는 것이 효과적이며 가벼운 증상을 보일 때 빨리 병원을 찾는 것이 중요합니다. 치매와 비슷한 증상이 나타나는 노인성 우울증은 적절한 시기에 치료하면 완치도 될 수 있습니다.

치매의 종류는 여러 가지이지만 증상은 대부분 비슷합니다. 기억력이 떨어지고 사람을 알아보는 등의 인지력이 저하되고 심해지면 밥을 먹거나 화장실에 가거나 옷을 입는 등의 간단한 일상 생활도 혼자 하기 어려워집니다. 그 외에도 치매의 증상은 어떤 것들이 있을까요? 일반적으로 다음과 같은 증상이 자주 일어난다면 치매를 의심해볼만 합니다.

(1) 자신의 일, 사람 이름 또는 전화번호를 잊어버리고 나중에 기억해내지 못한 적이 있다.

(2) 길을 잃어버려 스스로 찾지 못했다.

(3) 가스 불을 잊고 안 끄거나 수돗물을 계속 틀어놓는다.

(4) 감정 기복이 심하고, 이유 없이 눈물을 흘리거나 갑자기 화를 낸다.

(5) 의심이 많아지고 무서워한다.

(6) 의욕이 없다.

(7) 이전에 잘 보던 신문이나 텔레비전을 보지 않는다.

(8) 대화 도중 단어가 떠오르지 않아 상대가 하는 말뜻을 잘 알아듣지 못 한다.

(9) 옷을 여러 겹 껴입거나 뒤집어 입고, 여름에 겨울 옷을 입은 적이 있다.

(10) 숫자 계산이 안 되거나 속담 뜻을 모른다.

(11) 물건을 엉뚱한 곳에 두고 찾지 못한다.

경험한 사건 전체를 기억 못하는 치매 환자

치매 환자가 늘어나면서 치매를 걱정하는 사람도 늘고 있습니다. 나이가 들면 기억력이 쇠퇴하는 것은 자연스러운 일입니다. 새로운 것을 기억하기 어렵고 중요한 물건을 넣어둔 곳을 잊어버리기도 합니다. 또 사람이나 물건의 이름이 바로 생각나지 않는 것은 고령자는 물론 중년에게도 흔한 일입니다. 이런 상태를 '건망健忘'이라고 합니다.

많은 사람이 건망증이 심해지면 치매가 아닌가 걱정하기도 합니다. 그런데 자신이 경험한 일을 사실로 기억한다면 이는 노화로 인한 건망입니다. 예를 들면 노화로 인한 건망 상태에서는 아침밥을 먹었다는 사실 자체는 기억합니다. 단지 어떤 음식을 먹었는지를 곧바로 생각하지 못하는 것입니다. 이런 경우 천천히 생각하거나 다른 사람이 가르쳐주면 기억해내고 납득도 합니다.

하지만 치매에 의한 건망은 자신이 경험한 사건 전체를 기억하지 못합니다. 아침밥을 먹은 사실 자체를 잊는 것입니다. 그래서 배불리 먹고도 며느리가 밥을 굶긴다고 화내는 시어머니 환자 얘기가 나오는 것입니다. 이 정도가 되면 일상 생활에 심각한 지장을 가져오는 치매의 증상입니다.

치매를 분류할 때 종류별로 나누는 것보다는 예방이나 치료가 어려운 치매와 완치는 어렵지만 조심하면 예방할 수 있는 치매로 분류하는 것이 현실적입니다. 알츠하이머 치매는 전자에 속하고 혈관성 치매는 후자에 속합니다. 갑상선 기능 저하증, 노인성 우울증, 뇌종양, 뇌수종, 영양 결핍 등에 의한 치매는 원인을 치료하면 회복될 수 있는 치매입니다.

치매의 반 이상을 차지하는 알츠하이머 치매의 원인은 아직 밝혀지지 않았습니다. 단지 유전적 요인이 관여할 것이라고 추정하지요. 그래서 가족 중에 치매 환자가 있으면 Apo-E4 유전자 변이를 검사해보라고 권유합니다. 또 가능하면 가족들이 세심하게 관찰하여 조기에 발견해야 합니다. 조기에 발견하면 인지 개선 약제로 병의 진행을 어느 정도 늦출 수 있습니다. 또 진단 후에는 가족들이 정성스럽게 돌봐야 합니다. 특히 균형 있는 영양 섭취, 운동, 위생 등에 세심한 신경을 쓴다면 상태가 심해지는 것을 막을 수 있습니다.

두 번째로 흔한 치매는 혈관성 치매입니다. 이 병도 미리 조심하면 충분히 예방할 수 있습니다. 혈관성 치매는 뇌혈관이 막히거나 터졌을 때 그 부분의 뇌의 기능이 저하되어 생기는 병입니다. 병변병이 원인이 되어 일어나는 생체의 변화이 일어난 장소에 따라 특정 능력이 저하되지만 다른 기능은 비교적 정상적으로 움직이기도 합니다.

혈관성 치매가 발생하면 의욕이 떨어지고 울적감이 들며 감정 조절이 잘 안 된다는 특징이 있습니다. 슬프지도 않은데 울고 우습지도 않은데 웃는 등 감정을 스스로 조절하지 못하는 상태가 되는 것이지요. 기억 장애도 심하지만 인격이나 판단력을 유지하는 경우도 많습니다.

혈관성 치매를 예방하기 위해서는 뇌혈관 질환의 위험 인자인 고혈압, 고지혈증, 당뇨병, 동맥 경화, 흡연이나 과음, 스트레스 등을 철저하게 조절해야 합니다. 일단 뇌혈관 질환이 생기면 조기에 적극적으로 치료하여 뇌의 손상을 최소화해야 합니다. 또 재활 치료를 꾸준히 하면 치매로 진행하는 것을 어느 정도는 막을 수 있습니다.

나이가 들면 심각하지 않은 뇌졸중이 여러 번 발생할 수 있는데, 이 경우 뇌의 부분 세포가 반복적으로 손상되면서 뇌 기능이 차츰 떨어질 수 있습니다. 이를 다발 열공성 뇌경색 치매라고 합니다.

갑상선 기능 저하증, 노인성 우울증, 뇌종양, 뇌수종, 영양 결핍에 의한 치매 증상도 다른 치매와 비슷합니다. 이런 병으로 인한 치매는 치료와 완치도 가능합니다. 그러니 지레 포기하지 말고 원인을 찾아 치료하려는 노력이 필요합니다.

치매를 예방하려면 어떻게 해야 할까?

치매는 고령 사회가 되면서 노인들에게 가장 두려운 병이 되었습니다. 현대 의학으로 아직 완치가 어려운 병이기도 하지요. 병은 대개 20년에 걸쳐 서서히 진행되며 처음 15년은 겉으로 드러나는 증상이 전혀 없습니다. 이때는 검사를 한다 해도 이상 소견이 나타나지 않습니다. 주위에서 의심할 때쯤 되면 이미 많이 진행된 상태에 이른 것입니다. 이때쯤이면 치료 시기가 늦어져 어려움을 겪을 수도 있습니다.

60대 후반이나 70대 들어서 발병한 치매는 40~50대에 이미 병이 시작된 것입니다. 중년에 싹튼 치매의 씨앗도 그 이후 어떤 삶을 사는가에 따라 결과가 달라집니다. 끝내 치매로 드러나기도 하고 흔적도 없이 사라지게 할 수도 있습니다. 치매 위험이 높은 유전자를 물려받은 사람이라도 뇌를 어떻게 가꾸고 관리하느냐에 따라 치매 없는 활기찬 노년을 살 수도 있습니다. 피부 관리를 열심히 하면 같은 나이라도 훨씬 젊은 피부를 간직할 수 있는 것과 마찬가지 이치입니다.

특별한 치료법이 없는 치매에는 무엇보다 예방이 중요합니다. 잘 알려진 대로 치매를 예방할 백신도 없습니다. 미국의 엘란이란 제약회사가 몇 년 전 치매 백신을 개발한 적이 있지요. 하지만 일부 환자들에게 뇌염이 발생하는 부작용이 생겨서 중단하고 아직도 계속 연구 중에 있는 상태입니다.

또 치매의 예방은 60세 이후부터 시작해서 되는 것도 아닙니다. 사회 활동이 왕성한 40~50대부터 건강한 생활 습관을 가져야 치매의 씨앗이 몸속에 싹트는 것을 막을 수 있습니다.

치매 환자의 약 30%에 해당하는 혈관성 치매는 다른 종류의 치매보다 예방과 치료가 쉬운 편입니다. 혈압과 콜레스테롤을 조절하고 뇌혈관 병변을 지속적으로 치료받으면 예방뿐만 아니라 증상의 진행을 지연시키는 치료도 가능합니다. 뇌졸중 끝에 기억력 감퇴 등 치매 증상이 따라오거나 마비, 발음 장애 같은 증상이 동반되면 혈관성 치매일 가능성이 높습니다. 이 경우 뇌졸중 위험 인자를 잘 조절하고, 뇌졸중을 조기에 발견 치료하는 것이 중요하지요.

노인성 치매인 알츠하이머의 경우에도 약물 복용으로 증세의 진행을 늦출 수는 있습니다. 그중에는 기억력이 좋아지는 환자도 있지요. 하지만 증상이 아주 심할 경우는 약물 복용도 별로 도움이 되지 못합니다. 약물 치료는 초기의 환자에게만 효과가 있으므로 나이가 들면 기억력 검사 등 치매 예방을 위한 검사를 시작해야 합니다.

치매 예방에 도움이 되는 생활 습관과 식품

치매를 예방하기 위해서는 우선 모든 일을 긍정적으로 생각해야 합니다. 항상 새로운 것을 배우려 노력하고 다양한 인간 관계를 이루어 사회 활동에 활발하게 참여하는 것이 좋습니다. 올바른 생활 습관을 갖는 것이 중요하고 금연은 필수입니다. 술을 마실 때는 자신의 주량에 따라 기분 좋을 정도만 마시고 폭주는 피해야 합니다. 또 규칙적인 생활과 운동을 지속적으로 해야 합니다. 특히 걷기 운동은 뇌의 집중력을 자극해서 뇌가 줄어드는 것을 막아주고 세포의 노화도 지연시킵니다. 세포가 활성화되어 혈류량이 증가되면 뇌 안의 신경 세포를 보호하고 기능을 활성화시키는 생장 인자가 많이 생겨나 치매 예방에 도움이 됩니다.

치매 예방을 위해서는 복부 비만도 줄여야 합니다. 복부 비만이 매우 심한 사람은 치매 위험이 세 배 정도 높다는 연구 자료가 있습니다. 복부 비만이 있으면 뇌졸중을 포함한 심혈관계 질환에 걸릴 위험성이 커집니다. 또 복부 비만은 대사증후군을 불러오는데 혈당 수치가 제대로 조절되지 않으면 뇌 안의 단백질을 손상시킬 수 있습니다. 이는 뇌의 노화를 촉진시키는 요인이 됩니다.

치매를 예방하려면 식습관을 개선하는 것도 중요합니다. 우선 하루 세 끼 식사를 고르게, 영양 섭취를 균형 있게 해야 합니다. 해로운 지방은 섭취를 줄이고 고지방 음식은 절제하는 것이 좋습니다. 특히 마가린, 쇼트닝, 식물성 유지 등 트랜스 지방이 함유된 과자, 팝콘, 도넛, 튀김 등은 피해야 합니다. 설탕과 같은 단순당도 섭취를 줄여야 합니다. 이를 많이 먹으면 혈당이 불안정하게 되어 염증이 생기게 되고 결국 산화 스트레스에까지 이르게 됩니다.

뇌 건강을 위해서는 혈당을 안정적으로 유지해야 합니다. 뇌는 포도당만을 에너지원으로 사용하므로 저혈당이 되면 뇌에 부담이 됩니다. 그래서 하루 세 끼 식사하는 습관을 들여 저혈당 상태가 생기지 않도록 주의해야 합니다. 혈당이 급격하게 변하는 것을 막으려면 백미보다는 현미를 주식으로 하는 것이 좋습니다.

또 뇌가 건강하게 일하려면 신경 전달 물질이 잘 만들어져야 합니다. 신경 전달 물질의 원료인 단백질의 충분한 섭취도 중요합니다. 고기보다 콩이 더 좋은 단백질 식품입니다. 지방도 적고 신경 전달 물질의 원료인 아미노산이 풍부하기 때문입니다. 오메가3가 풍부한 등푸른 생선도 훌륭한 단백질 식품입니다. 닭이나 오리는 지방이 많이 들어 있는 껍질을 벗기고 먹는 것이 좋습니다. 달걀도 치매 예방에 좋은 식품입니다. 달걀에는 기억력과 인지 기능에 관여하는 아세틸콜린의 원료 레시틴이 풍부하기 때문입니다.

치매 예방을 위해서는 산화 스트레스를 줄여주는 항산화 식품과 나물, 견과류 등을 고루 먹는 것이 좋습니다. 또 물을 많이 마시는 것도 도움이 됩니다. 식사 이외에 치매 예방을 위해 영양소를 별도로 섭취할 수도 있습니다.

그 중 대표적인 것은 비타민 B12와 비타민 D입니다. 비타민 B12는 신경의 재생과 인지 기능에 관여합니다. 산화 스트레스를 일으키는 대사 산물인 호모시스틴을 낮춰 혈관이 손상되는 것을 막아줍니다. 그런데 비타민 B12는 노인에게 부족하기 쉬운 영양소입니다. 비타민 B12는 위장에서 분비되는 위산이 충분해야 흡수가 잘 되는데 나이가 들수록 위산의 분비가 줄어들기 때문입니다. 비타민 B12는 식물성 음식에는 들어 있지 않습니다. 그래서 육류를 섭취하지 않으면 결핍 상태가 됩니다. 장내 세균에서도 만들어지므로 장내 세균의 불균형 상태가 되면 비타민 B12가 부족해집니다.

비타민 D는 햇빛을 많이 쬐어야 우리 몸에 생겨납니다. 그래서 실내 생활을 주로 하거나 위도가 높은 지방에 사는 사람들이 결핍되기 쉽습니다. 간단한 혈액 검사로 결핍 여부를 알 수 있는데 부족하다면 햇빛을 많이 쬐거나 약이나 주사로 보충할 수 있습니다.

그 외에도 비타민 C · E나 코엔자임Q10, 철분 · 아연 · 세레늄 등의 미네랄 같은 항산화제도 치매 예방에 도움이 됩니다.

* 치매 예방을 위한 생활 습관과 식품

(1) 모든 일을 긍정적으로 생각하고 새로운 것을 배우려 노력한다.

(2) 다양한 인간 관계를 이루어 사회 활동에 활발하게 참여한다.

(3) 금연하고 폭주를 피한다.

(4) 규칙적인 생활과 운동을 지속적으로 한다.

(5) 복부 비만을 줄인다.

(6) 하루 세 끼 식사를 고르게, 영양 섭취를 균형 있게 한다.

(7) 해로운 지방은 섭취를 줄이고 고지방 음식, 트랜스 지방이 함유된 음
　　식은 피한다.

(8) 설탕과 같은 단순당의 섭취를 줄인다.

(9) 현미를 주식으로 한다.

(10) 콩, 등푸른 생선, 껍질을 제거한 닭이나 오리, 달걀 등 단백질을 충분
　　히 먹는다.

(11) 항산화 식품과 나물, 견과류 등을 고루 먹고 물도 많이 마신다.

(12) 비타민 B12와 비타민 D 등 영양소를 섭취한다.

(13) 비타민 C · E나 코엔자임Q10, 미네랄 같은 항산화제를 먹는다.

07

30~40대부터 시작해야 하는
뇌졸중 예방

현대 의학에서는 뇌신경 세포가 손상되면 회복이 어렵다고
알려져 있습니다. 그러니 신경 세포가 손상되지 않도록 예방하는 것이
건강을 위한 최선의 방법입니다.
뇌졸중의 예방과 치료를 위해서는 기능의학의 관점에서
우리 몸과 생활 습관 전체를 바라봐야 합니다.

단일 질병 중 사망 1위 차지하는 뇌졸중

우리는 몸을 움직이고 느끼고 배우고 판단할 때 항상 뇌의 결정에 따
라 합니다. 흔히 사랑하고 미워하는 정서는 뇌가 아니라 가슴에서 우러
난다고 합니다. 하지만 이런 감정 역시 뇌가 느끼는 것이지요. 듣고 보
는 것도 뇌가 하는 일입니다.

눈이나 귀는 단지 소리나 사물의 영상을 뇌에 전달하는 통로일 뿐입
니다. 그 외에 숨 쉬는 것, 심장이 뛰는 것 등 우리의 생명과 직접 연결

되는 동작도 모두 뇌가 조절합니다. 즉 인간의 모든 활동은 뇌의 명령에 따라 움직이는 것입니다.

우리의 뇌에서 정보를 전달하는 단위는 신경 세포입니다. 신경 세포는 약 1천억 개가 있고 서로 복잡하게 연결되어 있습니다. 이런 연결 회로가 원활히 작동됨으로써 우리는 복잡한 행동까지 할 수 있는 것입니다.

뇌는 다른 기관에 비해 혈액 공급을 많이 받습니다. 뇌의 무게는 체중의 2%에 지나지 않지만 혈액은 전체의 20%를 공급받고 있습니다. 그 이유는 다른 조직에 비해 산소와 영양분이 많이 필요하기 때문입니다. 혈액을 많이 공급하려면 혈액이 지나다닐 수 있는 혈관이 발달해 있어야 하지요. 혈관이 발달했기 때문에 뇌혈관에 관한 질환이 많이 생기는 것은 당연한 일입니다.

뇌졸중은 크게 뇌경색과 뇌출혈로 나눠볼 수 있습니다. 뇌혈관이 막힌 것을 뇌경색이라 하고 뇌혈관이 터진 것을 뇌출혈이라고 합니다. 뇌혈관이 막히거나 터지면 손상된 혈관이 뇌신경 세포에 산소와 영양분을 공급하지 못하게 됩니다. 그러면 그 부위의 뇌신경 세포가 기능을 상실하는데 그렇게 해서 생기는 병을 통틀어 뇌졸중腦卒中이라고 합니다. '뇌가 죽어가고 있는 중'이라는 뜻의 뇌졸중은 증상에 대한 용어이고 의학적인 질병 이름은 뇌혈관 질환입니다. 한의학에서는 흔히 중풍中風이라고 부르기도 하지요.

우리나라에서 뇌졸중은 단일 질병으로 사망 원인 1위를 차지하고 있습니다. 인구 1천 명 중 1년 안에 뇌졸중에 걸리는 환자는 45~54세 1.4명, 55~64세 4.1명, 65~74세 9.1명, 75~84세 15.2명, 85세 이상은 27

명에 이릅니다. 이렇게 나이가 들수록 뇌졸중에 걸릴 확률은 점점 높아집니다.

선진국에서는 뇌졸중으로 인한 사망률이 점차 줄어들고 있습니다. 하지만 노인 인구의 증가로 유병률은 좀처럼 줄어들지 않습니다. 우리나라에서는 뇌졸중의 사망률도 선진국만큼 감소하지는 않습니다. 다만 최근에 성인병에 대한 국민들의 관심이 늘고 국가 건강 검진 사업 등이 시행되고 있으니 위험 인자 조기 발견과 대처가 적극적으로 이뤄질 것을 기대할 뿐입니다.

다양한 뇌졸중 증상

뇌졸중 환자의 전형적인 사례를 하나 소개하겠습니다.

60대 남자 H씨는 평소 고혈압과 당뇨 치료를 받고 있는 환자였습니다. 그런데 어느 날 등산을 갔다가 이상 증상을 겪게 되었지요. 갑자기 어지럽더니 오른쪽 팔다리에 힘이 빠지고 말도 어둔해진 것입니다. 놀란 동반자들이 H씨를 업고 저희 병원에 찾아왔습니다.

H씨에게 병세가 처음 나타났을 때로부터 병원에 도착했을 때까지는 30~40분이 경과했습니다. 그동안 팔다리 마비도 풀렸고 말하는 것도 약간 호전된 상태였습니다. 병원에 왔을 때 혈압은 180/110mmHg, 맥박은 85회였지요. 급히 MRI검사, 뇌혈류 검사를 해보았습니다. 그 결과 동맥 경화로 경동맥이 15% 정도 좁아져 있었습니다. 하지만 예전

부터 있었던 열공성 뇌경색* 외에는 별다른 병변이 보이지 않았습니다.

검사를 하고 결과를 기다리는 동안 H씨의 증상은 90% 이상 호전되었습니다. 저는 H씨의 병명을 '일과성 뇌허혈증TIA'이라고 진단했습니다. 이 병은 고혈압이나 당뇨병이 있는 환자가 추운 곳에 있을 때 주로 생깁니다. 추위 때문에 생긴 작은 혈전이 왼쪽 뇌혈관을 일시적으로 막아 언어 중추와 운동 중추의 신경 기능을 떨어뜨린 것입니다. 그러다 혈전이 녹아 증상이 완화된 것이지요.

저는 H씨에게 뇌 혈전 예방약, 고혈압 약, 당뇨약을 처방했습니다. 그리고 경과를 계속 지켜보자고 했습니다. 물론 추운 겨울에 등산 가지 말라는 조언도 했습니다. H씨와 같은 경우 앞으로도 재발할 수 있고 그런 증상이 자주 나타나면 뇌경색으로 진행될 수 있습니다. 그러다 보면 신경 증상이 호전되지 않을 수도 있지요. H씨는 혈압과 당 조절을 더욱 엄격하게 관리해야 하는 환자입니다.

H씨의 사례에서 본 것과 같이 다음과 같은 증상이 나타나면 뇌졸중을 의심해봐야 합니다.

(1) 갑자기 머리가 아프고 어지러우며 한쪽 팔다리에 힘이 빠진다.

(2) 발음이 어눌해지고 언어 소통이 안 된다.

---

* 열공성 뇌경색 : 뇌 속의 작은 혈관에 동맥 경화가 생겨 작은 동전 모양의 뇌경색이 여러 개 생기는 병. 의식 혼미나 팔·다리 마비 증세 없이 일시적인 기억 장애, 언어 장애, 성격 장애, 운동이나 감각 이상만 나타날 수 있다.

(3) 시야의 한쪽이 침침해진다.

(4) 갑자기 어지러워 몸의 균형을 잡기 어렵다.

(5) 갑자기 혼수 상태에 빠진다.

뇌혈관이 손상된 부위의 기능이 떨어지기 때문에 어느 부위가 손상되었는가에 따라 다른 증상이 나타납니다. 하지만 위에 말한 증상들이 나타나면 빠른 시간 안에 병원에 가야 합니다. 뇌 CT나 MRI 촬영, 뇌혈관 검사 등을 통해 먼저 뇌졸중의 원인이 무엇인지를 찾아야 합니다. 즉 출혈인지 경색인지를 알아내서 그에 맞는 조치를 해야 하는 것이지요. 빠르고 적절한 치료를 해야만 뇌 손상을 최소화할 수 있고 그에 따른 후유증도 줄일 수 있습니다.

특히 혈전으로 혈관이 막힌 뇌경색인 경우 발병 후 세 시간 이내에 혈전 용해제로 막힌 부분을 뚫어주어야 합니다. 뇌경색의 경우 후유증 없이 환자를 살릴 수 있는 골든 타임은 세 시간인 셈입니다.

혈관 벽의 손상에서 시작되는 뇌졸중

뇌졸중의 직접적인 원인은 뇌혈관에 병변이 생기는 것입니다. 고혈압, 당뇨, 흡연 등으로 혈관 벽에 손상이 생기면 그곳에 염증 세포가 모이고 혈액에 흘러 다니던 지방이 쌓이게 됩니다. 그러면서 부드럽고 신축성이 있어야 할 혈관 벽이 딱딱해지고 두꺼워지는 것이지요. 이런 상태를 동맥 경화라고 합니다.

동맥 경화가 생기면 혈액의 흐름이 느려지고 혈액이 응고되어 혈전이라는 피떡이 만들어집니다. 이 피떡이 혈관 안에 엉겨붙어 뇌혈관을 막으면 해당 부위의 뇌에 산소와 영양분 공급이 안 되어 신경 세포가 죽게 됩니다. 이런 상황을 뇌경색이라고 합니다. 이는 뇌혈관의 동맥 경화뿐만 아니라 심장의 병 때문에 나타나기도 합니다. 심장 세동*이나 심장 판막증 등으로 인해 심장에서 생긴 혈전이 뇌혈관을 막는 것입니다.

혈압이 높은 사람이 뇌혈관의 동맥 경화로 혈관이 약해져 있는 상태에서 화를 내거나 흥분을 하면 혈압이 일시적으로 몹시 높아지면서 약해져 있던 혈관이 터지기도 합니다. 뇌 안에 출혈이 생기는 것이지요. 또 혈관 벽의 일부가 선천적으로 약해서 꽈리처럼 부풀어 오르는 뇌동맥류라는 병도 있습니다. 이는 대부분 터지지 않는 상태로 지나지만 가끔 꽈리 부분이 터지면 뇌 지주막**과 뇌 사이의 공간에 피가 고입니다. 이를 지주막하 출혈이라고 하지요. 드물지만 선천적 혈관 기형인 모야모야병***이나 뇌 동정맥

---

* 심장 세동 : 심장의 일부분이 빈번하게 수축하는 현상. 그 빈도가 매분 300~600회 또는 500~1000회 정도일 때를 말한다.

** 뇌 지주막 : 사람의 뇌막 중 하나. 마치 거미줄 모양과 같다고 해서 지주막 또는 거미막이라 한다. 가장 안쪽에 있는 연막과의 사이에 있는 공간이 지주막하 공간이다. 이 지주막하 공간은 비교적 넓어서 뇌에 혈액을 공급하는 대부분의 큰 혈관이 이곳을 지난다. 그래서 뇌출혈이 생기면 가장 먼저 지주막하 공간에 스며들게 된다.

*** 모야모야병 : 양쪽 뇌혈관의 일정한 부위가 내벽이 두꺼워지면서 막히는 병. 주로 일본인과 한국인에게 나타난다. 어린이에서는 뇌허혈이나 뇌경색으로, 성인에서는 뇌출혈로 발병되는 특징이 있다.

기형 등 혈관에 이상이 생길 때 뇌출혈이나 뇌경색이 나타나기도 합니다.

뇌졸중은 암이나 치매보다 원인을 찾기 쉽습니다. 원인을 찾을 수 있다면 예방도 가능하지요. 하지만 뇌졸중은 한 번 발병하면 평생을 불구로 보내야 하는 경우도 생깁니다. 병의 정도에 따라 다르지만 환자 본인은 물론 가족들에게도 큰 부담을 주는 무서운 병이 될 수도 있습니다.

뇌졸중 예방을 위해 위험 인자를 찾는다

뇌졸중의 위험 인자는 다음과 같습니다.

(1) 나이 : 나이가 많을수록 흔하게 나타납니다.

(2) 고혈압

(3) 당뇨

(4) 심장 질환

(5) 흡연

(6) 과도한 음주

(7) 고지혈증

(8) 비만

(9) 짜게 먹는 식습관

(10) 운동 및 신체 활동 부족

뇌졸중을 예방하려면 자신에게 위험 인자가 있는지 살펴보고 이를 고치려 노력해야 합니다. 그런데 그런 노력은 30~40대부터 시작해야 합니다. 뇌졸중의 원인인 뇌혈관의 병변은 10년 이상 아무 증상 없다가 어느 날 갑자기 나타나기 때문입니다.

대부분의 사람은 어디가 아프거나 특별히 불편한 곳이 없으면 건강을 등한시합니다. 바쁜 직장 생활, 반복되는 회식, 과도한 음주를 하면서 건강에 신경 쓸 틈이 없는 것이지요. 다행히 우리나라에는 국가가 주도하는 건강 검진 제도가 있습니다. 2년에 한 번씩은 고혈압, 고지혈증, 당뇨 등에 대해 기본적인 검사를 할 수 있습니다. 많은 사람이 검사는 열심히 받지만 검사 결과에 대해서는 심각하게 생각하지 않습니다. 우편으로 결과를 통보받거나 의사와 면담을 해서 "고혈압 혹은 고지혈증이 있다, 약을 먹어야 한다"라는 말을 들어도 실천하는 사람은 많지 않습니다. 당장 어디가 아프거나 불편하지 않기 때문입니다.

제가 진료한 30대 회사원 J씨의 경우에도 그랬습니다. J씨가 제게 왔을 때 혈압은 180/100mmHg이었습니다. J씨는 두통과 어지럼증을 호소했습니다. 문진을 통해 알아본 결과 J씨는 결혼 후 체중이 5kg 이상 늘었다고 했습니다. 또 2~3년 전부터 건강 검진을 하면 고혈압과 고지혈증 진단을 받았다고 합니다.

저는 그런 진단을 받고 어떻게 했느냐고 J씨에게 물었습니다. J씨는 "특별히 아픈 데도 없고 병원 갈 시간도 없어서 지금까지 그냥 지냈어요"라고 대답했습니다. 저는 이런 환자를 보면 "그럼 건강 검진은 왜 했나요?"라고 묻고 싶습니다. 아무튼 저는 J씨에게 고혈압과 고지혈증 등 뇌졸중의 위험 인자에 대해 자세히 설명해주었습니다. 또 생활 습관과 식습관을 파악하고 교정하도록 조언했지요.

환자가 자신의 병을 고치겠다는 의욕을 가지도록 동기를 안겨주고 변화가 생기도록 하는 것이 의사가 해야 할 1차적 치료법입니다. 이렇게 한 이후에 고혈압 약이나 고지혈증 약을 처방하며 주기적으로 계속 상태를 추적해야 합니다. 뇌졸중은 이런 치료 과정으로 예방할 수 있습니다. 바쁘다는 핑계로 아무 조치도 하지 않고 지내다가 갑자기 뇌졸중이 생겨 반신불수나 식물인간이 되었다고 가정해봅시다. 얼마나 끔찍한 일인가요? 이 가정이 남의 일이 아니라는 생각을 하고 젊어서부터 예방에 힘써야 합니다.

저는 J씨의 생활 습관과 식습관을 알기 위해 자세한 문진을 하고 음식 일기 쓸 것을 권했습니다. 그리고는 다음과 같이 생활 습관과 식습관을 교정하도록 조언했습니다.

(1) 금연하고 과음을 조심할 것

(2) 규칙적인 생활을 하고 걷기 등 운동할 것

(3) 명상, 복식 호흡, 취미 생활 등으로 스트레스 해소할 것

(4) 하루 세 끼 챙겨 먹고 저녁에는 과식하지 말 것

(5) 아침 식사를 충분히 할 것

(6) 점심 때 가능하면 국물 음식 덜 먹을 것. 주식인 밥 양을 줄이고 야채 반찬을 많이, 싱겁게 먹을 것

(7) 저녁은 일곱 시 이전에 가볍게 먹을 것

(8) 빵이나 과자 등 간식을 먹지 말 것

혈압 측정으로 '소리 없는 살인마'를 막자

흔히 뇌졸중은 노인들이나 걸리는 병으로 알고 있는데 이는 잘못된 생각입니다. 연령과 관계없이 높은 콜레스테롤 수치, 당뇨병, 고혈압, 스트레스, 비만 등이 우리를 뇌졸중으로 이끌어가지요.

J씨의 경우처럼 뇌졸중은 젊을 때부터 시작됩니다. 그래서 뇌졸중의 예방은 젊어서부터 시작해야 합니다. 나이가 들어서 증상이 조금씩 나타나기 시작하면 그때는 이미 예방의 단계를 넘어선 발병 상태이기 때문입니다.

뇌졸중의 가장 큰 원인은 고혈압입니다. 고혈압 환자들은 뇌경색 발생률이 높지요. 혈압은 새벽에 가장 많이 올라가는데, 혈소판도 혈압 상승에 맞춰 더 활발히 활동합니다. 혈소판은 피를 굳게 하는 작용을 돕는데, 피가 굳어져 만들어진 혈전이 혈관을 돌아다니다가 기름진 음식, 동맥경화 등 여러 이유로 좁아진 뇌혈관을 막으면 뇌경색이 되는 것입니다.

발생 시간 이야기를 자꾸 하는 이유는, 뇌졸중은 발생 후 얼마나 빨리 치료를 시작했느냐에 따라 그 경과가 크게 달라지기 때문입니다. 빨리 조치하지 못하면 사망, 반신 마비, 언어 장애 등 생명을 잃거나 심한 후유증에 시달리게 됩니다. 몇 분에서 수 시간에 한 사람의 여생이 좌우될 수 있는 것입니다.

뇌졸중의 예방이나 치료를 위해 '뇌 혈류 검사'가 도움이 됩니다. 이는 호스혈관에 물혈액이 잘 흘러들어가고 있는지 눈과 귀로 확인하는 검사입니다. 뇌에 혈액이 정상적으로 흘러들어가고 있는지 가장 쉽게 알 수 있는 검사는 도플러 초음파 검사입니다. 초음파 검사기로 검사해보면 경동맥*과 뇌동맥이 좁아진 상태를 확인할 수 있습니다. 뇌졸중의 위험 인자를 가진 사람은 주기적으로 추적 검사를 통해 혈관의 변화를 알아내야 합니다. 이는 뇌졸중을 예방하는 유용한 수단이며 아주 간단한 검사이니 비싼 MRI 검사이나 혈관 조영술을 하기 전에 한 번씩 해봐도 좋을 것입니다.

혈압을 재는 것은 몸 안의 상태를 가장 쉽게 확인할 수 있는 방법입니다. 증상이 없기 때문에 혈압이 높아져도 모르고 지내다가는 예방할 수 있는 기회를 놓칩니다. 증상이 없다가 어느 날 사고가 터지기 때문에 고혈압을 '소리 없는 살인마'라고 부르는 것입니다.

고혈압을 진단받은 적이 있는 사람은 평소 집에서 정기적으로 혈압을 재서 병원에 갈 때 의사에게 알려주는 것이 좋습니다. 병원에만 오면 혈압이 높아지는 경우도 있습니다. 불안감이 혈압을 상승시킨 것이지요. 심지어 수술 받을 환자가 당일 수술대에 눕자 갑자기 혈압이 확 높아져 수술을 못 하는 경우도 생깁니다. 의사의 흰 가운만 보면 불안해져서 혈압이 오르는 사람은 정확한 혈압 수치 정보를 알기 위해서 평소 집에서 안정된 상태로 재는 것이 좋습니다.

동맥 내부의 혈압은, 심장 근육의 수축과 이완을 통해 피를 압축하고 있는지, 폐에서 새로 나온 피로 잘 채워지고 있는지에 따라 달라집니다. 그래서 혈압은 두 가지 수치, 즉 수축기와 확장기 혈압을 측정하는 것입니다.

---

* 경동맥 : 심장으로부터 온몸에 혈액을 내보내는 대동맥에서 갈라져 나와 목을 지나 얼굴과 머리에 혈액을 보내는 동맥

최근에는 고혈압이 뇌졸중의 중대한 원인 중 하나라고 알려져 고혈압 치료를 더욱 엄격하게 하고 있습니다. 예전에는 수축기 혈압이 140mmHg 이상이면 치료를 권했지만 요즘은 130mmHg 이상이 지속되면 치료받을 것을 권하고 있습니다.

한꺼번에 몰려오는 많은 양의 피를 혈관이 제대로 통과시킬 수 없다면 압력은 높아지게 됩니다. 여기서 악순환이 생기는데, 높아진 압력은 혈관 벽을 손상시키고 여기에 염증이 만들어지고 그 염증에 혈소판과 콜레스테롤이 쌓이게 됩니다. 이로 인해 혈전이라는 피떡이 만들어지고 이들은 혈관을 따라 돌아다니다가 서로 뭉쳐서 혈관을 막기도 합니다. 혈액의 순환이 나빠지면 심장 근육, 뇌 같은 장기들이 위험에 처합니다. 동맥은 굳어져서 동맥 경화가 시작되고 신체 기관에 노화를 진행됩니다.

혈압이 올라간다는 것은 혈관, 특히 뇌와 콩팥으로 가는 혈관이 좁아진다는 신호입니다. 산소는 혈액을 통해서만 장기에 공급되므로 혈관들이 좁아지면 혈액과 산소 공급량이 부족해지고 그 결과 뇌와 콩팥이 상하게 됩니다. 이는 생명 유지와 관련 깊은 일이라 대단히 심각하게 생각해야 합니다.

혈관이 좁아지면 혈압이 올라가는 것은 자연의 이치입니다. 몸이 살려고 스스로 그렇게 작동하는 것입니다. 그런데 이런 신호를 무시하고 조치를 취하지 않는 것은 화재 경보기가 울리는데 불을 끄지 않고 경보기만 꺼버리는 경우와 같은, 어처구니없는 행동입니다.

고혈압은 가장 확실한 뇌졸중의 원인이며 그래서 확실히 치료해야 합니다. 과거에 정상 혈압이었다고 신경을 안 쓰고 자기가 고혈압이 된지도 모르는 사람도 상당히 많습니다. 하지만 방심하는 이 순간에도 '소리 없는 살인마' 고혈압은 우리를 위협하고 있습니다.

혈압은 하루에도 몇 번씩 오르내릴 수 있습니다. 시간대에 따라, 운동 상태, 몸 상태, 장소에 따라 수시로 변하지요. 그래서 같은 혈압계로 여러 날 동안, 일정한 시각에 규칙적으로 측정해서 상황을 판단해야 합니다. 대부분 잠 잘 때 가장 낮고 새벽에 가장 높습니다. 오른팔, 왼팔을 바꾸지 말고 한쪽 팔을 반복해서 측정하는 것이 좋습니다. 양쪽 팔의 수치가 다른 경우도 있기 때문입니다. 물론 양쪽 팔의 수치가 20이상 차이날 때는 동맥에 문제가 있을 수 있습니다. 하지만 일반적으로 약간의 차이가 있으므로 당황할 필요 없습니다.

유전보다는 생활 습관에 더 영향 받는 고혈압

이제부터 뇌졸중의 주범인 고혈압에 대해 좀더 자세히 알아보겠습니다. 고혈압은 유전적 소인으로 생기는 경우도 있습니다. 하지만 후천적인 생활 환경적 요인에서 더 많은 원인을 찾을 수 있습니다. 고혈압은 식습관과 생활 습관에 영향을 많이 받습니다. 하루 중에도 혈압은 계속 바뀌는데 운동 중에는 심장이 몸에 혈액을 더 빨리 공급해야 하므로 더 높아지지요. 그런데 정기적으로 운동하는 사람들이 운동을 안 하는 사람보다 혈압이 더 낮습니다. 안정된 휴식을 취하면 혈압은 낮아집니다. 아주 드물게 콩팥이나 부신이라는 작은 내분비샘에 문제가 생겨서 고혈압이 발생하기도 합니다.

흔히 고혈압은 유전이라고 합니다. 가족들이 치매, 뇌혈관 질환, 심장 혈관병 등 고혈압과 관련된 질병을 유난히 많이 가진 집안이 있지요. 가족 중에 고혈압 환자가 있으면 자신도 유전이겠거니 하는데 실제로는 유전 인자를 물려받는 사람도 있고 안 받는 사람도 있습니다. 젊은데도 고혈압이라면 유전성일 확률이 높습니다. 이 경우에는 약을 복용해야 하지요. 동물성 식품을 먹지 않았는데도 수치가 내려가지 않기 때문에 약으로 내려야 하는 것입니다. 물론 유전이 아닌데도 온 가족이 고혈압 증세를 보이는 경우가 있습니다. 이 경우 온 가족이 음식을 짜게 먹는 것이 아닌가 살펴보아야 합니다. 고혈압은 음식을 짜게 먹는 사람에게서 특히 많이 나타납니다.

고혈압은 유전보다 식습관의 영향을 더 많이 받습니다. 가족이 함께 살면서 한솥밥을 먹기 때문에 어린 자녀는 부모의 식습관을 따르게 됩니다. 부모의 식습관이 좋은지 나쁜지 판단하기도 전에 은연중에 몸에 배 자신의 식습관이 되는 것이지요. 그래서 고혈압이 있는 부모는 의식적으로 싱거운 음식 위주로 식단을 짜야 합니다. 자신의 치료에도 도움이 되고 자녀에게 고혈압을 대물림하지 않는 지름길이기 때문입니다.

고혈압 치료, 생활 습관 개선 없이는 불가능

생활 습관 개선 없이 고혈압 치료는 불가능합니다. 대부분의 고혈압은 유전적 요인뿐만 아니라 염분 · 칼로리 · 알코올의 과다, 운동 부족,

흡연, 스트레스 등 생활 습관과 관련이 깊습니다. 그래서 고혈압 치료를 할 때는 생활 습관과 식습관의 재검토가 필수 사항입니다.

다음은 고혈압을 예방하기 위해 고쳐야 할 생활 습관들입니다.

(1) 스트레스 : 스트레스를 크게 받으면 심장 박동 수가 증가해서 혈압이 올라갑니다.

(2) 흡연 : 니코틴은 혈관을 수축시키고 연기에 들어있는 일산화탄소로 인해 조직에 산소 공급이 잘 안 됩니다.

(3) 수면 부족 : 혈압이 가장 낮은 때는 자고 있을 때입니다. 수면이 충분하지 못하면 혈압이 잘 내려가지 않지요. 수면 무호흡증이 있는 사람은 더 주의해야 합니다.

(4) 급격한 온도 변화 : 몸이 급격한 온도 변화를 겪으면 혈압이 상승합니다. 겨울의 온도차, 여름 냉방에 주의하세요. 겨울에 외출할 때 모자를 써서 머리의 온도를 유지하는 것도 중요합니다.

(5) 목욕 방법 : 오랜 시간 목욕을 하거나 너무 뜨거운 물에 어깨까지 담그면 혈압이 상승할 수 있습니다. 목욕탕 안에 너무 오래 있지 말고 식후, 음주 후 바로 목욕하지 않는 것이 좋습니다. 탈의실의 온도 변화에도 주의해야 합니다.

(6) 동작 : 힘을 쓰면 혈압이 올라가고 급하게 일어서면 혈압이 떨어집니다. 몸에 차가운 자극이 닿거나 큰 소리로 화내는 등 급격한 감정 변화를 피하는 것이 좋습니다.

생활 습관의 개선은 약물 치료법에 비해 효과가 나타날 때까지 시간이 걸리지요. 바로 효과가 나타나지 않는다고 포기해서는 안 됩니다. 중단하지 말고 꾸준히 개선을 위해 노력해야 합니다.

약을 먹을 때도 마찬가지입니다. 혈압 약을 먹고 난 후 두통이 사라지고 컨디션이 좋아졌다며 마음대로 약을 중단하는 사람이 있습니다. 또 집에 있는 혈압계로 혈압을 쟀더니 수치가 내려갔다며 약을 중단하기도 하지요. 그런데 이러한 자가 판단은 매우 위험합니다. 약을 복용하지 않으면 혈압이 갑자기 올라가서 혈관에 무리를 주고 혈관이 파열되어 더 위험한 상황에 처할 수도 있기 때문입니다.

상태가 호전되더라도 일단은 지시받은 대로 혈압 약을 복용을 해야 합니다. 혈압이 내려가 안정적으로 정상을 유지한다면 의사에게 자신의 상태를 알려서 약 처방을 바꿀 수 있습니다. 이때는 왜 혈압이 내려갔는지를 고려해야 하지요. 체중을 줄였다든가 운동을 꾸준히 하고 있다든가 이전과 다른 음식을 먹는다든가 등의 변화된 생활이 있다면 의사에게 알리는 것이 좋습니다. 그러면 의사는 환자의 모든 상황을 고려해 그에 맞는 약을 처방하게 됩니다.

뇌졸중으로 쓰러졌는데도 민간 요법을 실시하다가 때를 놓치고 심각한 후유증으로 고생하는 환자도 많습니다. 주변에 위험 요소를 가진 사람이 있다면 주의 깊게 살펴보고, 증상이 나타나면 지체 없이 병원으로 데리고 가야 합니다.

병원으로 달려올 때 환자의 입에 우황청심환을 물려 오는 경우가 많습니다. 그러나 이는 절대 하지 말아야 하는 일이지요. 환자가 의식이 없는 경우 우황청심환이 환자의 기도를 막을 우려가 있습니다. 자칫 잘못하면 뇌졸중이 아니라 질식으로 목숨을 잃을 수도 있습니다. 또 우황청심환이 폐로 흘러들어 폐렴이 될 수도 있습니다. 환자가 병원에 올 때까지 중요한 처치 중 하나는 기도氣道를 확보하는 것임을 잊어서는 안 됩니다.

최근 저희 병원에 고혈압, 당뇨병, 동맥 경화, 고지혈증, 심장병 등 뇌졸중 위험 인자를 가진 부모님을 모시고 와서 뇌졸중 예방 종합 검진을 받게 하는 자녀가 많습니다. 일단 뇌졸중이 발병하면 부모뿐만 아니라 자녀들의 삶에도 큰 영향을 미치기 때문에 이는 매우 바람직한 현상이라고 봅니다.

---

* 뇌졸중 증상

(1) 갑자기 머리가 아프고 어지러우며 한쪽 팔다리에 힘이 빠진다.

(2) 발음이 어눌해지고 언어 소통이 안 된다.

(3) 시야의 한쪽이 침침해진다.

(4) 갑자기 어지러워 몸의 균형을 잡기 어렵다.

(5) 갑자기 혼수 상태에 빠진다.

---

* 눈여겨봐야 할 뇌졸중 위험 인자

고령 / 고혈압 / 당뇨 / 심장 질환 / 흡연 / 과도한 음주 / 고지혈증 / 비만 / 짜게 먹는 식습관 / 운동 및 신체 활동 부족

무엇을 먹고
살 것인가?

01

우리 몸에
꼭 필요한 영양소

우리 몸은 60조 개의 세포로 구성되어 있습니다.
그 세포들은 수명을 다하면 조금씩 교체되지요.
새롭게 만들어지는 세포의 재료는 우리가 날마다 먹는 음식과 물입니다.
따라서 식사의 질이 우리의 건강을 좌우합니다.
그럼 우리 몸에 꼭 필요한 영양소는 어떤 것들일까요?

(1) 탄수화물

한국인이 주로 먹는 음식에 들어 있는 영양소 비율을 보면 탄수화물 65%, 단백질 15%, 지방이 20% 정도입니다. 그만큼 탄수화물은 한국인이 가장 많이 섭취하는, 우리 몸에 중요한 영양소입니다. 탄수화물은 우리 몸에 포도당의 형태로 흡수됩니다.

포도당은 우리가 움직이고 생활하는 데 필요한 에너지원ATP을 만드는 원료로 쓰입니다. 특히 뇌와 적혈구는 포도당만을 에너지원으로 쓰

· 탄수화물의 소화과정 ·

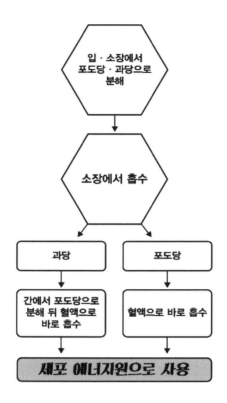

기 때문에 포도당이 지속적으로 공급되지 않으면 우리의 생명 활동은 큰 위험에 빠지게 되지요.

탄수화물은 단백질이나 지방보다 소화가 잘 되어 소화 기관에 부담을 주지 않습니다. 또 지방에 비해 열량이 반 밖에 되지 않아 지방과 똑같은 양의 탄수화물을 먹어도 살찔 염려가 상대적으로 적습니다.

그런데 우리 몸 안에 탄수화물 성분이 많다고 무조건 좋은 것은 아닙니다. 모든 것이 적당해야 하겠지요. 건강을 유지하려면 혈액 중 포도당 양혈당량을 일정하게 조절해야 합니다. 췌장에서 분비되는 인슐린이 이 역할을 하는데 이 조절이 잘 안 되는 병을 당뇨병이라고 합니다.

무엇이 좋은 탄수화물인가?

탄수화물은 여러 개의 포도당이 합쳐져 만들어진 것입니다. 음식이 입으로 들어오면 치아의 씹는 작업을 통해 잘게 부서지고 침 속에 있는 소화 효소 아밀라제와 섞입니다. 이때 이미 포도당 덩어리인 탄수화물이 포도당으로 분해되기 시작하지요. 이렇게 분해된 포도당은 위장으로 내려가 흡수되는데 좋은 탄수화물은 천천히 흡수되어 혈당을 서서히 올립니다. 혈당 조절이 일정하게 되어야 인슐린을 분비하는 췌장에 부담을 주지 않고 대사 또한 원활하게 이뤄집니다. 이런 좋은 탄수화물은 포도당 분자가 세 개 이상 결합되어 있기 때문에 복합당이라고 합니

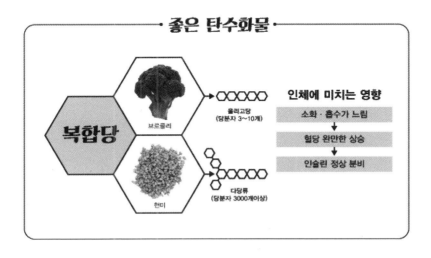

다. 대표적인 식품으로는 현미, 통밀, 보리, 채소 등을 들 수 있습니다.

반대로 포도당 분자가 세 개 미만으로 결합되어 쉽게 분해되는 포도당을 단순당이라고 합니다. 단순당은 흡수도 빨리되어 혈당을 롤러코스트처럼 급속하게 올립니다. 이때 인슐린이 과도하게 분비되고 우리 몸은 곧바로 저혈당 상태가 되어 계속 단 음식을 찾게 됩니다. 이런 일들이 되풀이되면 인슐린 분비 조절 기능에 이상이 생깁니다. 결국 대사 장애가 생겨 당뇨병과 같은 만성 질환을 일으키게 되는 것이지요. 단순당으로 이루어진 식품으로는 백미, 정제된 밀가루로 만든 빵, 설탕, 시럽, 탄산 음료, 과자 등을 들 수 있습니다.

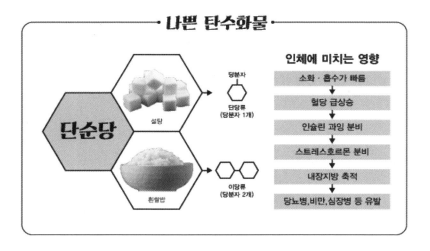

각각의 식품들이 우리 몸의 혈당을 얼마나 높이는지를 나타내는 지표를 '당 지수'라고 합니다. 탄수화물 50g을 함유한 흰 빵을 먹었을 때 혈당이 높아지는 정도를 100이라 하고 탄수화물을 함유한 다른 음식

식품의 당 지수					
GI가 높은 식품 70		GI가 보통인 식품 55~69		GI가 낮은 식품 55	
바게트(93)	쌀밥(92)	카스텔라(69)	보리밥(66)	고구마(55)	바나나(52)
식빵(91)	도넛(86)	파인애플(66)	파스타(65)	포도(46)	양배추(26)
떡(85)	감자(85)	호밀빵(64)	아이스크림(63)	사과(36)	귤(33)
우동(85)	찹쌀(80)	치즈피자(60)	패스츄리(59)	토마토(30)	버섯(29)
라면(73)	팝콘(72)	머핀(59)	감자칩(60)	우유(25)	미역(16)

50g을 먹었을 때 혈당이 얼마나 올라가는가를 수치화한 것이 당 지수입니다. 쉽게 말하면, 당 지수가 높을수록 그 음식은 우리 몸의 혈당을 빨리 높인다는 뜻입니다. 그러므로 건강을 위한다면 당 지수가 낮은 식품을 골라 먹어야 합니다.

탄수화물을 많이 섭취하면 어떤 일이 일어날까?

탄수화물은 포도당으로 우리 몸에 흡수되어 인슐린을 통해 세포로 보내집니다. 그래서 우리 몸의 에너지원으로 사용되는 것이지요. 그런데 단순당이 주로 들어 있는 가공 식품이나 설탕을 많이 먹으면 혈당을 떨어뜨리려고 췌장에서 인슐린이 계속 분비됩니다.

인슐린은 택배 트럭에 비유할 수 있습니다. 물건을 배송하려는데 택배 시스템에 문제가 생기면 배송지에 물건을 제대로 배달할 수 없겠지요. 몸속 택배 시스템의 문제 상황은 인슐린에 대한 세포의 예민도가 감소하는 것입니다. 인슐린이라는 택배 트럭이 포도당이라는 물건을 실어 세포라는 배송지로 보내는데 배송지에서 포도당을 제대로 받아들이지 못하는 상황이 생깁니다. 그런데도 주문은 계속되고 쇼핑몰에서는 계속 출고를 하니 시내에는 배송지를 못 찾은 택배 트럭이 잔뜩 돌아다니게 되겠지요. 결국 쇼핑몰을 믿을 수 없는 고객은 배송 트럭이 오는 것을 거부하게 됩니다.

포도당을 세포로 이동시키기 위해 혈중에 인슐린 농도는 계속 증가합니다. 그래도 제대로 이동이 안 되어 체내에 인슐린 저항성이 생깁니다. 그러면 대사 장애로 산화 스트레스가 증가하고 혈당과 혈관 내막을 조성하는 단백질과 결합이 촉진되어 혈관의 신축성을 떨어뜨립니다. 결국 혈액 순환의 장애가 생겨서 망막 변성*, 신부전**, 말초 신경 손상 등의 합병증이 발생합니다.

또 탄수화물의 과다 섭취로 세포에서 쓰고 남은 포도당은 간이나 내장에 중성 지방의 상태로 보관됩니다. 우리가 음식물을 먹지 못해 생길 수도 있는 위기에 대비하여 간이 포도당을 쌓아놓는 것이지요. 그런데 간이나 내장에 중성 지방이 많이 쌓이면 고지혈증이 됩니다. 중성 지방 때문에 혈관에 찌꺼기가 끼어 동맥경화증이 될 수도 있고 내장 비만으로 염증성 변화가 나타날 수도 있습니다. 그러면 역시 산화 스트레스가

---

* 망막 변성 : 안구를 덮고 있는 신경 조직인 망막이 정상적인 상태를 유지하지 못하고 변성·손상되는 안과 질환. 실명으로 이어질 위험이 있어서 주의를 요하는 병이다.
** 신부전 : 신장이, 혈액에서 노폐물을 제거하고 몸 안의 수분량과 전해질 농도를 적절하게 유지하는 기능을 상실한 상태. 신장에서 만들어지는 소변량이 점차 감소하여 완전히 만들어지지 않게 되기도 한다.

증가되어 세포가 손상되는 것입니다.

탄수화물 과다 섭취의 폐해가 더 있습니다. 장내 세균총 중 곰팡이에게 먹이를 제공하는 것이지요. 장내 곰팡이가 가장 좋아하는 먹이는 단음식입니다. 그래서 단 음식을 많이 먹으면 곰팡이가 왕성하게 번식하는 환경이 마련됩니다. 그러면 장내 세균총의 균형이 깨지고 곰팡이에서 내뿜는 내독소가 우리 몸에 다시 들어오게 됩니다. 이를 제거하기 위해 면역계 및 간에 부담이 생기고 거기에 많은 에너지를 써야 하니 우리 몸은 쉽게 피로해지는 것입니다. 또 남은 내독소가 온몸을 돌아다니면서 다양한 증상을 만들기도 합니다. 머리가 멍해지거나 손발이 저리거나 근육통, 피부 발진 등이 일어날 수도 있습니다.

나쁜 탄수화물의 대표, 백미 밥과 설탕

한국인의 주식은 밥입니다. 우리는 주로 어떤 밥을 먹고 있나요? 거의 모든 식당에서는 백미로 지은 밥을 내놓습니다. 백미는 식감이 좋고 부드러우며 달고 맛있습니다. 그래서 많은 한국인이 백미 밥을 먹고 있지요. 하지만 백미와 현미는 같은 탄수화물이라도 우리 몸속에서 흡수되어 건강에 미치는 영양적인 면에서는 엄청난 차이가 나타납니다.

현미는 도정하지 않은, 즉 깎아내지 않은 쌀입니다. 그래서 쌀눈, 속껍질이 보존되어 있고 그 안에 비타민, 무기질, 식이섬유, 단백질 등 영양분도 들어 있습니다. 하지만 백미는 열 번 정도 도정 과정을 거친 쌀입니다. 쌀눈과 속껍질과 함께 영양분도 깎여나가 거의 탄수화물만 남아 있습니다. 그래서 백미를 먹는 것은 가공 식품을 먹는 것이나 다름

없다고 볼 수 있습니다.

현미는 식감이 거칠어 처음에는 먹기에 조금 불편합니다. 하지만 습관이 되면 먹을 만합니다. 부드러운 현미를 먹으려면 발아 현미를 만들어 먹으면 됩니다. 발아 현미는 부드러울 뿐 아니라 발아싹에 가바GABA라는 신경 전달 물질이 들어 있어 건강에도 도움이 됩니다. 현미를 발아시켜 팔기도 하지만 집에서도 만들 수 있습니다. 현미를 따뜻한 물에 48~72시간 담가 천을 덮어두고 중간에 한두 번 물을 갈아주면 싹이 나옵니다.

영양의 균형적 섭취를 위해 현미에 콩을 섞어 먹도록 추천합니다. 현미에는 단백질의 구성 요소인 필수 아미노산 중 리신이라는 성분이 부족합니다. 하지만 리신은 콩에 풍부하게 들어 있고 반면 콩에 부족한 트레오닌이라는 필수 아미노산* 성분은 현미에 풍부하지요. 그래서 현미 콩밥을 먹으면 탄수화물과 단백질을 균형 있게 섭취할 수 있습니다.

설탕도 가능하면 덜 먹는 것이 좋습니다. 설탕은 단순당의 대표 주자입니다. 설탕은 비타민이나 미네랄 등 영양소의 흡수를 방해합니다. 또 소변을 통해 칼슘이 빠져나가게 해 골다공증을 유발합니다.

세계보건기구에서도 하루 성인이 섭취할 설탕량을 50g에서 25g으로 줄일 예정입니다. 각설탕 한 개가 4g이니 여섯 개 이상은 먹지 말라

---

* 필수 아미노산 : 몸 안에서 합성되지 않아서 반드시 음식물 등으로 섭취해야 하는 아미노산. 아미노산은 단백질을 구성하는 작은 화학 물질이다. 우리 몸 조직은 20여 가지의 아미노산으로 구성되어 있다. 그중 리신, 메티오닌, 트립토판, 발린, 트레오닌, 류신, 이소류신, 페닐알라닌은 필수 아미노산이다.

는 얘기입니다.

　가공 식품도 단순당 섭취의 주범입니다. 가공할수록 중요한 비타민, 미네랄이 소실되고 단순당과 칼로리만 남습니다. 조리할 때 설탕을 덜 넣는 것도 중요하지만 가공 식품에 익숙해진 입맛을 바꿀 필요가 있습니다. 자연 그대로의, 담백한 재료 자체의 맛을 느낄 수 있도록 노력해 봅시다.

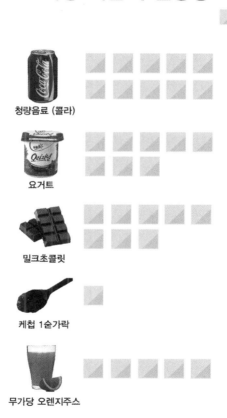

가공 식품의 설탕량

= 4gm

청량음료 (콜라)

요거트

밀크초콜릿

케첩 1숟가락

무가당 오렌지주스

(2) 단백질

단백질은 탄수화물 못지않게 우리 몸에 중요한 영양소입니다. 우리 몸의 조직을 구성하는 기본적인 물질이지요. 단백질은 신체 조직의 구성은 물론 근육을 발달시키고 여러 기관을 보수하는 데도 사용됩니다. 따라서 성장기에는 단백질을 충분히 섭취해야 합니다. 또 단백질은 몸 안의 면역 시스템을 이루는 주성분이며 에너지원으로도 쓰입니다.

이렇게 중요한 단백질도 필요 이상으로 많이 섭취하면 우리 몸에 해가 됩니다. 예전에는 귀한 손님이 오면 상다리가 부러지도록 음식을 많이 차려냈습니다. 그 중 고기 반찬이 많아야 융숭한 대접을 받은 것으로 여겼지요. 그 시대에는 육류를 먹기 어려워 단백질 부족으로 인한 질병이 생겼지만 요즘은 오히려 단백질 과다 섭취로 문제가 생기곤 합니다. 단백질이 중요한 역할을 한다고 하지만 우리가 섭취하는 총칼로리 가운데 15% 정도만 먹어도 충분합니다. 이상적인 하루 단백질 섭취량은 체중 1kg당 1g 정도입니다. 단백질을 너무 많이 섭취하면 신장에 부담을 줍니다. 또 고기를 먹는 경우 단백질과 함께 지방도 섭취하여 고지혈증이나 비만으로 이어지게 됩니다.

고기보다 더 좋은 단백질도 많다

우리는 가끔 "고기 먹으러 가자"라는 말을 "단백질 보충하러 가자"라는 말로 대신하곤 합니다. 그만큼 단백질은 고기를 먹음으로써 섭취가 가능하다는 믿음을 가지고 있는 것입니다. 하지만 고기는 별로 좋은 단백질이 아니지요. 이제부터라도 단백질은 고기로 보충한다는 편견을 접고 더 좋은 단백질이 무엇인가 따져보아야 하겠습니다.

단백질은 동물성 단백질과 식물성 단백질로 나눌 수 있습니다. 소고기, 돼지고기, 우유, 생선, 달걀 등이 동물성 단백질이고 콩, 잡곡, 쌀, 해조류에 식물성 단백질이 들어 있습니다. 두 종류 다 우리 몸에 들어오면 위장에서 위산에 의해 풀어지고 십이지장에서 소화 효소에 의해 분해되어 아미노산 형태로 흡수됩니다. 그래서 두 종류의 영양학적 차이는 없습니다.

그런데 육류를 먹으면 육류에 들어 있는 지방도 함께 먹게 된다는 단점이 있습니다. 또 사육 과정에 동물이 섭취한 농약, 항생제, 환경 호르몬 등이 동물의 지방에 축적되어 있기 때문에 고기를 먹으면 그 유해 물질도 우리 몸에 들어올 위험성이 있습니다. 게다가 고기를 구워먹는다면 탔을 경우 생기는 벤조피렌이라는 발암 물질도 먹게 됩니다.

같은 무게의 육류와 비교했을 때 콩에도 충분한 단백질이 들어 있습니다. 또 앞의 여러 가지 이유를 생각해봤을 때 동물성 단백질보다는 식물성 단백질을 먹는 것이 건강에 도움이 됩니다. 단백질 섭취량 중 85%를 식물성 단백질로 보충하는 것이 바람직합니다.

식물성 단백질 중에서도 콩은 칼로리는 적으면서 단백질을 풍부하게 함유하고 있습니다. 또 채소나 과일 같이 비타민, 미네랄, 파히토케미컬, 식이섬유가 풍부합니다. 칼륨이 풍부하며 지방, 콜레스테롤, 나트륨은 적게 들어 있고 항생제나 환경 호르몬에 노출되어 있지도 않습니다. 콩에는 특히 이소플라본이라는 파히토케미컬이 들어 있지요. 이는 여성 호르몬인 에스트로겐과 구조가 비슷하지만 에스트로겐의 해로운 작용을 막아줍니다. 그래서 콩은 폐경기 여성에게 특히 좋은 식품입니다.

요즘 콩이 대표적인 유전자 조작 식품GMO이라는 얘기 때문에 콩 요리를 피하는 사람도 있습니다. 그런데 유전자 조작 식품이 인간의 건강에 어떤 영향을 미치는지에 대해서는 아직 밝혀진 바가 없습니다. 사람들이 그냥 막연한 두려움을 갖고 있는 것입니다. 우리나라의 경우 식품에 'GMO'표시하는 것이 의무 사항이 아닙니다. 그래서 GMO 콩을 사용한 식품인지 아닌지 확인할 길이 없습니다. GMO 콩을 피하고 싶다면 수입산이 아닌 우리나라에서 생산된 콩을 먹으면 됩니다.

콩과 소고기의 영양 성분 비교

(식품의 먹을 수 있는 부분 100g 당)

	에너지(kcal)	수분(g)	단백질(g)	지방(g)	탄수화물(g)
노란콩 삶은 것	182	61.7	7.7	7.7	11.2
소고기 안심 구운 것	267	56	17.1	17.1	0

출처 : 농촌진흥청 국가표준식품성분표 제8개정판 2011

생선도 육류보다 더 좋은 단백질 공급원입니다. 생선은 소나 돼지, 닭이나 오리보다 체온이 낮지요. 그래서 이들의 기름은 우리 몸에 흡수되었을 때 굳지 않아서 해를 끼치지 않습니다.

우유는 과연 완전 식품일까?

어떤 음식을 먹어야 건강해질 것인가의 문제 못지않게 중요한 것이 있습니다. 그것은 어떤 음식을 잘 소화할 수 있고 그 음식이 자신에게 어떤 영향을 미칠 것인가의 문제입니다. 우유는 논란이 되는 식품의 대표적인 예입니다.

우유는 단백질과 칼슘 등 영양소가 풍부한 식품입니다. 영아기의 성장을 돕는 음식인 만큼 우리는 우유의 가치에 대해 의심하지 않지요. 우유에 들어 있는 유당은 장내 유당 분해 효소에 의해 분해됩니다. 그런데 이 효소의 활동은 보통 영아기에 활발하다가 이 시기가 지나면 차츰 줄어듭니다. 그러니 우유의 유당을 분해하지 못하는 유당불내성은 병이 아닙니다. 나이가 들면서 생기는 자연스러운 변화일 뿐입니다. 아시아인의 75~90%가 유당을 분해 못하는 유당불내성을 나타냅니다.

유당을 분해하지 못하니 유당은 소화되지 못한 채 장으로 내려갑니다. 장에서 유당은 장내 유해 세균의 먹이로 쓰이고 장내 유해 세균이 유당을 소화하면서 가스를 만들어내지요. 그로 인해 우유를 먹은 후 배에 가스가 차고 설사를 하게 됩니다.

유당불내성이 있는 사람도 우유를 조금만 마시면 별다른 증상을 보이지 않습니다. 그래서 자신에게 유당불내성이 있는지 모를 수도 있습니다. 그런데 소화되지 못한 유당이 계속 장내 세균의 먹이로 제공되면 장내 세균총의 불균형을 초래합니다. 그 때문에 장 안에 미세한 염증이 생깁니다. 또 우유 단백질에 의한 알레르기도 자주 일어나지요. 그러니 우유를 지속적으로 먹어 속이 불편하다면 안 먹는 것이 좋습니다. 이로움보다 해로움이 더 많기 때문입니다.

(3) 지방

지방은 우리 몸의 구성 성분 중 15~20%를 차지합니다. 우리 몸의 에너지를 효율적으로 저장하며 세포막을 구성하는 성분입니다. 또 비타민 A · D · E · K 같은 지용성 비타민을 운반하는 역할도 합니다. 지방은 여러 가지 중요한 호르몬의 원료이면서 면역 기능을 조절하기도 하지요. 지방은 그래서 반드시 필수적으로 섭취해야 하는 중요한 영양분입니다. 지방이 몸에 해롭다고 무턱대고 안 먹어서는 안 됩니다. 몸에 좋은 지방을 골라서 오히려 적극적으로 먹어야 합니다.

지방 가운데 몸 안에서 합성할 수 없어 반드시 음식물을 통해서만 공급받아야 하는 지방을 필수 지방산이라 합니다. 필수 지방산으로는 레놀렌산_{오메가6 지방산}, 알파레놀렌산_{오메가3 지방산}, 올레산, 아라키돈산, EPA, DHA 등이 있습니다. 이런 필수 지방산은 견과류, 콩류, 생선류, 육류에 많이 포함되어 있습니다.

우리가 먹는 지방은 무슨 지방이든 각자 몸의 지방이 됩니다. 탄수화물이나 단백질은 포도당이나 아미노산으로 바뀌지만 지방은 그 성질이 변하지 않습니다. 분해되거나 재합성되지 않고 소화관에서 혈액으로 직접 들어가 몸에 그대로 쌓이거나 세포막이 됩니다. 그러므로 단백질이나 탄수화물과는 소화의 개념이 다릅니다.

지방은 몸 안에서 효율적인 에너지 저장고 역할을 합니다. 견과류나 식물의 씨앗이 지방을 저장하는 것과 같이 인간도 굶었을 때를 대비하여 연료로 지방을 저장합니다. 지방은 탄수화물의 두 배인 1g당 9kcal의

열량을 만들어내므로 유용한 저장 수단입니다.

또 필수 지방산인 레놀렌산과 알파레놀렌산은 프로스타노이드 호르몬을 만드는 재료입니다. 이 호르몬은 세포와 세포 사이의 주된 대화 수단이며 우리 몸의 거의 모든 세포에서 단거리 정보 전달을 하는 중요한 호르몬이지요. 이 호르몬을 생산하는 전담 기관은 따로 없고 거의 모든 세포에서 만들어집니다.

우리 몸의 세포막은 지방산으로 이뤄져 있는데 세포막이 원활한 기능을 하기 위해서는 세포막에 탄력이 있어야 합니다. 세포막을 말랑말랑하게 하는 소재는 몸에서 만들 수 없고 섭취로만 얻을 수 있는 필수 지방산인 레놀렌산과 알파레놀렌산입니다.

기름은 골라 먹어야 한다는데 먹지 말아야 하는 기름은 어떤 것이고 반드시 먹어야 하는 기름은 어떤 것일까요? 이 문제를 단순하게 구별하는 방법이 있습니다. 상온에서 굳는 기름은 피하고 액체 상태인 기름은 먹어도 되는 것입니다. 소, 돼지, 닭, 오리 등은 체온이 38~41°C로 사람보다 높습니다. 그래서 그 동물들의 기름은 상온에 놓아두면 굳듯이 우리 몸에 들어오면 혈액을 끈적이게 만들고 혈관에 들러붙기 쉽습니다. 그런데 생선은 인체보다 체온이 낮아 기름이 우리 몸 안에서 굳지 않지요. 그래서 먹어도 혈관 건강에 해를 끼치지 않는 것입니다.

동물성 기름보다 식물성 기름이 낫지만 각각 여러 종류가 있으니 어느 한쪽으로 치우쳐 편식하는 것보다 균형을 이루도록 하는 것이 중요합니다. 이제부터 먹지 말아야 할 기름, 덜 먹어야 할 기름, 잘 먹어야 할 기름에 대해 알아보겠습니다.

먹지 말아야 할 나쁜 기름 – 트랜스 지방

콩기름 같은 식물성 기름은 빛과 열에 의해 산패*하여 손상되기 쉽습니다. 그래서 식물성 기름에 수소 처리를 하여 빛과 열에 반응하지 않도록 고체 상태로 가공하기도 합니다. 이렇게 가공한 기름이 트랜스 지방이지요. 트랜스 지방은 운반과 저장이 쉽고 여러 가지 식품을 만드는 데 유용하여 공장이나 외식업체 등에서 식품을 제조하는 데 많이 쓰입니다.

트랜스 지방은 마가린, 쇼트닝, 튀김 기름으로, 빵, 케이크, 쿠키, 팝콘, 도넛, 감자 튀김, 스낵류 등 패스트푸드에 많이 들어 있습니다. 고소하고 바삭바삭한 맛이 난다면 트랜스 지방으로 만든 것이라 보면 됩니다.

트랜스 지방은 원래 우리 몸에 없던 이물질입니다. 그래서 우리 몸에 들어오면 염증을 일으키는 대표적 식품이지요. 트랜스 지방을 먹으면 혈중 콜레스테롤 수치가 올라가는데 특히 나쁜 콜레스테롤LDL을 높이고 좋은 콜레스테롤HDL을 떨어뜨립니다. 그래서 혈관으로 나쁜 콜레스테롤이 떠다니게 되어 혈관이 쉽게 산화하고 그 콜레스테롤이 혈관에 쌓여 막히게 됩니다.

또 트랜스 지방이 세포막을 구성하면 세포막이 뻣뻣해져서 제 기능

---

* 산패 : 기름 등을 공기 중에 오랜 시간 두었거나 고온으로 가열했을 때 성분에 변화가 생기는 현상. 맛과 색깔이 변하고 좋지 않은 냄새가 발생한다. 식품의 경우, 산패는 영양소를 파괴하며 암 유발 인자를 만들어내기도 하므로 산패한 식품은 피하는 것이 좋다. 산패를 방지하려면 기름 등을 서늘하고 그늘진 곳에 보관하며 한번 가열하였던 기름은 다시 사용하지 말아야 한다.

을 하지 못합니다. 그러면 인슐린 저항성이 증가하고 다시 당뇨와 비만 등의 원인이 되어 여기 저기 만성 질환을 일으키게 됩니다.

좋은 음식을 찾아 먹는 것보다 나쁜 음식을 피하는 것이 우선되어야 합니다. 가공 식품이나 팝콘, 냉동 피자, 냉동 감자 등 반 조리 음식, 바삭하고 고소한 빵, 쿠키 등을 덜 먹는 것이 좋은 지방을 골라 먹는 것보다 훨씬 더 중요합니다.

덜 먹어야 할 기름 – 포화지방

포화지방은 주로 동물성 기름으로 상온에서는 고체 상태입니다. 우리가 육류를 먹을 때 같이 먹게 되지요. 너무 많이 먹으면 혈관 안에 찌꺼기가 끼어 혈관이 좁아지거나 막혀 고혈압, 중풍, 뇌졸중 등 각종 만성 질환의 원인이 됩니다.

포화지방은 우리 몸에서 트랜스 지방과 같이 콜레스테롤 수치를 올리는데 기여하지요. 좋은 콜레스테롤도 올려주지만 나쁜 콜레스테롤 수치도 함께 올립니다. 또 쓰고 남은 지방은 내장에 쌓아 비만의 원인이 됩니다. 이런 일들로 인해 염증성 변화가 나타나고 산화 스트레스가 증가하여 세포를 손상시킵니다. 이렇게 만성 질환의 원인도 되는 것이지요.

지방을 많이 먹으면 이를 소화하고 분해하기 위해 담즙과 분해 효소 리파아제가 필요한데 과다하게 분비된 담즙은 대장암을 일으키기도 합니다. 그래서 고기를 먹는다면 살코기를 삶아 수육으로 먹는 것이 좋습니다. 지방을 물에 어느 정도 녹여낼 수 있기 때문입니다. 맛있는 소고기로 분류되는 마블링이 멋진 고기도 주의해야 합니다. 그 마블링이 바로 지방이기 때문입니다.

닭이나 오리고기는 껍질을 벗기고 먹는 것이 좋습니다. 이들의 지방은 껍질 밑에 많이 모여 있기 때문입니다. 오리 기름은 좋은 기름이니 먹어도 괜찮다는 말도 있습니다. 하지만 이는 잘못된 정보입니다. 물론 오리는 몸에 좋은 불포화지방을 함유하고 있긴 합니다. 그러나 포화지방을 더 많이 가지고 있습니다. 그래서 기름을 제거하고 먹는 것이 좋습니다.

잘 먹어야 하는 기름 – 불포화지방

불포화지방산은 액체이며 식물성 기름과 생선 기름에 많이 들어 있습니다. 불포화지방산은 다시 단일 불포화지방산과 다중 불포화지방산으로 나눌 수 있습니다. 단일 불포화지방산의 대표적 식품은 올리브유와 카놀라유입니다. 이 기름들은 나쁜 콜레스테롤 수치를 떨어뜨려 전체 콜레스테롤 수치를 낮춰줍니다. 중성 지방도 낮추고 항산화 작용, 혈압을 낮추는 작용도 하니 우리가 꼭 챙겨 먹어야 하는 기름입니다.

올리브유는 발화점이 낮아 샐러드 드레싱이나 나물을 무칠 때 등 익히지 않는 음식 조리에 쓰는 것이 좋습니다. 발화점이 높은 카놀라유나 포도씨유는 튀김용으로 적당합니다. 다중 불포화지방산에 비해서 산패가 덜 되므로 보관하기 편합니다.

다중 불포화지방은 우리 몸 안에서 만들지 못하는 필수 지방산입니다. 즉 우리가 음식 등으로 섭취해줘야 하는 기름인 것입니다. 다중 불포화지방으로는 오메가6와 오메가3가 대표적인데 이들은 상호 보완적 기능을 하기 때문에 균형 있게 섭취해야 합니다.

오메가6 지방은 대개 식물의 씨앗을 짜서 만든 기름입니다. 오메가6는 우리 몸 안에서 콜레스테롤을 낮추며 외부에서 들어온 병원균을 공격하고 그 시체를 처리하기 위해 염증을 일으키기도 합니다. 오메가6는 콩기름, 참기름, 옥수수 기름, 해바라기씨유, 대두 등에 많이 들어 있습니다. 그런데 식용유 등 기름으로 섭취할 때 산패의 우려가 있으니 가능하면 호두, 잣, 땅콩 등 견과류로 먹는 것이 좋습니다.

오메가3 지방산은 식물의 엽록체의 세포막 표면에 분포되어 있습니다. 그래서 광합성에 필요한 태양빛을 흡수하는 중요한 기능을 합니다. 따라서 식물의 잎이 광합성을 하는 모든 푸른 잎 식물은 오메가3를 합성합니다. 특히 오메가3가 많이 들어 있는 식품으로는 들깨를 들 수 있습니다. 또 멸치나 꽁치, 정어리 등 등 푸른 생선이 바닷속 녹색 식물을 섭취하여 오메가3를 만듭니다. 그래서 등 푸른 생선에 오메가3 지방산의 대사체인 EPA, DHA가 많이 함유되어 있습니다.

오메가3는 우리 몸 안에서 중성 지방을 감소시키고 염증을 완화하는 작용을 합니다. 또 좋은 콜레스테롤을 증가시켜 심장 혈관 질환의 위험을 줄여주고 뇌의 신경 세포에도 필요한, 매우 유용한 성분입니다.

앞에서 오메가6와 오메가3의 섭취 비율이 중요하다고 했는데 오메가 6:오메가3는 2~4:1 정도가 되는 것이 바람직합니다. 일상적으로 오메가3보다 오메가6가 들어 있는 음식을 더 많이 먹게 됩니다. 그러다가 오메가6가 더 많아지고 두 물질의 균형이 깨지면 염증이 생기고 각종 만성 질환의 원인이 됩니다. 그러니 가능하면 식용유의 섭취를 줄이고 생선이나 들깨를 많이 먹는 것이 좋습니다.

상상 이상의 중요한 역할을 하는 비타민 D

앞에 이야기한 3대 영양소 외에도 비타민, 미네랄 등 우리 몸에 없어
서는 안 될 영양소는 몇 가지가 더 있습니다. 그러나 여기서는 다른 영
양소에 대한 설명은 생략하고 특히 섭취에 소홀해지기 쉬운, 그러나 그
어떤 영양소보다 중요한 비타민 D에 대해서만 소개하겠습니다.

우리에게 건강과 행복을 주는 햇빛은 음식이나 주거, 수분과 산소만
큼 꼭 필요한 요소입니다. 햇빛은 우리 몸이 비타민 D를 생산하도록 하
는 연료입니다. 물론 오래 전부터, 햇빛이 인체가 칼슘을 흡수하도록 촉
진하여 뼈를 튼튼하게 한다는 이야기가 전해져 왔습니다. 그런데 최근
에서야 비타민 D가 인체의 복잡한 체계 속에서 세포 건강을 유지하는
데 얼마나 광범위한 역할을 하는지 알려지기 시작했습니다.

일반적으로 비타민은 우리 몸이 만들 수 없습니다. 하지만 우리 몸
의 적절한 기능에 꼭 필요한 유기 화합물이지요. '비타민'이라는 용어는
'필수 아민'이라는 'Vital amine'에서 유래합니다. 즉 생명 유지에는 필
수적이지만 우리 몸이 만들 수 없는 물질인 것입니다. 음식물이나 약제
등을 통해 섭취하는 비타민은 성장과 발달, 대사 반응에 꼭 필요합니다.
이에 비해 호르몬은 몸 안에서 간단한 전구체로부터 합성되고 멀리 있
는 조직에 가서 의도된 효과를 내고 여러 대사에 관여합니다.

이런 면에서 보면 비타민 D는 호르몬에 가깝다고 생각할 수 있습니

다. 비타민 D는 먹는 음식으로 충분한 양을 얻기 힘들고 피부에서 햇빛을 통해 만들어집니다. 피부 세포에 있는 콜레스테롤과 비슷한 분자의 전구체가 햇빛의 자외선 B 부분을 흡수하여 프리비타민 D3를 만들어 냅니다. 이것이 피부 세포에서 혈류로 나와 간과 신장에서 각각 활성화 과정을 거쳐 호르몬으로 작용합니다. 활성형 비타민 D는 세포 안의 세포핵에 있는 비타민 D 수용체와 결합하여 활동합니다.

비타민 D의 중요성에 대한 역사적 기록이 몇 가지 있습니다.

1700년대 중반, 영국을 중심으로 산업혁명이 일어날 때의 일입니다. 농촌을 떠난 인구가 도시로 몰려들었고 석탄을 땔감으로 이용하는 공장들이 앞다투어 들어서면서 도시에는 연기와 스모그 현상으로 대기 오염이 심해졌지요. 그 때문에 일조량이 적어져서 어린이에게 구루병이 나타나게 되었습니다. 구루병은, 어린이 뼈의 성장판은 계속 자라지만 미네랄화가 안되어 뼈가 약해지고 사지가 부러지는 병이지요. 이 병은 비타민 D의 결핍이나 대사 이상으로 나타나는 병입니다.

일조량이 부족한 북유럽 해안가에 사는 사람들은 전통적으로 대구 간유를 먹었다고 합니다. 이는 아마 구루병을 예방하기 위한 조상들의 지혜였을 것으로 추측됩니다. 1900년대에 들어서면서 햇빛 쪼이는 것을 권장하고 비타민 D를 강화한 우유를 보급했다는 기록도 있습니다. 비타민 D 결핍에 의한 구루병을 예방하기 위한 조치로 보입니다. 이런 노력의 결과 비타민 D 결핍에 의한 구루병은 예방할 수 있었습니다. 그런데 영국에서는 비타민 강화 우유를 먹은 영아가 고칼슘혈증에 걸리는 일이 벌어졌습니다. 그 때문에 비타민 D가 부작용이 심각한 영양소라는 비난을 받게 되었습니다. 그 이후 유럽에서는 비타민 D 강화 우유를 금지하였습니다.

1980년 이후에는 햇빛이 피부암을 일으키고 피부 주름이 많이 잡히게 하는 등 피부 노화의 주범이라는 주장이 제기되었습니다. 이는 주로 화장품 회사와 피부과 의사들의 주장이지요. 하지만 이 때문에 많은 사람이 햇빛 쪼이는 것을 기피하고 외출할 때는 자외선 차단제를 반드시 발라야 하는 것으로 여기게 되었습니다. 그 이후 비타민 D 결핍에 의해 뼈가 약해지는 골연화증이나 골다공증 환자가 늘어났습니다. 특히 여성의 80% 이상이 비타민 D 결핍인 것으로 나타나고 있습니다.

최근 비타민 D가 혈압 조절과 인슐린 생성 조절에 관여한다는 연구 결과가 발표되었습니다. 심장 질환 · 뇌졸중 · 말초 혈관 질환 · 대사 이상으로 생기는 제2형 당뇨병 예방 등에 비타민 D가 기여한다는 것입니다. 또 면역 기능 조절에 관여하여 류마티스 관절염 · 건선 · 다발성 경화증 등 자가 면역 질환과 감염성 질환도 예방하는 역할을 한다고 합니다. 세포가 성장하고 분화하는 것을 조절하여 전립선암 · 유방암 · 대장암 등을 예방하는 데 기여하고 우울증을 개선하기도 한다고 합니다.

이 정도면 비타민 D는 우리가 상상하는 그 이상으로 중요한 역할을 하는 것입니다. 이제 비타민 D의 대표적인 역할에 대해 좀더 자세히 알아보겠습니다. 우선 비타민 D는 뼈 건강에 영향을 미칩니다. 그래서 부족하면 구루병, 연골연화증*, 골다공증을 일으키지요. 이는 칼슘 대사와

---

* 연골연화증 : 관절 내에서 뼈를 둘러싸 뼈가 마찰 없이 부드럽게 움직일 수 있게 도와주는 연골 조직이 약해지거나 손상된 것. 연골이 약해져서 갈라지거나 심한 경우

도 밀접한 관련이 있습니다. 우리 몸의 혈중 칼슘 농도는 신경계의 기능, 뼈의 성장, 골밀도 유지를 위해 정교하게 조절되어야 합니다. 혈중 칼슘이 부족하면, 소장에서 비타민 D가 칼슘 흡수를 많아지게 하거나 부갑상선 호르몬이 뼈에서 칼슘을 혈액으로 옮기거나 신장에서 칼슘을 재흡수하는 등의 방법으로 조절하여 혈중 칼슘 농도를 일정하게 유지합니다.

나이 들수록 햇빛을 많이 쬐어야 한다

뼈는 계속 분해되고 다시 만들어지는 물질들로 구성된 생명체입니다. 이 분해와 조성의 과정의 균형이 제대로 이루어져야 뼈 건강을 유지할 수 있습니다. 비타민 D가 부족하면 칼슘이 장에서 흡수가 안 되어 어린이에게는 구루병이, 성인에게는 누우면 통증이 나타나는 골연화증이 나타나고 50대 이후에는 골다공증이 생깁니다.

비타민 D는 암을 예방하는 효과도 가지고 있습니다. 암 세포의 특징은, 분화하지는 않지만 빠른 속도로 성장하고 증식한다는 것입니다. 우리 몸 안의 모든 조직과 세포핵에 비타민 D 수용체가 있는데 활성 비타민 D3가 이 수용체와 결합할 때 유전자를 조절하게 됩니다. 그래서 세포의 분화를 진행시키고 그 수가 늘어나는 것을 막지요. 또 아포토시스*apoptosis에

에는 완전히 닳아서 무릎뼈 뒷면의 뼈가 드러나기도 한다.
* 아포토시스 : 세포 증식과 균형을 이루는 정상적인 생리 과정으로, 신체에 그 세포

관여하는 유전자를 증가시켜 암을 예방할 것이라고 알려지고 있습니다.

전립선암, 유방암, 대장암은 위도가 높은 곳에 사는 사람들에게 많이 나타난다는 임상적 역학 연구 결과가 있습니다. 또 이런 병들은 겨울에 발병률이 높다는 통계도 있습니다. 북위 또는 남위 35° 이상에서는 11월에서 3월 사이에 비타민 D 생성을 위한 자외선 B가 부족합니다. 그래서 앞에 말한 질병은 일조량과 그에 따른 비타민 D 합성과 관련이 있는 것으로 보입니다. 실제로 혈중 비타민 D의 농도가 30~50ng/ml 이상 유지되면 암이 발생할 위험이 30~50% 감소한다는 발표도 있습니다.

최근에는 혈액 검사를 통해 혈중 비타민 D 농도를 쉽게 측정할 수 있습니다. 병원에서 다른 검사를 위해 피를 뽑았을 때 비타민 D 농도 검사를 추가해달라고 부탁하면 되지요. 이상적인 혈중 비타민 D 농도는 30~50ng/ml이며 20ng/ml 이하이면 의사와 상의하여 비타민 D를 보충해야 합니다. 이 경우 보충제로 약이나 주사를 이용합니다. 결핍 정도에 따라 약의 용량을 알맞게 의사에게 처방받아야 합니다. 약을 날마다 먹기 번거로우면 주사를 맞기 권합니다. 주사는 석 달에 한 번 맞으면 되지요. 약을 먹거나 주사를 맞고 주기적으로 혈액 검사를 하여 상태를 알아보며 이상적인 수치를 유지할 수 있도록 조절하는 것이 바람직합니다.

가 더 필요 없거나 그 세포가 유기체의 건강을 위협하는 등 경우에 발생한다. 아포토시스를 일으킨 세포들은 세포가 쭈그러들어 다른 세포로부터 떨어져나가는 등의 변화로, 아포토시스가 억제되면 암을 비롯한 여러 질병이 발생할 수 있다.

70세 노인의 경우 비타민 D의 합성 능력은 20세 청년의 1/4에 지나지 않습니다. 나이 들수록 비타민 D가 결핍될 가능성이 높지요. 그래서 나이 들수록 햇빛을 충분히 쬐고 기회가 되면 혈액 검사를 하여 수치를 확인하고 부족하면 보충제를 먹는 것이 좋습니다.

비타민 D를 보충하는 경우는 마그네슘도 보충해줘야 효과가 있습니다. 마그네슘이 부족하면 비타민 D 대사가 이루어지지 않습니다. 마그네슘도 우리 몸에 중요한 미네랄 중 하나입니다. 스트레스를 받으면 마그네슘이 부족해지는데 마그네슘이 결핍되면 스트레스 저항력이 낮아지는 악순환이 거듭됩니다.

혹시 이 글을 읽고 비타민이나 미네랄이 중요하다는 생각으로 마음대로 보충제를 복용하면 안 됩니다. 균형이 깨져서 오히려 나쁜 결과가 생길 수도 있으니 반드시 의사와 상의한 후 처방에 따라 복용해야 합니다.

햇빛을 쬐어 우리 몸에서 만들어진 비타민 D는 약으로 먹는 것보다 두 배 이상 오래 지속됩니다. 가능하면 약을 먹기 전에 야외 활동을 늘려 비타민 D를 자연적으로 합성하는 게 좋습니다. 또 유리는 자외선 B를 차단하므로 유리를 통해 쬐는 햇빛으로는 비타민 D가 덜 합성됩니다. 따라서 건강해지려면 반드시 밖에 나가 햇빛에 직접 쬐야 합니다. 봄부터 가을까지는 일주일에 세 번, 오전 열 시부터 오후 두 시 사이에 15분 정도 햇빛을 쬐는 것이 좋습니다. 그러면 피부의 손상을 최소한으로 줄이면서 적절한 비타민 D를 얻을 수 있습니다.

* 우리 몸에 좋은 탄수화물 : 포도당 분자가 세 개 이상 결합된 복합당 식품. 현미, 통밀, 보리, 채소 등

* 우리 몸에 해로운 탄수화물 : 포도당 분자가 세 개 미만으로 결합되어 쉽게 분해되는 단순당 식품. 백미, 정제된 밀가루로 만든 빵, 설탕, 시럽, 탄산 음료, 과자 등

* 먹지 말아야 할 나쁜 기름 : 트랜스 지방(마가린, 쇼트닝, 튀김 기름, 빵, 케이크, 쿠키, 팝콘, 도넛, 감자 튀김, 스낵류 등 패스트푸드)

* 덜 먹어야 할 기름 : 포화지방(상온에서는 고체 상태인 동물성 기름)

* 잘 먹어야 하는 기름 : 불포화지방(올리브유, 카놀라유, 포도씨유, 오메가6(콩기름, 참기름, 옥수수 기름, 해바라기씨유, 대두, 호두, 잣, 땅콩 등 견과류), 오메가3(들깨, 멸치나 꽁치, 정어리 등 등 푸른 생선)

02

균형을 지켜주는
건강한 식습관

요즘 몸에 좋은 식품에 대한 정보가 봇물처럼 쏟아지고 있습니다.
하지만 좋은 식품을 찾는 일보다 나쁜 식품을 피하는 데
더 신경을 써야 합니다.
기능의학적 관점에서 보면 몸 안의 조화와 균형이 중요한데, 나쁜 식품은
그 균형을 깨뜨려 질병을 일으키기 때문입니다.

"무엇을 먹는가가 당신의 건강을 결정한다"

우리 몸에서 음식물을 받아들이는 기관은 위장입니다. 그래서 식사의 질이 나쁘면 가장 먼저 위장이 타격을 받습니다. 위장에서 흡수된 해로운 성분은 혈액에 섞여 혈관을 통해 온몸의 세포로 운반됩니다. 세포로 운반된 성분은 그것이 좋든 나쁘든 새로운 세포의 재료가 될 수밖에 없습니다.

결국 이렇게 식사의 질이 우리 몸의 구성에 반영되는 것입니다. 그래

서 "무엇을 먹는가가 당신의 건강을 결정한다You are what you eat."라는 유명한 말도 생겨났습니다. 자신이 먹는 것이 바로 자신의 몸을 이룬다는 것이지요.

나무로 만들면 나무집, 황토로 만들면 황토집, 쓰레기로 만들면 쓰레기집이 됩니다. 마찬가지로 내 몸 속에 들어가는 음식에 따라 내 몸이 건강한 몸이 될지 쓰레기통이 될지 결정됩니다. 그런 점들을 감안한다면 좋은 음식을 찾아 먹는 것보다 나쁜 음식을 피하는 것이 우선적으로 해야 할 일입니다. 최소한 우리 몸에 쓰레기 같은 음식이 들어가 몸이 나쁜 성분으로 바뀌는 것은 막아야 하기 때문입니다.

우리가 먹은 음식에 들어 있는 영양소나 화학 물질은 우리 몸에 도움을 주기 위해 서로 협력하고 화학 반응을 일으킵니다. 그 결과 만들어지는 영양은 수많은 식품의 복합적 화학 작용의 산물입니다. 그러니 하나의 특정 영양소만 취하거나 과학적으로 효능이 입증되지 않은 건강 식품을 섭취하는 것을 피해야 합니다. 또 건강을 위한다고 흔히 만들어 먹는 농축액이나 달인 물은 의사와 상담한 후에 복용하는 것이 좋습니다.

'과유불급過猶不及'이란 말이 있습니다. 지나치면 부족함만 못하다는 의미의 말입니다. 몸에 좋다고 알려진 성분이라도 지나치게 혹은 그것만 집중적으로 섭취하면 오히려 해가 될 수 있지요. 가장 좋은 음식 섭취 방법은 자연 그대로의 식품을 골고루 다양하게 먹는 것입니다. 영양학은 복잡한 학문이지만 건강에 유익한 음식 섭취 방법은 이렇게 간단하고 단순합니다.

암에만 특히 좋은 식이요법은 없고 고혈압이나 뇌졸중에 특별한 영향을 미치는 식이요법도 없습니다. 암 예방에 좋은 식이요법이 심장 질환, 고혈압, 당뇨병, 비만, 치매, 인지 장애, 골다공증, 노화 예방에도 좋습니다. 특정 질병 예방에 도움이 되는 음식이라면 우리 몸 전체에 유익한 음식이라는 얘기입니다.

동서양을 막론하고 누구나 건강하게 오래 살기를 원합니다. 과학자들도 장수의 비결을 연구하기 위해 많은 연구를 합니다. 그 중 중요한 연구는 장수하는 사람들이 많이 사는 지방의 사람들이 어떤 음식을 즐겨 먹는지를 조사하고 분석하는 것입니다. 장수하는 사람들의 식습관이나 생활 습관을 관찰하고 그 근거를 과학적으로 찾아내 다른 사람들에게도 실용화하려는 노력을 계속하는 것이지요. 그만큼 음식이 생명과 건강에 밀접한 영향을 미치는 것입니다.

저희 병원에 찾아오는 환자들 중, 약만으로 병이 호전되지 않다가 식생활과 생활 습관을 바꾸고서 놀랄 만큼 상태가 좋아지는 경우를 많이 경험했습니다. 건강한 마음과 신체를 유지하려면 무엇보다 균형 잡힌 영양 상태가 중요하기 때문입니다. 뇌도 마찬가지입니다. 약을 먹지 않아도, 뇌에 영양의 균형을 맞춰주는 것만으로도 우리 몸은 놀랍게 달라질 수 있습니다.

영양이 부족해도, 넘쳐도 뇌는 피곤해진다

건강한 뇌에는 에너지원인 포도당이 안정적으로 공급됩니다. 그런데 뇌에 영양이 제대로 공급되지 않으면 우울증, 짜증, 무기력, 분노 등을 자주 느끼게 됩니다. 이것은 우리의 인생에 절대적인 영향을 미치게 되지요. 스트레스가 심해지면 뇌는 신경 전달 물질을 엄청나게 소비합니다. 이를 채우기 위해서는 뇌에 좋은 영양이 충분히 공급되어야 합니다.

뇌의 영양에서 가장 중요한 것은 단백질입니다. 그런데 이를 잘 모르는 사람들은 피곤하거나 스트레스를 받으면 단 것부터 찾습니다. 단 것을 먹으면 일시적으로 정신이 맑아지지만 계속 단 것에 의지하게 되어 뇌를 지치게 하고 병들게 하는 악순환에 빠지게 됩니다. 뇌는 기본적으로 단백질과 지방으로 이루어져 있습니다. 신경 전달 물질은 단백질이 분해되어 생기는 아미노산으로부터 합성되는데, 이때 꼭 필요한 것이 비타민과 미네랄입니다. 그러니 단 것 대신 비타민과 미네랄, 양질의 단백질을 섭취해서 세로토닌과 같은 신경 전달 물질의 생산량을 늘리는 것이 옳은 방법입니다.

그런데 단 것 등 당분을 많이 먹으면 뇌에 어떻게 영향을 미칠까요? 이제 그 과정을 살펴보겠습니다.

현대인은 밥, 빵 등 당분을 자기도 모르는 사이에 매우 많이 섭취하고 있습니다. 당질을 한꺼번에 섭취하면 혈당치는 급격히 상승합니다. 그러면 췌장이 서둘러 혈당치를 낮추기 위해 인슐린을 대량으로 분비하지요. 그러면 급상승했던 혈당치가 가파르게 떨어지면서 정작 뇌까지는 필요한 당분이 갈 수 없어서 졸음이 오고 집중력이 저하됩니다. 혈당치가 급격히 떨어진다는 걸 뇌는 포도당 공급이 부족하다는 뜻으로 받아들입니다. 그래서 뇌는 급히 다시 혈당치를 높이기 위한 작용을 합니다. 이 과정에 아드레날린, 노르아드레날린이 분비되면서 신경질, 불안감, 답답함을 느끼게 됩니다. 이 상태를 벗어나려고 단 것이 무척 먹고 싶어지지요. 이런 상태가 반복되면 당 중독에 이를 수 있고, 기분이 좋았다 나빴다 하면서 우울증 및 정신적 문제가 생길 수 있습니다. 당질을 많이 먹는 것이 뇌에 영양소를 공급하는 것처럼 보이지만 사실은 뇌를 피곤하고 지치게 만들 뿐입니다.

이렇듯 특정 영양이 과잉되거나 부족하지 않도록 안정적으로 공급하는 것이 몸과 마음의 상태를 정상으로 유지할 수 있는 가장 중요한 방법입니다. 세 끼 식사가 부실해서 영양 공급이 제대로 안된다면 영양보조제를 적절히 이용하는 것도 좋습니다. 하지만 보조제는 어디까지나 차선의 선택일 뿐입니다. 식생활 개선이 건강을 위한 최선의 방법입니다.

내 몸이 싫어하는 음식은 알아서 피하자

"음식을 바꾸면 생각이 바뀌고 생각이 바뀌면 행동이 바뀌며 행동이 바뀌면 운명까지 바뀐다."

일본의 히메노 토모미 교수가 한 말입니다. 이렇게 음식은 질병 치료와 예방에 큰 영향을 끼칩니다. 음식이 사람을 살릴 수도, 죽일 수도 있는 것입니다. 이렇게 음식이 중요하다고 하면 대부분의 사람은 어떤 음식을 먹어야 몸에 좋을까만 연구합니다. 하지만 정작 어떤 음식이 자기 몸에 나쁜 영향을 끼치는지 알고 있는 사람은 드물지요. 무엇보다 먼저 알아야 할 문제는 자신의 몸이 어떤 식품을 싫어하는가입니다.

만약 특정 음식을 먹고 소화가 잘 안 되거나 뱃속이 편하지 않다면 그 음식을 피하는 것이 좋습니다. 특정 음식물을 차례로 배제하는 테스트를 통해 피해야 할 음식을 찾을 수 있습니다. 이 테스트는 3일 동안 연속으로 특정 음식군을 완전히 배제하는 방식으로 진행됩니다. 그러면서 이 기간 동안 몸의 활력과 피로감, 소화 정도가 어떻게 변하는지 정확히 관찰하여 기록합니다. 또 다시 그 음식을 먹기 시작하면서 어떤 변화가 생기는지 기록합니다. 이때 만약 속을 불편하게 하는 음식이 있다면 그 음식은 피해야 하는 음식입니다.

예를 들어, 아래의 음식군을 순서대로 3일 간격으로 식단에서 제외시킵니다.

밀가루 음식 / 유제품 / 단백질 / 탄수화물(설탕 포함) / 지방 / 인공색소

이런 음식물을 식단에서 제외시키면 몸이 달라진다는 것을 느낄 수 있습니다. 포화지방산, 트랜스 지방산이 들어간 음식물 섭취를 줄였더니 몸에 활력이 느껴진다면 그런 음식을 먹지 말아야겠지요. 밀가루 음식만 안 먹었을 뿐인데 살이 많이 빠져서 보기도 좋고 건강도 챙기는 사람들을 쉽게 볼 수 있습니다. 이러한 과정을 통해 우리 몸에 있는 미세한 알레르기 반응도 찾아낼 수 있습니다.

장수하는 사람들은 무엇을 먹고 사는가?

건강하게 장수하는 사람들의 일반적인 식습관과 생활 습관을 살펴보면 다음과 같은 공통점을 찾을 수 있습니다.

(1) 자연 그대로의 거친 음식을 주식으로 한다.

(2) 채소와 과일을 많이 먹는다.

(3) 육류 대신 오메가3가 풍부한 생선을 즐긴다.

(4) 자연적으로 자란 해산물과 해조류를 많이 먹는다.

(5) 요구르트, 된장, 치즈, 낫또 등 발효 식품을 먹는다.

(6) 규칙적으로 식사하되 과식을 피하고 소식한다.

(7) 가능한 한 몸을 많이 움직인다.

(8) 항상 즐거운 마음으로 행복하게 산다.

서양에서 장수하는 사람이 많이 사는 곳은 지중해 연안입니다. 그곳은 따뜻하고 일조량이 풍부하지요. 특히 그곳에 사는 사람들 중에는 심장 질환 환자가 적은 편입니다. 그래서 과학자들은 지중해 연안 사람들이 주로 먹는 음식들을 분석하여 '지중해식 식단'이라는 건강식을 개발했습니다.

지중해식 식단의 중요 포인트는 주식으로 통곡물 빵을 먹는다는 것입니다. 또 올리브 오일을 많이 먹고 야채와 과일을 날마다 충분히 섭취하지요. 단백질은 주로 해산물로 보충하고 발효 식품으로 치즈를 즐겨 먹습니다. 호두, 아몬드 등 견과류를 날마다 먹고 적당량의 포도주를 즐기는 것입니다. 서양 사람들 중에는 건강을 위해 이 식단을 따라 하는 사람이 많습니다.

건강을 유지하고 질병을 치유하기 위해서는 질병의 원인을 알아내고 그에 적절한 의학적 치료나 건강 기능 치료가 필요합니다. 그러나 그에 앞서 올바른 생활 습관과 식습관이 갖춰져야 합니다. 그래야 치료 효과가 높아지고 몸 전체의 면역력과 자연 치유력이 향상되어 건강을 지킬 수 있기 때문입니다.

그렇다면 건강을 위해 어떤 음식을 어떻게 먹어야 할까요? 이제 저는, 여러 과학자의 의견을 종합 분석하여 한국인에게 적용할 수 있는 건강한 식습관을 제시해보겠습니다.

건강한 식습관

(1) 하루 세 끼 규칙적인 식사를 한다. 아침:점심:저녁의 식사량 비율은 50:30:20으로 한다.

(2) 항상 조금 모자란 듯 먹는다.

(3) 천천히 오래 씹고 즐겁게 먹는다.

(4) 탄수화물 · 단백질 · 지방을 균형 있게 섭취한다.

(5) 식물성 식품을 주로 먹되 식물성 식품·동물성 식품의 섭취 비율은 80:20 정도로 한다.

(6) 채소와 과일을 충분히 먹고 가능한 한 제철 채소나 과일을 먹는다.

(7) 주식 전체의 50% 이상을 정제하지 않은 통곡물로 먹는다.

(8) 식물성 단백질:동물성 단백질을 80:20 비율로 섭취한다.

(9) 동물성 단백질은 육류보다는 생선으로 섭취한다. 생선:육류의 비율은 2:1 정도가 좋다.

(10) 육류에 포함된 굳은 기름보다는 생선이나 씨앗에 있는 굳지 않은 기름을 먹는다.

(11) 좋은 지방을 보충해주는 견과류는 날마다 먹는 것이 좋다.

(12) 트랜스 지방이 많이 들어 있는 과자, 바삭바삭한 빵, 튀김, 마가린 등은 덜 먹는다.

(13) 가공 음식, 정제된 음식, 소금과 지방이 많이 들어간 음식은 피한다.

(14) 청국장, 김치, 유산균 음료 등 발효 식품과 김, 미역, 다시마 등 해조류를 조금씩 자주 먹는다.

(15) 물을 하루 여덟 컵 이상 마신다.

이상에 제시한 건강한 식습관에 대해 이제부터 좀더 자세히 설명하겠습니다.

하루 세 끼 규칙적으로 먹는다

바쁜 현대인, 특히 아침 일찍 출근하는 사람들은 아침 식사를 거르는 일이 많습니다. 하지만 하루 중 가장 잘 먹어야 하는 끼니는 바로 아침 식사입니다. 아침 식사를 거르는 생활을 오래 하다보면 아침에 식사를 하면 오히려 소화가 안 되고 불편해지기도 합니다. 이런 습관에서부터 우리 몸의 이상 상태가 시작됩니다. 아침 식사를 잘 해야 하는 이유는 다음과 같습니다.

(1) 뇌는 포도당만을 에너지원으로 이용합니다. 아침 식사를 해서 혈중 포도당이 올라가야 뇌에도 충분한 영양을 공급할 수 있지요. 뇌에 영양 공급이 원활히 되어야 집중력과 사고력이 높아지고 두뇌 회전이 잘 됩니다. 특히 공부하는 학생들은 아침 식사를 반드시 하도록 습관을 들여야 합니다.

(2) 아침 식사를 안 하면 뇌 속의 식욕 중추가 흥분됩니다. 그러면 욕구 불만으로 감정적으로 불안정한 상태가 되는 것이지요. 그래서 아침 식사를 거르면 쉽게 화가 나고 짜증도 잘 내고 예민해집니다.

(3) 아침 식사를 거르면 점심이나 저녁 때 허기져서 식사량을 제대로 조절하지 못합니다. 허겁지겁 빨리 먹고 과식하게 되어 비만이 되거나 영양 불균형 상태를 불러올 수 있습니다.

저녁 식사는 가능한 한 일찍 하고, 가볍게 먹는 것이 좋습니다. 대부분의 사람이 저녁을 가장 많이 먹고 잘 먹는 습관을 가지고 있습니다. 또 회식이나 술 마실 자리가 자주 있어서 그 습관을 바꾸기 쉽지 않지요. 그런데 음식을 먹고 위장에서 소화되는 데는 최소한 네 시간 정도가 소요됩니다. 그러니 잠자기 네 시간 안에는 음식을 먹지 않는 것이 좋습니다. 잠자리에 들기 바로 전에 음식을 먹으면 소화가 덜 된 음식이 장 속에서 부패합니다. 우리 몸속 온도는 36.5°C인데 이는 한여름 삼복 더위의 대기 온도와 맞먹는 온도입니다. 그 더운 환경 속에서 밤새 썩은 음식물은 여러 독소와 가스로 만들어져 우리 몸 안에 다시 들어옵니다. 그러면 우리 몸은 그 독소들을 없애기 위해 쓸데없는 에너지를 소비하게 되겠지요.

수면 중에 우리 몸은 생명을 유지하기에 필요한 곳에만 에너지를 소모합니다. 그리고 남은 에너지나 영양소는 하루 중에 활동하면서 손상된 세포나 조직을 수선하는 데 이용합니다. 그런데 자는 동안에도 위장이 활동을 해야 한다면 우리 몸은 수선에 집중하기 어렵습니다. 자는 동안 위장으로 에너지를 보내야 하는 일이 생기지 않도록 자기 직전에는 위장을 비워야 합니다.

모자란 듯 먹고 오래 씹어서 즐겁게 먹는다

1950~60년대 우리나라는 6.25전쟁을 겪으면서 생활 수준이 매우 낮고 먹을 음식도 충분치 못했습니다. 당시에는 영양 결핍으로 인한 결핵, 영양 실조, 감염성 질환이 많았고 비만, 고혈압, 당뇨 등 대사 질환은 요즘처럼 많지 않았습니다. 그런데 1980년대 들어 국민소득이 높아지고 경제가 급속도로 발전하면서 대사성 질환, 암, 퇴행성 질환 등 이른바 '풍요병'에 시달리는 사람이 크게 늘었습니다. 기름진 음식과 육류를 과식할 수 있는 상황이 되면서 국민의 질병 패턴이 바뀐 것입니다.

과식함으로써 우리 몸이 생활하는 데 쓰고 남은 영양소는 지방으로 바뀌어 비만한 몸을 만듭니다. 이로 인해 만성 염증이 생기고 산화 스트레스가 많아져 고혈압, 당뇨, 동맥 경화가 생기는 악순환의 고리가 형성됩니다. 그래서 장수 비결을 연구하는 학자들은 소식하고 운동을 해야 장수할 수 있다고 입을 모읍니다. 그들의 주장에 의하면, 소식은 활성 산소의 생성을 줄이고 우리 몸의 활성 산소 방어력을 키워준다고 합니다. 덕분에 산화 스트레스를 줄이고 그로 인한 세포의 손상을 막을 수 있다고 합니다.

모자란 듯 먹으려면 천천히 먹는 습관을 들여야 하지요. 우리가 음식을 먹고 배부르다는 느낌이 드는 것은 뇌의 포만 중추가 자극되었기 때문입니다. 뇌의 포만 중추는 음식을 먹은 지 20~30분이 지나야 배가 부르다는 신호를 보내옵니다. 빨리 먹으면 포만감을 느낄 수 없어서 배부르다는 신호가 오기 전에 벌써 그릇을 비우게 되어 과식하기 쉽습니다. 음식은 배가 부를 때까지가 아니라 허기만 가실 정도로 먹으면 됩니다. 맛을 음미하면서 천천히 먹으면 포만감에 신경 쓰지 않아도 저절로 수저를 놓게 됩니다.

요즘 식당에 가면 예전에 비해 밥그릇이 작아진 것을 볼 수 있지요. 그릇 크기만 줄여도 음식 섭취량을 30% 정도 줄일 수 있다는 연구 결과가 있습니다. 필요 이상으로 먹는 습관을 버리기 위해 두 번째 그릇 먹기 전에 몇 분 정도 기다려보는 것도 좋은 방법입니다. 기다리는 동안 먹고 싶은 생각이 사라질 수도 있고 더 먹는다 해도 조절이 가능해집니다. 저녁 약속이 있다면 점심 식사량을 줄이고, 점심 식사 약속이 있다면 아침과 저녁 식사량을 조절해서 하루 총량제를 지키는 것이 좋습니다. 음식이 남았을 때 아깝다고 뱃속으로 보내는 것보다는 차라리 쓰레기통에 보내는 게 낫습니다.

배가 고프지 않아도 음식을 먹는 사람들이 있습니다. 배가 고파서인지, 목이 말라서인지, 심심해서인지, 우울해서인지 구분을 못하고 냉장고 문을 먼저 열지요. 정말 배가 고파서 먹고 싶은 것인지 확인하려면 먼저 물을 많이 마셔봅니다. 물로 허기가 사라지면 기다렸다가 식사 시간에 먹는 것이 좋습니다. 먹는 것으로 우울함이나 스트레스를 해소하려는 습관은 버려야 합니다. 그렇지 않으면 건강이 나빠진다는 상당한 대가를 치러야 하기 때문입니다.

한편 모자라게 먹는다고 배고픈 상태를 오래 두어서도 안 됩니다. 배고픈 상태가 지속되면 대사가 저하되고 우리 몸은 기아 상태를 대비하게 됩니다. 그래서 먹는 음식을 체내에서 연소시키는 것이 아니라 지방으로 저장하려고 합니다. 허기는 지방을 만들어내는 탄수화물을 먹고 싶게 하고 폭식하게 하므로 반드시 피해야 합니다.

배가 많이 고프면 아무 음식이나 보이는 대로 먹게 되어 영양의 균형을 깨뜨리게 됩니다. 배고프지 않아야 좋은 음식을 가려서 선택하기가 쉽지요. 배가 고프면 폭식하게 되어 식욕 조절도 어려워집니다. 게다가 우리 몸에 에너지 공급이 충분치 않으면 대사가 저하되고 몸에 비상이 걸려 부작용이 생깁니다.

무조건 굶기보다는 배고프지 않아도 습관적으로 먹는 것이 아닌가 스스로 돌아봐야 합니다. 그릇에 있는 음식을 다 먹어야 한다는 생각도

버리고 아예 식기에 담을 때부터 양을 조절하는 것이 좋습니다. 적은 양을 자주 먹는 것이 허기를 달래고 체중을 조절하기에 편하지요. 음식을 규칙적으로 먹으면 인슐린의 수치가 감소하고 대사도 원활해집니다.

천천히 먹는 것은 소화를 위해서도 대단히 중요합니다. 음식물을 입에서 오래 씹어서 물리적으로 잘게 부수고 침이 충분히 나오게 해야 소화에 도움이 됩니다. 침에 포함된 소화 효소로 당을 분해하는 아밀라제, 지방을 분해하는 리파아제 등과 충분히 섞이게 해야 합니다. 그래야 위와 장의 부담이 적어져서 영양소가 우리 몸에 잘 흡수됩니다.

오래 잘 씹기 위해서는 치아가 튼튼해야 합니다. 대충 씹어서 식도로 넘기면 덜 으깨진 음식이 장에서 부패되면서 장 건강이 나빠집니다. 그러면 면역력에도 교란이 오고 영양소는 덜 흡수되면서 오히려 독소나 음식 찌꺼기가 흡수되어 간이나 면역 시스템에 부담을 줍니다. 평균 수명이 길어질수록 젊을 때부터 치아 관리를 철저히 해야 합니다. 나이가 들면서 치아에 문제가 생기면 적절한 치료를 받아 치아가 제 기능을 할 수 있도록 하는 것이 좋습니다.

장은 제2의 뇌라고 합니다. 장에는 스스로 조절하는 신경계인 자율신경계가 발달되어 있습니다. 이는 뇌의 신경계와 서로 통하지요. 기분이 나쁘거나 화난 상태에서 식사하면 자율신경계 중 교감신경계가 더 활발하게 활동합니다. 그러면 위장의 운동이 원활히 안 되어 위장 장애가 생기기 쉽습니다. 우리는 이런 상태를 체한다고 표현합니다. 체하지 않고 위장이 활발하게 운동할 수 있도록 하려면 즐겁게 식사해야 합니다.

탄수화물 · 단백질 · 지방을 균형 있게 섭취한다

밥과 나물, 된장찌개 등 우리 전통 음식에는 우리 몸에 필요한 영양소가 균형 있게 들어 있습니다. 우리의 전통 식단은 야채가 중심이 되는 건강식 식단입니다. 그러나 최근 서양 음식이 인기를 끌면서 탄수화물보다 단백질과 지방을 더 많이 섭취하는 사람이 늘어났습니다.

한때 원 푸드 다이어트가 유행한 적이 있습니다. 포도만 혹은 사과만, 물에 희석한 효소만 먹고 다른 음식은 먹지 않는 것이지요. 혹은 탄수화물이나 지방을 전혀 섭취하지 않고 단백질만 먹는다며 살코기나 달걀 흰자위만 먹는 사람도 있습니다. 그러나 건강을 위해 잊지 말아야 할 점은 조화와 균형을 지켜야 한다는 것입니다. 영양 섭취가 이렇게 한쪽으로 치우치면 우리 몸에 불균형이 생기고 그것이 곧 여러 가지 질병으로 이어지는 시작점이 됩니다.

탄수화물:단백질:지방의 섭취 비율은 65:15:20을 지키는 것이 좋습니다. 가능하면 단백질이나 지방은 식물성으로 섭취하는 것이 좋다는 것이지 육류를 아예 먹지 말라는 것은 아닙니다. 단백질은 물론 탄수화물과 지방도 우리 몸의 중요한 구성 요소이며 에너지원이기 때문입니다.

지방을 섭취할 때 포화지방산은 피해야 합니다. 포화지방산은 혈관벽에 지방이 쌓이게 하는 유해 요인이 됩니다. 포화지방산은 동물성 식품에 많이 함유되어 있고 코코넛, 팜유에도 들어 있습니다.

반면 식물성 지방에 들어 있는 불포화지방산은 심장 건강에 도움이 됩니다. 하지만 식물성 기름이라도 해바라기씨 기름, 옥수수유, 대두유 등은 지나치게 많이 먹어서는 안 됩니다. 오메가6 지방산을 많이 포함하고 있기 때문이지요. 물론 오메가6 자체가 우리 몸에 나쁜 것은 아닙니다. 다만 오메가6를 과다하게 섭취하면 오메가3와의 균형이 깨지는데 그 불균형이 문제되는 것입니다.

우리 몸 안에서 오메가6와 오메가3의 균형이 깨지면 염증을 일으키는 물질이 염증에 저항하는 물질보다 더 많이 만들어집니다. 두 물질의 불균형은 자가 면역 질환부터 암까지의 염증 질환과 심혈관 질환의 원인이 됩니다.

혈관의 건강을 위해 즐겨 먹어야 하는 좋은 지방은 오메가3가 함유된 올리브유와 등 푸른 생선류입니다. 에스키모인은 지방이 많은 식사를 하지만 심근경색으로 사망하는 경우는 드물다고 합니다. 생선과 그 기름을 주로 먹기 때문입니다. 생선을 많이 먹는 일본인과 생선은 물론 올리브를 많이 먹는 지중해 연안국 사람들도 심근경색 발생률이 낮습니다. 올리브유를 장수를 위한 3대 식품으로 꼽는 연구 발표들도 있습니다.

또 다른 연구 결과에 따르면 생선에 다량 함유되어 있는 오메가3 지방산은 세포막을 건강하게 하고 심근경색을 예방한다고 합니다. 오메가3 지방산은 생선이나 아마씨유, 들깨에 많이 들어 있습니다. 평소 생선을 열심히 먹고 있다면 일부러 오메가3를 따로 먹을 필요가 없습니다.

식물성 식품에는 콜레스테롤 등 지방이 별로 들어 있지 않습니다. 그래서 충분히 먹어도 열량이 과잉 섭취되지 않습니다. 식물성 식품은 소화도 잘 되고, 동물성 식품에는 없는 항산화 물질 파히토케미컬이 들어 있어 우리 몸의 항산화에 도움이 됩니다. 동물을 대량으로, 또 속성으로 사육하려면 항생제, 성장 호르몬 등을 동물에게 투여하게 되는데 채식을 하면 그런 오염 물질이 식탁에 올라오는 것을 막을 수 있습니다. 그래서 가능하면 전체 음식 섭취량의 80%는 식물성 식품으로 먹기를 권장합니다.

채소와 과일은 충분히, 제철 채소나 과일을 먹는다

건강한 식습관을 얘기할 때 빠지지 않는 것이 채소와 과일을 많이 먹자는 말입니다. 우리나라의 전통적인 식단은 주식인 밥을 비롯하여 주로 채소 위주로 짜여 있었습니다. 그래서 굳이 채소를 따로 먹으라고 할 필요도 없었지요. 그런데 급격한 경제 발전과 생활 수준의 향상으로 육류 위주의 서구식 식단으로 바뀌게 되었습니다. 식단이 바뀌면서 예전에는 많지 않았던 유방암, 대장암 등 서양 사람들이 주로 걸리던 병이 우리나라 사람에게도 많이 나타나게 되었습니다.

또 육류 섭취가 늘면서 예전에 흔치 않았던 고혈압, 당뇨병 등 대사증후군과 암, 치매 등 만성 질환 환자도 함께 늘어났습니다. 앞에서도 설명했듯이 이런 병들은 가공 식품, 오염된 환경, 스트레스, 과음과 과식으로 활성 산소가 많이 만들어지는 데서 시작됩니다. 그 때문에 산화 스트레스가 많아져서 세포가 손상되고 염증성 변화가 생기는데 이런 과정이 만성 질환의 뿌리로 추정됩니다. 그러니 만성 질환을 예방하고 치유하려면 육류 섭취를 줄이고 대신 채소나 과일 등 식물성 식품을 주로 먹어야 합니다.

예전에는 채소나 과일에 들어 있는 비타민이나 무기질에만 관심을 두었습니다. 하지만 그것들보다 더 중요한 것은 바로 활성 산소를 줄여주는 항산화 기능입니다. 이 기능이 만성 질환을 예방하는 데 중요한 역할을 하지요. 또 채소나 과일에 들어 있는 식이섬유도 장의 기능을 활발하게 해주는 유익한 요소입니다.

채소나 과일은 태양 에너지를 광합성하여 화학 에너지인 단당류를 만들어냅니다. 그 과정에서 생기는 활성 산소로부터 자신을 보호하기 위해 항산화 작용을 하는 파히토케미컬도 만듭니다. 이는 여러 가지 색깔을 지니고 강력한 생리학적 기능을 하는 물질로, 식물의 산화 스트레스에 대처하는 역할을 합니다. 이런 파히토케미컬이 들어 있는 야채를 먹으면 식물이 스스로를 보호하려고 만들었던 항산화 기능이 우리 몸에서도 발휘되지요. 그래서 다양한 색깔의 야채를 먹으면 항산화 작용으로 노화를 방지할 수 있습니다.

각종 채소나 과일에는 플라보노이드Flavonoid 계통의 파히토케미컬이 많이 포함되어 있습니다. 대표적으로, 포도 등에서 짙은 보라색을 띠는 안토시아닌, 양파의 퀘세틴, 녹차의 카테킨, 콩의 이소플라본, 카레의 주성분인 커큐민, 생강에 많이 들어 있는 시네올, 미역 등 해조류에 있는 퓨코잔틴 등을 꼽을 수 있습니다.

또 노랑, 주황, 분홍색을 띠는 카로티노이드는 녹황색 채소에 많이 들어 있습니다. 당근, 브로콜리에 많은 베타카로틴, 옥수수에 많은 루테인,

토마토 및 수박에 들어 있는 리코펜, 고추의 캡사이신, 마늘과 양파의 황화합물의 일종인 알리신 등 다양한 종류의 파이토케미컬이 있습니다.

어떤 특정한 과일이나 채소가 좋다고 그것만 집중적으로 먹는 것보다는 다양한 색깔을 가진 채소나 과일을 섞어 먹는 것이 좋습니다. 다양한 파이토케미컬이 상호 작용하여 항산화 효과를 높이고 영양의 균형을 이뤄주기 때문입니다. 날마다 무지개 색 채소와 과일을 먹는다는 생각을 가지면 되겠지요. 한꺼번에 많이 먹고 며칠 동안 거르는 것보다는 날마다 적당량을 먹는데, 음식에서 샐러드를 먼저 먹듯이 주식을 먹기 전에 먹는 것이 좋습니다.

채소나 과일을 먹을 때는 가능하면 제철에, 우리나라에서 나는 식품을 먹어야 합니다. 제철 식품은 농약을 덜 사용하게 되고 억지로 재배한 것보다 영양가도 높습니다. 또 제철에는 공급량이 많으니 값이 싸지요. 수입 농산물은 수확한 후 유통 과정에서 신선도를 유지하기 위해 농약을 뿌리고 그 농약은 식탁에까지 오게 됩니다. 국산 농산물은 그런 염려가 적으니 국산 과일이나 야채를 먹는 것이 안전합니다. 그런데 국산이라도 유기농 농산물은 깨끗하게 씻어 먹어야 합니다. 농약은 안 뿌렸지만 퇴비를 주었기 때문에 대장균이나 기생충이 남아 있을 수 있기 때문입니다.

여러 단계의 조리 과정을 거치지 않고 단순하게 조리하여 먹는 것이 영양소를 파괴하지 않는 방법입니다. 생으로 먹으면 영양소의 소실을 최소한으로 줄일 수 있습니다. 생으로 먹는 것은 준비가 간단하여 편하지만 많이 먹기는 어렵지요. 생으로 먹어서 소화가 잘 안된다면 살짝 쪄 먹어도 됩니다. 양배추, 브로콜리 등은 찌면 식감이 부드러워져 많이 먹을 수 있습니다. 토마토는 올리브유에 살짝 볶아 먹는 것이 좋습니다. 토마토가 올리브유와 만나면 안에 들어 있는 리코펜의 농도가 높아지고 흡수가 잘 되기 때문입니다.

과일은 즙을 내먹는 것보다는 껍질째로 먹든가 갈아서 식이섬유까지 함께 먹어야 합니다. 그래야 당 지수를 낮출 수 있습니다. 당분을 많이 섭취하면 장 안의 유해균이나 곰팡이의 먹이가 많아집니다. 그러면 유해균의 숫자가 늘어나 장내 세균총의 불균형 상태가 되지요. 건강을 위해 과일을 먹었는데 오히려 건강을 해치는 일이 생길 수 있으니 과일을 먹을 때는 당분 섭취를 줄이는 방법을 생각해야 합니다.

채소와 과일이 좋은 식품이라는 데에 식이섬유의 역할을 빼놓을 수 없습니다. 식이섬유는 대장에 사는 세포들의 에너지원이 됩니다. 또 물에 녹지 않는 불용성 식이섬유는 수분을 흡수하여 팽창하지요. 그러면 대변량이 증가하여 장에서 대변을 빨리 나가게 해줍니다.

식이섬유는 콜레스테롤을 낮추는 역할도 합니다. 음식물에 들어 있는 지방은 간에서 분비되는 담즙의 도움으로 소화 흡수됩니다. 담즙의 주성분은 담즙산인데 담즙산의 재료는 콜레스테롤입니다. 담즙산은 장에서 지방의 소화 흡수를 돕고 남으면 장에서 흡수되어 간으로 돌아와 다시 소화액으로 이용됩니다. 그런데 식이섬유가 많은 음식을 먹으면 소화와 흡수가 천천히 이뤄집니다. 음식물들도 천천히 이동하겠지요. 그 사이에 식이섬유는 장 내의 콜레스테롤이나 담즙산을 빨아들여 대장으로 운반한 후 배설하게 합니다. 그러면 음식으로 흡수된 콜레스테롤과 담즙의 콜레스테롤의 흡수가 줄어들어 전체적인 콜레스테롤 수치가 낮아집니다.

식이섬유의 하루 목표 섭취량은 25g 이상입니다. 식이섬유는 야채보다는 해조류, 버섯, 곤약, 콩류, 기타 밭에서 나는 곡물 등에 더 풍부하게 들어 있습니다. 식이섬유는 한 가지 야채로 많은 양을 섭취하기 어려우니 조금씩이라도 여러 종류의 식품을 먹는 것이 좋습니다.

각 식품에 들어 있는 식이섬유의 양

식품	식이섬유의 양
브로콜리 50g	2.2g
우엉 40g	2.3g
피망 50g	1.2g
당근 50g	1.2g
양파 50g	0.8g
무 50g	0.7g
물에 불린 미역 20g	1.2g
마른 톳 8g	3.5g
마른 표고버섯 2g	0.8g
실곤약 50g	1.5g
낫또 50g	3.4g
사과 100g	1.5g

주식으로 먹는 밥은 백미보다 현미로 지어 먹을 것을 권합니다. 백미는 여러 번의 도정 과정에서 당분만 남기고 나머지 영양분을 다 깎아낸 쌀입니다. 부드럽고 맛있지만 영양분은 부족하지요. 반면에 껍질과 씨

눈이 살아 있는 현미에는 각종 비타민과 미네랄이 포함되어 있습니다. 영양적으로도 이상적일 뿐만 아니라 특히 당 지수가 백미보다 낮아 혈당을 천천히 올려줍니다. 그러면 췌장의 인슐린 분비에도 부담을 덜어주고 지방으로 저장되는 당의 양도 줄어듭니다.

현미밥에 콩을 넣으면 건강에 더욱 도움이 됩니다. 필수 아미노산 중 리신은 현미에는 부족하지만 콩에는 풍부합니다. 또 트레오닌은 콩에는 부족하지만 현미에는 풍부합니다. 그래서 현미 콩밥을 지어 먹으면 균형 잡힌 단백질 영양 섭취를 할 수 있습니다.

동물성 단백질보다 식물성 단백질, 육류보다 생선

하루 전체 섭취 열량의 15% 정도는 단백질로 섭취할 것을 권합니다. 체중 1kg당 단백질 1g을 먹는 것이 이상적입니다. 예를 들어 체중이 60kg인 사람은 하루 50~60g의 단백질을 먹으면 됩니다. 그런데 이 중 80%는 식물성 단백질로 먹는 것이 좋습니다. 같은 무게에서 식물성이 동물성보다 단백질 함량이 조금 못 미칠 수도 있습니다. 하지만 복잡한 우리 몸의 대사 체계를 통해 식물성 단백질에서 필수 아미노산을 얻는 데는 부족함이 없습니다.

식물성 단백질을 먹으면 여러 가지 위험에서 벗어날 수 있습니다. 우선 동물성 단백질과 함께 포화지방을 먹을 염려가 없어지지요. 또 동물 지방에 축적된 항생제나 중금속 같은 오염 물질을 함께 먹을 걱정을 하지 않아도 됩니다. 식물성 단백질 중 콩은 아주 훌륭한 식품입니다.

　동물성 단백질을 먹더라도 1주일에 두 번 정도는 생선을 먹는 것이 좋습니다. 생선에는 단백질뿐만 아니라 우리 몸에 유익한 불포화지방산인 오메가3가 들어 있습니다. 육류를 먹는다면 기름이 없는 살코기를 수육으로 만들어 먹고, 소시지·베이컨·햄 등 가공된 육류는 피해야 합니다.

지방, 피하지 말고 좋은 지방으로 골라 먹는다

　많은 사람이 지방을 위험하고 해로운 물질로 여깁니다. 그래서 무조건 피해야 한다고 생각하지요. 하지만 최근 지방의 가치와 중요성에 대해 재조명되고 있습니다. 지방은 우리 몸에서 에너지 저장을 아주 효율적으로 해내고 있지요. 굶었을 때 비상용으로 사용할 연료를 저장하는 수단으로 지방이 쓰입니다. 또 지방은 세포막의 구성 성분입니다. 생명의 기본 단위인 세포를 건강하게 유지하기 위해 세포막의 탄력을 유지하는 역할을 합니다. 우리 몸의 균형을 돕고 세포 사이의 의사를 전달하는 데 필요한 호르몬의 원료로 사용되기도 합니다.

　우리가 음식으로 섭취한 탄수화물이나 단백질은 위장에서 포도당과 아미노산으로 각각 분해되어 장에서 흡수됩니다. 흡수된 포도당과 아미노산은 간으로 들어가 재조합되어 우리 몸의 일부가 되거나 에너지원으로 이용됩니다. 그런데 지방은 우리가 먹은 그 상태 그대로 장에서 흡수됩니다. 지방은 분해되거나 재합성되지 않은 상태로 우리 몸 안에 흘러다니므로 쓰고 남은 지방은 혈관 등에 찌꺼기로 쌓이게 됩니다. 그러면 혈관을 좁게 만들거나 간이나 내장에 축적되어 여러 가지 질병을 일으킵니다.

우리 몸에 없어서는 안 되는 지방은 좋은 지방으로 골라서 적당량을 먹어야 합니다. 우리 몸에 좋은, 꼭 먹어야 하는 지방은 어떤 것일까요? 우선 우리 몸에서 스스로 만들어내지 못하고 음식을 통해서만 얻을 수 있는 필수 지방산을 먹어야 합니다. 이는 생선 기름인 오메가3, 불포화 지방산인 견과류, 씨앗의 기름, 올리브유 등에 들어 있습니다. 물론 이 지방들도 너무 많이, 한 가지만 몰아서 먹는 것은 좋지 않지요.

하루 섭취 열량의 20% 정도는 지방으로 섭취하는 것이 바람직합니다. 호두, 잣, 아몬드, 땅콩 등 견과류는 하루에 한 주먹씩 날마다 골고루 먹기를 권합니다. 올리브유도 샐러드 드레싱 등으로 날마다 먹는 것이 좋습니다.

EPA와 DHA가 포함된 생선 기름 오메가3와 콩기름 · 해바라기유 · 카놀라유 등 씨앗 기름인 오메가6의 섭취 비율은 1:2~4 정도가 이상적입니다. 쉽게 말하자면 식용유를 이용하여 볶거나 튀기는 음식은 가능하면 덜 먹고 생선을 더 많이 먹으라는 것입니다.

식물성 오메가3의 대표적인 식품은 들깨입니다. 들깨는 음식을 만들 때 통째로 넣어 먹기를 권합니다. 들깨 강정을 만들어 어린이 간식으로 먹이면 들깨 먹는 습관을 어릴 때부터 키울 수 있습니다. 들깨 기름을 짤 때는 산화를 막기 위해 열을 가하지 않는 냉압착 방식을 이용하여야 합니다. 또 들기름은 산패하기 쉬우니 작은 병에 조금씩 덜어서 먹는 것이 좋습니다.

건강한 물을 마시고 천일염을 먹는다

우리 몸의 60~70%는 물로 구성되어 있습니다. 그만큼 물은 우리 몸속에서 여러 가지 중요한 역할을 합니다. 물은 혈액이나 림프관의 흐름을 원활하게 하여 신진대사를 촉진합니다. 또 면역 기능을 증진시키며 노폐물이나 독소를 원활하게 배출해주고 효소를 활성화시켜 위장이 활발하게 움직이게 합니다.

우리 몸속에 있는 60조 개의 세포는 물에 잠겨 있습니다. 세포의 방수막 속에도 물이 들어 있지요. 물은 세포 사이의 영양소나 노폐물이 이동하고 여러 생화학 물질을 통해 세포들이 정보를 교환하는 데도 중요한 역할을 합니다.

사람이 하루 배출하는 물의 양은 2500cc 정도에 이릅니다. 이는 소변이나 대변, 호흡기나 피부를 통해 주로 배출됩니다. 물론 우리가 먹는 음식 안에도 수분이 들어 있고 몸속의 대사 과정에서도 물이 만들어집니다. 하지만 배설하는 수분의 양을 고려하면 하루에 적어도 1500~2000cc의 물을 보충해야 하지요. 한 컵에 250cc 정도 담긴다고 본다면 하루에 물을 여덟 컵 정도는 마셔야 합니다.

그중 500cc는 아침에 일어나자마자 마시고 점심과 저녁 식사 한 시간 전에 각각 500 *cc*씩 마시기를 권합니다. 식사 직전이나 직후에는 안 먹거나 조금만 마시는 것이 좋습니다. 음식을 섭취한 후 위장은 강한 산을 분비하여 소화 작용을 하는데 물을 먹으면 위산이 희석되어 소화 기능이 떨어질 수도 있기 때문입니다.

물은 20°C 전후의 상온 상태로 마시는 것이 좋습니다. 냉장고에 넣어 둔 찬물은 시원하지만 몸에는 해롭습니다. 찬물을 먹어 체온이 떨어지면 신진대사나 면역력도 함께 떨어지기 때문입니다.

그럼 어떤 물을 마셔야 건강에 도움이 될까요? 자연 그대로의 미네랄이 골고루 포함된 자연수가 좋습니다. 수돗물에 함유된 염소나 발암 물질인 트리할로메탄 등을 걸러낼 수 있는, 정수기를 통과한 수돗물은 먹을 만합니다. 정수기가 없다면 수돗물을 끓여먹어도 그런 물질들을 없앨 수 있습니다. 자연수에 포함된 미네랄 중 칼슘과 마그네슘이 2:1 정도 함유된 상태가 좋습니다.

물은 노폐물 운반 등 여러 신진대사에 사용되며 우리 몸은 일정한 수분 비율을 유지하기 위해 다시 배설시키는데 이런 일을 할 때 에너지 소모가 많아집니다. 그래서 최소 1500 *cc* 이상 물을 마셔주면 그에 상당하는 에너지가 소모되어 쓰고 남는 에너지를 줄일 수 있습니다.

식욕을 느낄 때 진짜 배가 고픈 것인지 아닌지 구분하려면 물을 마셔보면 알 수 있습니다. 물을 마셔서 식욕이 가라앉는다면 가짜 식욕이지요. 끼니 사이에 물을 계속 마시면 식사량 조절에도 도움이 됩니다. 물은 천천히 씹듯이 마시는 것이 좋습니다. 천천히 마셔야 흡수율이 높기 때문입니다.

소금은 우리 몸에 꼭 필요한 미네랄이지만 너무 많이 먹으면 고혈압을 일으킬 수 있습니다. 우리가 짠 맛을 내기 위해 주로 쓰는 소금은 정제염입니다. 정제염은 바닷물에서 짠 맛을 내는 염화나트륨만 뽑아 낸 것이지요. 따라서 염화나트륨 외에 다른 미네랄 성분은 거의 없습니다. 그래서 정제염은 피하고 바닷물에서 수분만 증발시킨 천일염을 먹는 것이 좋습니다. 천일염 속에는 염화나트륨은 물론 마그네슘, 칼슘, 요소 등과 같은 바다의 미네랄이 골고루 들어 있기 때문입니다. 천일염 중에서도 물에 씻어 오염 물질을 제거하고 높은 온도에서 구운 소금을 권합니다.

좋은 식품도 지나치거나 치우치면 독이 된다

아무리 좋은 식품이라도 지나치거나 치우치면 독이 될 수 있습니다. 어떤 식품이 몸에 좋다고 매스컴에서 보도하면 유행처럼 너나 할 것 없이 그 식품을 찾아 먹는 모습을 흔히 봅니다. 특히 비타민은 특별히 아픈 곳이 없는 사람도 알아서 챙겨 먹는 경우가 많습니다.

그러나 비타민제라고 언제나 우리 몸에 도움 되는 것은 아닙니다. 비타민제에는 흡수를 좋게 하거나 먹기 쉽게 하려고 촉진제, 윤활제 등 여러 보조 물질이 함께 들어 있습니다. 그래서 무분별하게 많이 먹으면 문제가 될 수도 있지요.

비타민은 다른 비타민이나 미네랄과 협력하여 항산화 방어막을 구축하는 등 기능을 발휘합니다. 특정 비타민 단독으로 일하는 경우는 거의 없지요. 비타민이 없으면 몸 안에서 화학 반응이 일어나지 않아 물질 합성도, 에너지 생산도 차질을 빚게 됩니다. 하지만 비타민이 다른 영양소와 조화를 이루지 못하고 특정 성분이 과다하게 복용되면 오히려 독이 될 수 있습니다.

비타민 등 영양제는 나이, 성별, 질병, 몸속의 중금속 여부에 따라 개인에 맞춰 먹어야 합니다. 우리가 흔히 먹는 비타민 C도 자신의 몸 상태에 맞지 않으면 오히려 해가 되지요. 비타민 C를 얼마나 먹어야 하는가라는 질문에 일반적인 대답을 하기는 어렵습니다. 몸 안에서 만들어지는 활성 산소량은 각자의 영양 상태에 따라 다릅니다. 활성 산소를 제거하는 데 필요한 항산화제의 양도 각자 다르므로 정확히 비타민 C를 얼마나 먹어야 한다고 단정하기에는 무리가 있습니다.

담배를 피우는 사람은 평균적인 비타민 C 섭취량보다 더 많은 비타민 C를 먹어야 하지만 베타카로틴은 주의하여 섭취해야 합니다. 〈뉴잉글랜드 의학 저널〉에 의하면 흡연자는 천연 상태의 베타카로틴을 흡수해야 하는데 정제를 복용하면 오히려 폐암의 발생 가능성을 높일 수 있다는 연구 발표가 있다고 합니다.

어지럼증의 원인을 모른 채 막연히 빈혈이라 판단하고 철분제를 먹는다면 심하게는 심장 질환이나 암을 일으킬 확률도 높아집니다. 지나치게 많은 철분은 활성 산소를 발생시켜 우리 몸에 독소를 쌓이게 합니다. 특히 혈관이 약한 사람이 철분제를 무분별하게 복용하면 협심증, 심근경색증이 생길 가능성이 커집니다.

이렇게 자신이 알아서 영양제를 먹는 것은 때로는 오히려 몸에 해가 될 수 있습니다. 각자 처방으로 아무 약이나 먹지 말고 병원에 가서 개개인 몸의 대사 상태와 중금속 오염 여부 등을 측정하여 자신에게 꼭 필요한 영양제를 처방받아 필요량만 복용해야 합니다.

* 한국인에 알맞은 건강한 식습관

(1) 하루 세 끼 규칙적인 식사를 한다.

(2) 항상 조금 모자란 듯 먹는다.

(3) 천천히 오래 씹고 즐겁게 먹는다.

(4) 탄수화물 · 단백질 · 지방을 균형 있게 섭취한다.

(5) 식물성 식품:동물성 식품의 섭취 비율은 80:20 정도가 좋다.

(6) 채소와 과일을 충분히 먹고 가능한 한 제철 채소나 과일을 먹는다.

(7) 주식 전체의 50% 이상은 정제하지 않은 통곡물로 먹는다.

(8) 식물성 단백질:동물성 단백질을 80:20 비율로 섭취한다.

(9) 동물성 단백질은 육류보다는 생선으로 섭취한다.

(10) 육류에 포함된 굳은 기름보다는 생선이나 씨앗에 있는 굳지 않은 기름을 먹는다.

(11) 좋은 지방을 보충해주는 견과류는 날마다 먹는 것이 좋다.

(12) 트랜스 지방이 많이 들어 있는 음식은 덜 먹는다.

(13) 가공 음식, 정제된 음식, 소금과 지방이 많이 들어간 음식은 피한다.

(14) 발효 식품과 해조류를 조금씩 자주 먹는다.

(15) 물을 하루 여덟 컵 이상 마신다.

chapter

3

어떻게
살 것인가?

01

건강한 삶을 위한
운동과 명상

마음을 편안하게 가지고 즐겁게 살 것인가
아니면 우울, 근심, 걱정 속에서 고통스럽게 살 것인가는
자신의 선택에 달려 있습니다.
기능의학에서는, 스트레스에서 벗어나기 위해, 스스로 건강을 지키기 위해
식이요법·운동·명상에 힘쓸 것을 권합니다.

(1) 운동

건강을 지키기 위해 필요한 요소들 중 식이요법에 대해서는 앞에서
설명했으므로 이번 장에서는 운동과 명상에 대해 이야기하겠습니다.

운동을 하기에 늦은 나이는 없습니다. 운동은 자신의 몸 상태에 맞춰
서 적당히, 꾸준히 하는 것이 중요합니다.

운동을 하면 심장이 전신에 피를 보내는 능력을 좋게 하는데 뇌로 가
는 혈류가 늘어나므로 뇌 기능도 개선하게 됩니다. 나이와 상관없이 운

동을 하면 전전두엽*에 새로운 뇌 세포가 만들어집니다. 결국 기억력, 계획, 판단을 담당하는 뇌 세포가 늘어나는 것이지요. 그런데 중요한 점은 규칙적으로 운동해야 새로운 뇌 세포가 계속 생겨난다는 것입니다. 운동과 노화는 어떤 관계가 있을까, 운동을 하면 수명을 늘릴 수 있을까? 이런 문제에 대해 많은 과학자는, 운동이 노화를 지연시키지는 않지만 노화 과정에 변화를 주거나 수명을 늘려준다는 의견을 내놓았습니다. 그러나 대부분의 과학자는 거기에 '자기 몸에 맞는 적당한 운동량을 꾸준히 했을 때만'이라는 전제 조건을 달았습니다.

운동은 심장 발작, 비인슐린 의존성 당뇨병, 고혈압 등에서 눈에 띄는 효과를 보입니다. 고혈압인 사람이 규칙적으로 운동을 하면 정상 혈압을 가진 사람이 규칙적으로 운동하지 않은 경우보다 예상 수명이 길어진다고 합니다. 고혈압인데 운동하는 사람은 그렇지 않은 사람보다 사망률이 50%나 낮다고 합니다.

운동은 생리적인 변화뿐 아니라 우울함, 불안감 등을 감소시키고 스트레스, 긴장을 줄이는 데 매우 효과적입니다. 그런데 지나친 운동을 한 경우는 적당한 운동을 했을 때보다 사망률이 높아질 수도 있다고 합니다. 운동이 심장 혈관계 질환을 낮춘다는 결과는 증명되었지만 모든 운

---

* 전전두엽 : 전두엽 중에서도 이마 앞부분에 있는 뇌 기관. 감정과 행동, 기억의 통합에 관여하고 실행과 평가, 학습과 기억 등 여러 인지 기능과 관련 깊다. 오류를 파악하고 동기 부여, 예상하는 기능도 가지고 있다. 또 대립하는 생각들을 조율하고 같은 것과 다른 것을 구분하며 현재나 미래의 여러 가지 가치를 비교, 평가해서 인간의 행동을 통제한다.

동이 도움을 주는 것은 아닙니다. 자신의 몸에 맞는 운동이라고 느끼고 즐길 수 있어야 질병의 가능성을 줄일 수 있고 노화 과정을 지연시킬 수 있습니다.

운동을 하면 노화와 치매, 알츠하이머병으로 생기는 인지 장애를 예방 혹은 지연시키며 증상을 줄일 수 있습니다. 전전두엽에 가벼운 손상이라도 생기면 분노 조절이 어렵고 짜증을 잘 내거나 신경질을 부리고 자신이 한 말을 잊곤 합니다. 그런데 운동이 이를 개선해줍니다.

운동은 꾸준히 해야 합니다. '꾸준히'라는 말은 날씨가 궂거나 맑거나 기분이 좋거나 나쁘거나 핑계대지 말고 변함없이 하라는 뜻입니다. 운동을 일정 시간 해야 한다는 강박감이나 싫은데 억지로 하는 것은 스트레스가 되어 오히려 몸을 망칠 수도 있습니다. 그래서 운동은 재미있게 하는 것이 중요합니다. 조금씩 여러 가지를 해본다든가, 10분을 목표로 시작해서 5분씩 늘려간다든가, 춤을 춘다든가 하는 식으로 스스로 연구하여 평생 즐길 수 있는, 자신에 맞는 운동 찾기를 권합니다.

운동은 일주일에 서너 번 이상 40분 정도씩 꾸준히 하면 좋은데 나이에 따라, 신체 상태에 따라 개인별로 운동량과 강도를 조절하는 것이 바람직합니다. 재미있다고 과격하게 하면 활성 산소가 증가해서 노화가 오히려 촉진되니 조절을 잘 해야 합니다.

가장 간편한 유산소 운동, 걷기

운동은 크게 유산소 운동과 무산소 운동으로 나눌 수 있습니다. 유산소 운동은 체지방을 감소시켜주기 때문에 살을 빼는 것이 목적이라면 더 효과적입니다. 빠른 걷기나 등산, 줄넘기, 자전거 타기, 수영 등이 여기에 속합니다.

무산소 운동에는 아령이나 역기 운동, 윗몸 일으키기, 100m 전력 질주 등이 있습니다. 무산소 운동도 장기적으로는 살을 빼는 데 도움이 됩니다. 근육량이 늘어나고 기초 대사량이 증가해서 똑같이 먹어도, 똑같이 운동해도 체지방이 더 많이 빠지기 때문입니다. 기초 대사량이 늘어나면 가만히 앉아만 있어도 에너지를 소비합니다.

걷기는 유산소 운동 중 가장 쉽게 할 수 있는 운동입니다. 시간과 장소에 구애받지 않고 비용도 들지 않으면서 건강에 큰 도움을 받을 수 있는 운동이지요. 걷는 것은 단순해 보이는 동작이지만 '제대로' 걷는 것은 많은 연구가 필요합니다. 관절, 뼈, 근육, 신경 등이 모두 조화롭게 움직여야 '제대로' 걷는 것입니다.

걷기는 혈액 순환을 촉진시켜 심폐 기능을 향상시키고 심장 질환도 예방해줍니다. 꾸준히 걸으면 체지방을 감소시켜 비만, 당뇨, 고혈압 등 성인병 예방과 치료에 도움이 됩니다. 특히 햇빛을 받으며 지속적으로 걷는 것은 우울증, 골다공증, 스트레스 해소에 탁월한 효과를 나타냅니다. 이 과정에서 자연 면역력도 높아집니다.

걸을 때 시선은 정면을 향하고 등을 펴고 상체는 가슴을 펴 똑바로 하는 것이 좋습니다. 턱을 당기고 어깨, 팔에 힘을 빼며 가볍게 주먹을 쥐고 자연스럽게 앞뒤로 팔을 흔듭니다. 이때 엄지손가락이 정면을 향하게 합니다. 또 발꿈치부터 땅에 닿도록 하여 발 중앙부, 발가락 순서로 발을 디디며 걷는 것이 바람직합니다. 뒷무릎은 최대한 펴주면서 걷습니다. 걷기 시작한지 20분 정도 지나면 땀이 나면서 지방이 연소되기 시작하는데 속도를 내서 좀 빨리 걸으면 체지방을 효율적으로 연소시킬 수 있습니다. 호흡은 코로 들이마시고 내쉴 때는 입으로 내쉬는 방법으로 합니다. 박자에 맞춰 리듬감 있게 하면 훨씬 수월하게 걸을 수 있습니다.

걸으면 전신의 근육을 고루 사용하게 됩니다. 이는 뇌가 균형을 잡는다는 뜻이지요. 뇌에는 신체의 각 부위를 움직이게 하는 기능이 넓게 분포되어 있습니다. 이를 모두 사용하면, 즉 걷기를 한다면 뇌 내부의 혈류도 좋아지게 됩니다. 심장에서 나오는 혈액 전체의 약 20%나 되는 양이 뇌신경 활동에 필요한 산소와 포도당을 공급하고 있습니다. 이 혈류에 문제가 생기면 뇌 기능 저하가 일어납니다. 걷기를 생활화하면 혈관 확장제를 쓰지 않고도 쉬고 있던 뇌 기능이 가동됩니다. 또 걸으면 주위를 살피기 위해 눈동자를 움직이게 되고 주위 정보도 입력이 되며 문제가 되던 여러 가지 생각이 정리되기도 합니다.

혼자서 꾸준히 하기 힘들다면 친구와 함께 하는 것도 도움이 됩니다. 친구와 만나서 밥을 먹고 난 후 차를 마시기보다 같이 한 시간 정도 걷는 것이 바람직하겠지요. 낮에 걷는다면 얼굴에는 자외선 차단제를 바르더라도 팔, 다리는 햇빛에 노출시켜서 암 예방에 도움이 되는 비타민 D를 흡수하는 것이 좋습니다.

온몸의 순발력을 길러주는 등산

등산은 우리 몸 전체, 특히 뇌를 사용할 수 있는 최고의 운동입니다. 평소에 안 쓰는 근육을 써서 발달하게 하고 심장과 폐의 기능을 좋아지게 하지요. 산행을 하면 언제 어디서 장애물이 나타날지 몰라 우리 뇌가 항상 대비를 하기 때문에 순발력이 길러집니다. 먼 곳과 가까운 곳을 모두 볼 수 있어 안구 운동이 되며 쌓였던 눈의 피로가 풀리기도 합니다. 직장인이 주말에 산 속에서 이틀만 보내도 암을 직접적 공격하는 NK세포의 수치가 많이 올라간다는 연구 결과가 있습니다.

등산의 기본 기술은 걷기입니다. 등산을 시작하면 숨이 차고 다리에 근육통이 오기도 합니다. 이를 극복하기 위해서는 짧은 거리부터 시작하여 긴 거리로 차츰 늘려가는 것이 바람직합니다. 호흡은 발걸음에 맞추어 가능하다면 들이쉬는 숨과 내쉬는 숨을 같은 간격으로 유지하는 것이 좋습니다. 처음에는 입과 코를 적절하게 사용하여 호흡을 하다가 적응이 되면 코로 복식 호흡을 하도록 합니다. 리듬감 있게 호흡을 하면 장시간 산행을 해도 힘이 덜 듭니다.

산행 중에 한번 지치고 나면 체력을 회복하기 어렵습니다. 몸이 지치기 전에 쉬고 음식도 지치기 전에 미리 먹어야 합니다. 일단 무릎에 통증이 느껴지면 산행을 당분간 하지 말고 쉬는 게 좋습니다. 무리하여 계속하다가는 산행을 아예 그만둬야 하는 경우도 생깁니다. 무릎 보호를 위해서는 하산할 때 절대 뛰어서는 안 됩니다. 배낭의 무게는 자신의 몸무게의 1/3 이상이 되지 않도록 하고 무릎보호대를 하면 관절 건강에 도움이 됩니다.

등산할 때 특히 주의해야 할 사람이 있습니다. 산에서 오래 머물수록 집중도가 떨어지므로 연세가 든 분들은 봉우리 몇 개 올랐다고 자랑하지 말고 적당한 시간 후에는 하산해야 합니다. 그래야 골절상 등 사고의 위험을 줄일 수 있습니다. 고혈압, 심장 질환이 있는 사람은 산에 오를 때 느긋한 마음으로 혈압과 맥박수를 조절하며 올라야 합니다. 평소 맥박수보다 20% 정도 늘어난 상태를 유지하는 것이 바람직합니다.

같이 간 사람들이 정상에 오른다고 자신의 상태를 고려하지 않고 무조건 뒤따라가면 몸을 망칠 수도 있지요. 산행 중에 가슴에 이상 증세를 느꼈다면 바로 하산하여 병원에서 진료를 받도록 합니다. 특히 고혈압 환자는 추운 날 등산을 삼가는 것이 좋습니다. 관절염 환자는 등산할 때 반드시 두 개의 스틱을 이용하도록 합니다. 무릎에 가해지는 압력을 스틱에 분산시켜주기 때문에 무릎 관절을 아끼는 데 도움이 됩니다. 지병이 있는 사람은 등산할 때 응급약을 지참하고 의사와 상의한 후 등산을 시작하는 것이 좋습니다.

관절을 보호하는 유산소 운동, 자전거 타기

자전거 타기는 관절에 부담을 주지 않는 대표적인 유산소 운동입니다. 그래서 자전거 타기는 하체 관절에 이상이 있는 환자, 골다공증 환자, 여성, 노약자 등에 좋은 운동입니다. 자전거 운동을 하면 하체 중에서도 허벅지 앞쪽에 위치한 대퇴사두근이라는 근육을 집중적으로 움직여주지요. 이 근육은 무릎을 펴고 무릎을 잡아주는 중요한 역할을 하는 근육입니다. 자전거 운동은 하체에 체중이 실리지 않기 때문에 체중이 많이 나가는 사람도 관절에 부담을 주지 않을 수 있습니다. 무릎관절염이 있는 환자는 급경사나 오르내리막이 있는 실외보다는 실내에서 자전거를 타는 것이 더 안전합니다.

우선 자신의 몸에 맞는 자전거를 구해야 하고 안장과 핸들바도 자신의 체구에 맞춰야 합니다. 핸들과의 거리는 팔꿈치를 가볍게 굽혔을 때 잡히는 정도가 좋습니다. 안장의 높이를 적절하게 하는 것도 중요합니다. 무릎이 구부러지는 각도에 따라 관절에 전해지는 압력에 차이가 있기 때문입니다. 일반적으로 안장의 높이는, 자전거를 세우고 안장에 앉았을 때 양쪽 발이 까치발로 겨우 바닥에 닿는 정도가 적당합니다. 또는 안장에 앉았을 때 페달을 가장 멀리 굴렀을 때 무릎이 완전히 펴지는 정도의 높이가 좋습니다. 무릎관절염 환자의 경우 안장을 조금 높게 하는 것이 좋습니다. 안장이 낮으면 무릎이 구부러지는 각도가 커지고 무릎 내 압력이 많이 올라가기 때문입니다.

자전거를 한 시간 타면 360$kcal$ 정도의 열량이 소모됩니다. 30걸음^약 18m을 걸으면 1$kcal$ 정도 소모된다는 점을 감안하면 한 시간 동안 자전거를 타면 1만 보 이상 걷는 효과를 얻을 수 있지요. 자전거 타기는, 하체 관절이 손상될 위험도 없고 허벅지나 허리 근력을 키울 수 있으며 팔과 배 등에도 운동 효과가 있어 비만 치료에 적합한 운동입니다.

자전거를 규칙적으로 타면 혈당 조절에도 도움이 됩니다. 하루 한 시간 정도 날마다 타면 평균 혈압을 10$mmHg$ 정도 떨어뜨리기도 합니다. 또 심장과 온몸의 혈액 순환이 원활해지면서 영양 물질과 산소의 공급이 좋아집니다. 이로써 노폐물과 이산화탄소가 재빨리 제거되고 순환기 계통의 기능의 향상되지요. 자전거 운동은 몸에 이로운 HDL콜레스테롤을 늘려주고 해로운 LDL콜레스테롤을 줄여줍니다. 그래서 면역력을 높이고 심폐 기능을 향상시켜주는 가장 이상적인 운동 중 하나입니다.

자전거 탈 때는 부상을 방지하고 운동 효과를 높이기 위해 올바른 자세를 유지해야 합니다. 잘못된 자세로 자전거를 타면 급성 요통과 무릎 통증이 생길 수 있습니다. 자전거를 탈 때는 윗몸을 약간 앞으로 숙인 정도의 자세가 좋습니다. 허리를 너무 숙이거나 꼿꼿이 세운 자세로 타면 허리가 아플 수 있습니다.

근력을 키워주는 무산소 운동

무산소 운동에는 단거리 달리기, 팔굽혀 펴기, 던지기, 도약, 씨름, 잠수, 역도 등이 속합니다. 무산소 운동은 근육의 크기와 힘을 키우고 순발력을 키워주는 운동입니다. 이렇게 근육량을 늘리면 우리 몸은 기초대사량이 높은 체질로 바뀝니다. 대사량이 높으면 살이 쉽게 찌지 않지요. 또 몸을 탄력적으로 만들어 줍니다. 근력이 없는 상태에서 유산소 운동만 하면 피부 탄력이 떨어질 수 있습니다.

무산소 운동은 짧은 시간에 강한 힘을 낼 수 있지만 쉽게 피로해지기 때문에 운동을 오래 지속할 수 없습니다. 그래서 무산소 운동과 유산소 운동을 적절하게 나눠하는 것이 좋습니다.

스쿼트와 팔굽혀 펴기는 상·하체 근육을 키우는 대표적인 무산소 운동입니다. 동작이 어렵지 않고 강도 조절이 가능해서 여성이나 노인도 쉽게 따라할 수 있습니다.

스쿼트 요령은 다음과 같습니다. 다리를 어깨 너비만큼 벌리고 투명의자에 앉는 느낌으로 천천히 무릎을 굽힙니다. 허벅지가 바닥에 수평이 될 만큼 최대한으로 굽혀야 효과가 있습니다. 굽힌 상태에서 2~3초동안 유지합니다. 한 세트당 15~20회, 총 세 세트가 기본입니다. 무릎 관절에 이상이 있는 사람, 근력이 약한 사람, 노인 등 동작이 잘 안 되는 사람은 회수를 적절히 조절하면 됩니다.

팔굽혀 펴기는 바닥에서 하거나 힘들면 벽이나 책상을 짚고 해도 됩니다. 가슴이 바닥에 닿기 직전까지 내려갔다가 올라오도록 합니다. 한 세트당 8~15회를 쉬지 않고 하고 총 세 세트를 합니다.

여름철에는 어떻게 운동을 할까?

여름철에 땀을 뻘뻘 흘리며 괴로움을 꾹 참고 정신력으로 버티면서 운동을 하는 사람이 있습니다. 그러나 이는 절대 해서는 안 될 일입니다. 온도가 높을 때 운동을 하면 혈관이 확장되고 피 속의 물이 땀으로 배출됩니다. 그래서 여름철에 무리하게 운동을 하면 탈수 증상이 나타납니다. 운동할 때, 땀이 나는 것은 발생하는 열을 배출하기 위한 것이지요. 목이 마른 것은 우리 몸에 수분이 이미 부족해졌다는 신호입니다. 그러니 운동을 한다면 목이 마르기 전에 수시로 물을 마시면서 하는 것이 바람직합니다.

땀을 흘리면 염분이 함께 빠져나가므로 물 1ℓ당 소금 1~2g을 섭취하는 것이 좋습니다. 이온수는 괜찮지만 청량 음료는 잠시 기분만 좋을 뿐 수분 보충에 별 도움이 되지 않습니다. 땀으로 수분이 많이 빠져나갔는데도 수분을 보충하지 않으면 탈수에 이를 수 있습니다. 탈수가 일어나면 운동할 때 쉽게 피로해지고 평소보다 빨리 그만두고 싶은 생각이 듭니다. 또 탈진이나 열사병과 같은 열 손상 위험성이 증가합니다.

물과 함께 각종 전해질도 손실되어 골격근 경련을 비롯한 여러 가지 증상이 나타납니다.

여름철에 운동할 때 중요한 점은 물을 제 때 보충하는 것입니다. 전해질도 함께 공급해주어야 하고 운동하는 틈틈이 간식을 먹는 것도 좋습니다. 무더위 상태에서 땀을 많이 흘리면 어지럼증, 맥박 증가, 체온 증가 등이 나타날 수 있는데 이런 신호가 오면 운동을 즉시 중단하고 시원한 곳으로 가서 수분을 섭취하고 쉬어야 합니다. 그래도 의식이 혼미해지거나 체온이 많이 상승하면 병원으로 가야 합니다.

여름에는 햇빛이 약하고 온도가 낮은 시간대를 택해서 운동을 하는 것이 좋습니다. 노인들은 갈증을 느끼는 기능이 떨어져 있으므로 갈증을 느끼지 않더라도 수시로 물을 마셔야 합니다. 알코올이 탈수를 유도하므로 운동 전에 술을 마시는 것은 삼가야 합니다.

(2) 명상과 호흡

마음의 병을 해결해주는 명상

균형 잡힌 식생활과 운동은 노화를 지연시키고 질병을 예방해줍니다. 운동이나 식생활이 몸의 병을 해결해준다면 마음에 맺혀 있는 근본 원인을 풀어주는 것은 명상입니다. 마음 관리는 몸 관리 못지않게 중요하지요. 몸이 아픈 사람은 마음 관리를 더 철저히 해야 합니다.

명상을 하면 기분을 좋아지게 하는 신경 전달 물질인 세로토닌을 만드는 신경세포체의 밀도가 높아진다는 사실이 발견되었습니다. 만성 질환 환자, 암 환자, 두통이나 우울증에 시달리는 환자들은 명상을 통해서 면역 기능이 좋아지고 마음의 평정을 얻기도 합니다. 병을 바라보는 관점을 달리 하여 공포와 두려움에서 벗어나고 삶의 질을 높일 수 있다는 것은 잘 알려진 사실입니다. 명상의 효과는 기대 이상으로 큽니다. 명상은 많은 것을 해결해주는 해독제라 할 수 있습니다.

　명상을 어떻게 해야 할까 어렵게 생각할 필요 없습니다. 무언가 하나, 자신에게 스트레스를 주지 않는 어떤 대상을 정하여 거기에 집중하는 것입니다. 그러면서 들숨과 날숨에 집중하고 코로 들어오는 공기에 집중하는 것입니다. 그러면 머릿속에 있던, 스트레스를 주던 여러 가지 상념에서 벗어날 수 있습니다.

　소변을 참다가 배설하면 몸이 가벼워지고 기분이 좋아지듯이 마음에 묵직한 것을 담아두고 있다가 내보내면 마찬가지로 기분이 좋아집니다. 비우기를 잘 할수록 정신도 맑고 건강해집니다. 무언가 어지럽게 꽉 들어찬 방의 잡동사니를 정리하고 쓰레기는 내다버려야 새 공간이 생깁니다. 그래야 새로운 것을 들여놓을 수 있지요. 우리 마음도 어지럽혀지면 싹 쓸어서 쓰레기, 즉 쓸데없는 생각은 내다버려야 합니다. 그래야 새로운, 진취적이고 건설적인 생각이 들어올 자리가 생깁니다. 이런 과정을 통해서 묵은 생각은 정리하고 새로운 관점에서 현실을 이해하게 되고 결과적으로 세상에 대한 긍정적인 시선을 갖게 됩니다.

　명상할 때 무엇인가에 집중하는 대상을 '명상 대상'이라고 합니다. 명상 대상에만 집중하고 그 외 다른 것에는 신경을 쓰지 말아야 하는데 그

것이 쉽지 않습니다. 끊임없이 떠오르는 잡념에 얽매여서 명상 대상에 집중하지 못하기 때문에 중도에 포기하는 사람도 많지요. 그래서 반복적인 훈련이 필요합니다. 자신도 모르게 잡념이 떠오르면 무시하는 연습을 해야 합니다. 집중이 안 되면 명상을 잠시 멈추고 무슨 생각에 얽매였는지 확인하고 그것을 버린 후 다시 명상을 시작합니다.

호흡의 중요성은 과학적으로 충분히 설명됩니다. 긴장하면 우리 몸은 스트레스 상황에 대응하여 위기를 해소하려고 아드레날린과 코티솔 같은 스트레스 호르몬을 분비합니다. 그러면서 필요한 에너지를 만들어내게 하지요. 그때 호흡이 빨라지고 얕은 가슴 호흡을 하게 됩니다.

그런데 긴장이 풀리면, 즉 이완이 되면 아드레날린이 줄어들고 몸 전체의 근육도 부드러워집니다. 특히 얼굴과 어깨 근육이 눈에 띄게 느슨해지면서 몸이 편안해집니다. 그때는 호흡이 깊어지고 가벼워지지요. 이완은 스트레스 호르몬 분비를 중단시키고 몸을 정상 상태로 회복하게 합니다. 혈액 순환도 원활해지고 혈액이 증가하여 몸이 따뜻해지는 느낌이 듭니다. 깊은 호흡을 하면 폐까지 산소가 충분히 전달되고 기분이 좋아져 스트레스도 해소할 수 있습니다. 호흡만 잘 해도 유산소 운동의 효과를 볼 수 있고 체중을 줄이는 데도 도움이 됩니다.

호흡은 자율신경을 조절할 수 있는 유일한 방법

우리는 하루에 2만 번의 숨을 쉽니다. 노화를 연구하는 학자들은, 거북이나 코끼리 등 장수하는 동물들은 예외 없이 느리고 긴 호흡을 한다고 주장합니다. 건강하게 살려면 숨을 제대로 쉬어야 합니다. 숨을 어떻게 쉬느냐에 따라 건강이 나빠질 수도 좋아질 수도 있습니다.

호흡은 공기 중 산소를 들이마시고 몸 안의 부산물인 탄산가스를 배출하는, 기본적인 생명 유지 활동입니다. 섭취된 지방이나 탄수화물, 단백질 같은 연료를 태워서 에너지로 만드는 과정에는 반드시 산소가 필요하지요. 이 산소를 폐 속 깊이 충분히 넣어줌으로써 심폐 기능이 향상됩니다. 호흡을 제대로 못하면 몸속으로 가는 산소가 부족해지고 이는 신체 기관이 최적의 상태로 작동하지 못한다는 뜻이 됩니다.

심장은 명령을 안 해도 자동으로 뜁니다. 위장이나 다른 장기도 마찬가지입니다. 이처럼 우리 몸에서 명령하지 않아도 자동으로 움직이게 하는 것이 자율신경입니다. 교감신경과 부교감신경으로 나뉘는 자율신경은 서로 조화롭게 균형을 이뤄야 합니다. 그러나 스트레스를 받거나 몸을 혹사시키면 자율신경이 뒤죽박죽 엉기면서 각 장기들까지 혼란을 맞게 되고 결국은 질병에 걸리게 됩니다.

이러한 자율신경을 의식적으로 조절할 수 있는 유일한 방법은 호흡입니다. 호흡은 감정의 영향을 많이 받습니다. 누구나 초조하거나 긴장하면, 혹은 화가 날 때 자신도 모르게 숨이 가빠지고 흥분을 하게 되지요. 호흡은 마음 상태와도 밀접한 관련이 있습니다. 긴장되거나 화가 나거나 스트레스를 받을 때 깊고 고른 숨을 몇 번 내쉬면 우리 몸에 큰 도움이 됩니다.

호흡은 반드시 코로 하며 숨소리가 나지 않게 하고 가슴이 아닌 배꼽 아래까지 깊이 마시며 천천히 길고 부드럽게 합니다. 코로 숨을 쉬면 코털과 점막에 의해 먼지와 병원균이 상당 부분 걸러지지요. 그런데 입으로 숨을 쉬면 거르는 과정이 없어서 해로운 먼지가 폐로 들어갑니다. 입은 먹기 위한 기관이고 호흡하는 기관은 코라는 사실을 잊어서는 안 됩니다.

복식 호흡을 하면 부교감신경이 우위에 서면서 흥분을 가라앉히고 긴장을 풀어줍니다. 복식 호흡을 한 시간 하면 25분 동안 걷거나 35분 동안 자전거 타는 것과 같은 에너지를 소모합니다. 복식 호흡을 하는 방법은 다음과 같습니다.

(1) 배를 크게 움직이게 되므로 벨트는 풀고 조이는 옷을 벗는다.

(2) 숨을 들이마실 때는 짧게, 내쉴 때는 천천히 조금씩 길게 내쉰다.

(3) 폐에 산소가 많이 들어가므로 주위 공기가 깨끗한 곳에서 한다.

(4) 반드시 코로 숨을 쉰다.

(5) 풍선처럼 아랫배를 부풀려 숨이 들어오게 하고 다시 숨이 저절로 내쉬어지도록 한다.

(6) 아랫배를 내밀고 당기는 힘에 의해 숨이 자연스럽게 따라 들어오고 나가게 호흡한다.

(7) 보통 한 호흡 길이는 3초인데 복식 호흡의 한 호흡 간의 시간은 들숨 5초, 날숨 5초씩으로 약 10초가 되도록 한다. 조금씩 시간을 늘려 한 달쯤 후엔 한 호흡이 20초대가 되도록 수련한다.

(8) 위와 같은 방법으로 날마다 30분씩 규칙적으로 수련한다.

(9) 자투리 시간을 활용하여 틈나는 대로 한다.

(10) 숙면과 스트레스 해소를 위해 날마다 잠자기 5분 전에 복식 호흡하는 습관을 들인다.

상체에 긴장을 풀면 횡격막* 운동이 활발해지는데 이때 산소 흡입량이 3~4배 증가합니다. 이렇게 하는 복식 호흡은 가슴으로 하는 흉식 호흡보다 3~5배는 더 많은 공기를 흡입할 수 있지요. 덕분에 몸 구석구석까지 충분한 양의 산소가 전달되고 세포의 신진대사가 활발해집니다. 또 호흡할 때 배 부분에 압력이 가해져서 장의 활동과 혈액 순환이 활발해지게 합니다. 복식 호흡으로 호흡법을 바꾸면 몸의 변화, 감정의 변화가 일어나는 것을 실감할 수 있습니다.

* 건강을 지키기 위해 꼭 필요한 세 가지 : 식이요법, 운동, 명상

* 복식 호흡의 주요 요령

(1) 숨을 들이마실 때는 짧게, 내쉴 때는 천천히 조금씩 길게 내쉰다.

(2) 코로만 숨을 쉰다.

(3) 아랫배를 내밀고 당기는 힘에 의해 숨이 자연스럽게 따라 들어오고 나가게 호흡한다.

(4) 날마다 30분씩 규칙적으로 수련한다.

(5) 잠자기 5분 전에 복식 호흡하는 습관을 들인다.

---

* 횡격막 : 포유류의 가슴과 배 사이에 있는 근육으로 이루어진 막

02

건강한 생활 습관

행복을 느끼면 면역계와 호르몬계, 신경계가 서로 영향을 주고받으며
몸 전체가 좋은 쪽으로 변화합니다.
그래서 자연 치유력이 높아지고 병을 이겨낼 수 있게 됩니다.
건강하게 살아가겠다는 의지와 노력이
스스로를 질병에서 구할 수 있는 확실하고 유일한 길입니다.

어떻게 살아야 건강을 지킬 수 있을까?

우선 건강한 삶을 위한 생활 습관을 간략하게 정리해보겠습니다.

(1) 규칙적인 생활을 한다.

(2) 금연하고 술은 적당히 즐기는 수준에서 그친다.

(3) 운동을 생활화한다.

(4) 단순하고 긍정적인 생각으로 기쁘고 행복하게 살려고 노력한다.

(5) 몸을 따뜻하게 한다.

(6) 햇빛을 자주 쬔다.

(7) 헌신과 봉사하는 삶을 산다.

(8) 어릴 때부터 건강한 생활 습관과 식습관을 갖도록 한다.

몸을 따뜻하게 해야 하는 이유는 면역력이 떨어지는 것을 막기 위함입니다. 체온이 떨어지면 자율신경계의 불균형이 초래되고 효소·호르몬·면역 기능이 떨어집니다. 이로 인해 에너지가 덜 만들어지고 대사 기능도 떨어집니다.

암 세포는 체온이 낮은 상태에서도 왕성하게 활동합니다. 암 환자가 몸을 차갑게 하면 암 세포와 싸우는 세포들은 활동을 제대로 못하는데 암 세포만 활발해지니 병세가 더욱 안 좋아질 수 있습니다. 그래서 특히 암 환자는 몸을 따뜻하게 유지해야 합니다.

반신욕이나 족욕은 혈액 순환을 원활하게 하는 동시에 체온도 올려줍니다. 체온이 올라가면 신진대사가 활성화하고 면역력이 증가되어 건강에 도움이 됩니다. 따뜻한 물을 마시는 것도 좋습니다.

또 햇빛을 자주 쬐면 햇빛 속에 있는 자외선이 피부에서 비타민 D를 생성합니다. 비타민 D는 골다공증을 예방하고 면역력을 높입니다. 최근에는 햇빛이 우울증 치료에도 도움이 된다는 과학적 근거가 제시되었습니다. SAD^{계절성 정서 장애}는 멜라토닌이 증가하고 세로토닌이 감소하면서 인체 시계에 착오가 생겨 생기는 증상입니다. 이는 겨울이 긴 고위도 지역 사람들에게 많이 발생하는데 밤이 길고 낮이 짧아지면서 인체 시계가 혼동을 일으키는 상황으로 추측됩니다.

미국의 펜실베니아대학교 뇌 연구팀 실험에 의하면, 빛이 부족하면 뇌 화학 물질의 균형이 깨지면서 감정, 기쁨, 인지에 관련된 신경 전달 물질을 만드는 뉴런이 죽는다고 합니다. 이때 뇌 부위에 손상이 나타난다고 하지요. 일몰증후군이라는 것도 있는데, 늦은 오후에 치매 환자에게 자주 발생하는 권태감, 불안, 우울, 짜증도 인체 시계 균형이 깨지면서 받는 스트레스나 뇌 질병의 부산물일 가능성도 크다고 알려지고 있습니다.

햇빛은 식물에게만 필수 요소가 아니라 모든 동물에게도 규칙적으로 적당히 있어야 하는 요소입니다. 우울증이 있는 사람은 더욱 그렇고, 없는 사람도 반드시 하루에 최소한 30분 이상 햇빛을 쬐어야 합니다. 단지 햇빛을 쬐는 것만으로도 육체적, 정신적 치료에 상당한 도움이 됩니다.

위에 이야기한 내용 외에도 건강을 지키기 위해 염두에 두어야 할 사항은 많습니다. 이제 다시 한 번 강조해야 하거나 앞서 이야기하지 못한 사항을 정리해보겠습니다.

질병을 극복할 수 있는 힘을 기르자

병의 시작은 '세포 변형'입니다. 현미경으로 세포를 보면 그 세포가 건강한지 아닌지 바로 구분할 수 있습니다. 비정상 세포는 모양이나 색깔 등이 서서히 변형되어 가는 것을 볼 수 있습니다. 세포가 변형 상태를 더 이상 감당하지 못하면 결국 질병으로 나타나고 심하면 암으로도 진행하지요. 이러는 과정에 세포는, 우리에게 '못 살겠다 구해달라'라는 신호를 보내옵니다. 가벼운 통증이나 뭔지 모를 불편함 등은 세포가 주인에게 살려달라고 계속 보내는 호소의 신호입니다.

이렇게 세포가 보내는 경고를 무시하고 건강에 대한 위기감을 상실한 채 자기 몸을 방치한다면 이는 무지하고 위험한 사람이라 할 수 있습니다.

건강을 유지하기 위해서는 세포가 잘 살 수 있도록 체내 환경을 만들어 주는 것이 중요합니다. 세포의 자가 치유 능력이 제대로 작용하도록 몸 주인이 노력하면 그 어떤 병도 기대 이상으로 빨리 치유될 수 있지요. 기능의학에서는 진료할 때 병세뿐 아니라 생활 습관을 관찰하는데, 의사의 조언에 따라 생활 습관을 개선하는 경우 좋은 결과가 나타나는 것을 자주 볼 수 있습니다.

병이 나면 몸이 매우 고생스러운 것은 당연합니다. 스스로 식습관, 생활 습관, 심리 상태를 점검하여 성찰하고 개선한다면 병에 걸려서 고생하는 것을 막을 수 있습니다.

세포가 필요로 하는 것을 최대한 충족시켜주고 세포가 힘들어하는 원인을 제거해주면 우리 몸이 편해집니다. 균형 잡힌 영양소를 충분히 공급해주고 이 영양소가 신체 각 부위에 잘 배달될 수 있도록 적당한 운동을 하면 최선의 건강 상태를 유지할 수 있지요. 스트레스를 조절하고 생활 습관, 체질을 개선하여 면역력을 강화시켜서 질병을 극복할 수 있는 힘을 기르도록 합시다.

염증은 반드시 치료해야 한다

우리 몸속에는 미세 염증이 끊임없이 생기고 있습니다. 조직이 손상되었을 때 이를 해결하기 위한 좋은 의미의 염증 반응도 있습니다. 하지만 나쁜 의미의 염증은 여러 질병에 깊이 관련되어 있지요. 모든 노인성 질환은 염증으로부터 시작된다고 해도 지나친 말이 아닙니다.

우리 몸에서 염증이 가장 먼저 나타나는 곳은 혈관입니다. 혈관 벽에 염증이 생기면 혈관이 단단해지면서 여기에 이물질이 들러붙어 동맥 경화가 일어납니다. 염증이 몸에 얼마나 많은지 나타내는 혈액 검사 지표인 CRP 수치가 높은 사람은 그렇지 않은 사람에 비해 심장병 사망률이 세 배나 높습니다. 이 수치가 높으면 면역계의 균형이 깨어졌다는 의미이기도 하지요.

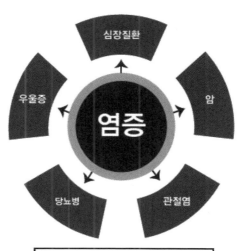

한가지 불균형(염증)은 많은 질병의 원인

염증은 아토피, 알레르기, 폐렴 등 많은 질병을 불러오고 암으로까지 이어지기도 합니다. 그래서 염증은 사소한 것이라도 적극적으로 치료해야 하고 평소에도 염증으로부터 우리 몸을 보호해야 합니다. 염증 관리가 여러 가지 병의 예방책이기 때문입니다.

염증 수치를 낮추려면 육류 같은 산성 식품 섭취를 줄이고 채소, 과일 같은 알칼리 식품을 많이 먹는 것이 좋습니다. 체중보다 체지방을 줄이는 것이 더 중요하고 자세를 바로 하여 온몸에 신경 전달이 원활히 되도록 해야 하지요. 패스트푸드, 가공 식품을 피하고 적게 먹는 것이 좋으며, 적절한 운동과 충분한 수면도 필수적입니다. 담배는 물론 끊어야 하고 자연 속에서 많은 시간을 보내는 것도 좋은 방법입니다.

스트레스는 꼭 해소해야 한다

요즘 병원에 가면 스트레스가 원인인 병이 참 많습니다. 두통의 원인 대부분도 스트레스에서 시작됩니다. 우리가 긴장하면 스트레스가 쌓이기 시작하는데 이 스트레스가 모든 질병의 근원이 되며 암에까지 연결되지요. 쥐를 이용한 유명한 실험이 있는데, 발암 물질에 의해 암이 될 확률이 10%인 경우, 스트레스를 지속적으로 주면 발암 확률이 50%나 높아진다는 것입니다.

도의 경지에 이른 사람들이 장수하는 이유는 깨달음, 집착, 욕심을 버리는 경지에 이르기 때문에 스트레스를 자연히 피해가고, 작은 일에도 행복을 느끼는 쾌감 호르몬인 엔도르핀을 분비시키는 덕분입니다.

심한 스트레스를 받으면 아드레날린 계통의 호르몬이 분비되는데, 이는 스트레스 해소에 일시적으로 도움이 될 수 있습니다. 하지만 정도가 지나치면 결국 우리 몸에 피해를 주지요. 원활한 혈류는 산소와 에너지 물질을 뇌로 전달하는데 혈압이 올라가면 혈류가 나빠집니다. 그러면 뇌에 이상이 오고 이 상황은 두통을 비롯한 수많은 질병을 불러옵니다. 두통의 원인을 분석할 때 환자의 뇌 혈류를 검사하는 이유도 이러한 맥락입니다.

혈액이 원활하게 흐르지 못하면 대사 장애로 성인병을 유발하게 됩니다. 그런데 엔도르핀은 혈액을 원활히 흐르게 하는 데 큰 힘이 되지요. 스트레스는 노르아드레날린을 분비하게 하는데 이 때문에 혈관이 수축되어 혈류가 제대로 진행하지 못합니다. 또한 활성 산소를 발생시켜 유전자를 손상시키고 노화 물질을 만들어 성인병을 유발시키는 데 일조합니다.

엔도르핀은 기억력과 관계되기 때문에 결핍되면 기억력이 떨어집니다. 엔도르핀이 나오게 하는 방법 중 하나는 운동입니다. 격렬한 운동이 아닌 완만한 운동을 지속적으로 하는 것이 더 좋습니다. 여러 이유로 스트레스를 조절하지 못하면 그 결과는 우리의 수명을 단축하는 데까지 이어지게 되지요. 그러니 스트레스는 반드시 조절해야 합니다.

약물은 반드시 처방대로 복용한다

저희 병원에 오는 환자 중에는 스스로 병명까지 진단해서 오는 사람도 있습니다. 하지만 사소한 증상 하나하나에 따라 병명이 달라지는 경우도 많고 거기에 따른 처방이 달라짐은 물론입니다. 그래서 매스컴에서 얻은 지식을 바탕으로 스스로 진단하는 것은 매우 어리석은 짓이고 게다가 약까지 알아서 사 먹는 것은 위험천만한 일입니다.

약은 꼭 필요할 때 필요한 만큼만 써야 합니다. 약을 남용해서 오히려 우리 몸에 독이 되고 간에 문제가 생겨 입원하는 환자를 경험합니다. 몸이 아프면 정신적으로 약해지는데 그때 주위에서 누가 무슨 약을 먹고 효험을 봤다더라, 증세가 호전됐다더라 하는 등의 말을 들으면 거기에 현혹되기 쉽습니다. 그래서 민간요법 약, 성분을 알 수 없는 약을 먹는 일이 비일비재하지요.

간혹 한방 병원에서 매우 비싼 약을 오랫동안 지어먹고도 차도가 없다며 저희 병원에 찾아오는 환자도 볼 수 있습니다. 병원 약은 화학 약제라서 몸에 안 좋지만 한의원 약은 병이 낫든 안 낫든 보약이라도 된다는 생각을 가진 사람도 많습니다. 이런 식의 생각은 무지하고 어리석은 생각입니다.

간은 해독 작용을 담당하므로 약을 오·남용하면 간에 엄청난 부담을 주게 됩니다. 성분 미상의 약을 먹고 간 기능에 문제가 생겨 응급실에 혼수 상태로 실려 오는 환자들을 종종 볼 수 있습니다.

노인들의 경우는 더 심각합니다. 노인은 대부분 병을 한두 가지씩 갖고 있습니다. 그런데 노화가 왔기 때문에 증상이 모호해서 진단과 치료가 쉽지 않습니다. 그런 경우 노인들은 주위 말에 현혹되기가 더 쉽지요. 바람을 잡으면 휩쓸려서 너도 나도 따라서 약을 사게 됩니다. 또 체력 감소가 느껴지면 약에 의존하려는 노인도 많습니다. 하지만 질환이 있을수록, 체력이 약해졌을수록 정체불명의 약 복용은 삼가야 합니다. 효도한다고 노인에게 약을 선물하거나 자기 약을 나누어주기도 하는데 이런 일들은 해서는 안 됩니다.

복용법을 제대로 알고 반드시 지켜야 합니다. 특히 청력과 시력이 약하거나 치매 등 기억력이 안 좋은 노인의 경우 가족이 잘 챙겨야 합니다. 약이 몸에 안 좋다며 심한 통증에 약을 안 먹고 참는 것도, 나아진 것 같다고 대충 건너뛰면서 복용하는 것도 삼가야 합니다.

환자 중에는 의사의 지시에 따르지 않고 자기 맘대로 약물을 복용하는 사람이 꽤 있습니다. 그런데 각각의 의약품은 서로 다른 방식으로 몸에 작용합니다. 환자 임의로 복용하면 이상 반응을 보일 수 있습니다. 심한 통증이 있을 때만 복용하라고 준 약을 통증이 없는데도 계속 습관처럼 먹는 것도 바람직하지 않습니다. 날마다 규칙적으로 복용하라고 처방한 약을 통증이 심할 때만 먹는 것도 역시 좋지 않습니다. 식후 복용하라는 약을 공복에 먹어도 안 되고 통증이 더하다고 의사와 상의 없이 맘대로 복용량을 늘리거나 줄여서도 안 됩니다. 의사가 처방했더라도 약을 먹고 부작용이 생기거나 효과가 안 난다고 생각할 때는 반드시 의사와 다시 상의해야 합니다.

혼자서 넘겨짚는 것은 금물

환자 중에는 재수가 없어서 병에 걸렸다고 생각하는 사람들이 있습니다. 미국의 연구 중심 병원인 메이요 병원의 연구 결과에 따르면 암환자의 50% 정도가 여러 나쁜 습관을 오랫동안 유지해온 것으로 나타났습니다. 앉아만 있는 생활, 고지방 음식, 자외선에의 장시간 노출, 흡연 등이 나쁜 습관의 대표적인 예입니다.

질병은 그냥 생기지 않습니다. 항아리에 물이 차면 넘치듯이 우리 몸에 병이 되는 요소가 차곡차곡 쌓이다가 한계를 넘어서면 증상이 나타나고 그때서야 환자는 고통스러워서 병원에 옵니다. 그리고는 재수 없음을 한탄하지요.

환자가 병원에 잘 안 오는 이유는 두려워서입니다. 혹시 의사가 나쁜 소식을 전할까봐, 치료 과정이 끔찍할까봐, 큰돈이 필요할까봐 등의 여러 두려움으로 시간을 끌 데까지 끕니다. 그러다 치료 시기를 놓치고 안타까운 상황에 처한 환자들도 있지요. 우리 몸은 예상 외로 잘 버텨주기 때문에 그런 상황에까지 이르게 되는 것입니다.

조금 더 일찍 왔더라면 좀 더 많은 예방 조치를 취할 수 있었는데 참으로 안타까운 경우도 많습니다. 검진하러 착실히 오는 환자는 같은 단계라도 병의 진행 상황에 따라 두고 보면서 적절한 때에 대응할 수 있습니다. 그런데 오라는 날짜에 오지 않고 제멋대로 진료를 건너뛰다가는 치료의 시기를 놓칠 수도 있습니다.

우리 몸은 스스로 치료하는 능력이 탁월합니다. 그래서 습관을 고치고 예방 조치를 하면 수술 같은 고통스러운 과정 없이 치료되는 경우가 많습니다. 예방 검진부터 병원에 오기 시작한 사람들과는 의사 소통이 더 쉽고 치료도 수월하게 이루어집니다. 환자도 의사와 상담 후 올바른 건강 정보를 습득하면 불안에 떨지 않고 마음이 편해지지요.

인터넷이나 매스컴에서 알려주는 수많은 의학 정보는 사람에 따라 다르게 적용될 수 있으므로 맹신하는 것은 절대 금물입니다. 병원에서 검사나 치료를 강요하지 않습니다. 모든 검사와 치료를 받을 것인지 말 것인지 본인이 결정합니다. 의사는 단지 환자를 돕기 위해 존재할 뿐입니다.

혼자서 두려움으로 병원 오기를 차일피일 미루는 것보다 일단 의사의 조언을 받고 그때 대응해도 늦지 않습니다. 건강을 위한 치료와 올바른 생활 습관의 실천은 지금 바로 시작해야 합니다. 자신의 몸이라고 혼자서 넘겨짚고 자의적으로 판단하다가는 적절한 때를 놓칠 수 있음을 잊어서는 안 됩니다.

비싼 건강 검진이 모든 질병을 찾는 것은 아니다

건강을 지키기 위해서는 습관을 고쳐 질병을 예방하는 것이 가장 중요합니다. 그런데 그에 못지않게 중요한 것은 건강 검진으로 병을 조기에 발견하는 것이지요. 어디가 아프다고 스스로 느끼는 자각 증상이 나타났을 때는 이미 손쓰기 늦은 경우가 적지 않습니다. 증상이 없더라도 정기적으로 건강 검진을 받아야 합니다. 특히 생활 습관병은 식이요법, 운동만으로도 최소화할 수 있습니다. 자동차를 정기적으로 정비해야 안전하게 운행할 수 있듯이 인간도 정기적으로 신체 검사를 해야 안전한 삶이 보장됩니다.

국민건강보험공단 자료에 의하면, 검사를 받은 사람 열 명 중 네 명이 질환이 의심된다는 판정을 받고 그 가운데 30%는 실제로 질환이 있다고 나타났습니다. 그 중에서 고혈압이 2.14%로 가장 높았고, 간 질환, 당뇨, 고지혈증 순으로 높았습니다. 이 질병들이 대표적인 생활 습관병이지요.

생활 습관병은 중년에 많이 발병합니다. 우리 사회 특유의 접대 문화, 스트레스 등으로 사회의 가장 중추적 역할을 하는 세대를 가장 취약 세대로 만들고 있는 것이지요. 30대부터는 적어도 건강 검진이라도 받아서 중년의 생활 습관병에 대비해야 합니다.

60세가 넘으면 암과 치매가 늘어나며 대부분의 사람이 평생 쓸 의료비의 90%를 이때부터 쓰게 됩니다. 우리나라 사람들의 평균 수명이 미국보다 높고 그 길어지는 속도도 세계 수준급입니다. 노인 인구가 많으니 그만큼 뇌졸중을 비롯한 생활 습관병 환자도 많습니다.

행복한 노후를 위해서는 돈을 모으는 것보다 건강을 챙기는 것이 더 중요하지요. 지금까지 대충 살아왔다면 이제부터라도 인생 후반기를 위해 생활 습관을 바로 잡아야 합니다. 40~50대 건강을 지켜내는 것이 60대 이후 건강 상태에 큰 영향을 미칩니다. 건강한 생활 습관은 인생의 종착역을 향해 갈수록 두드러지게 그 영향을 나타냅니다.

건강한데 돈이 없는 것과 돈은 있는데 아픈 것 중 어느 것이 더 큰 재앙일까요? 돈 버는 것은 노력만으로 이루기 어렵지만 건강은 노력하면 얻을 수 있습니다. 건강을 위해 우선 평소 생활 습관을 개선하고 건강 검진을 정기적으로 받도록 합시다. 비쌀수록 질병을 다 찾아낸다는 의미는 아닙니다. 2년에 한번 국민건강보험공단에서 무료로 해주는 검진도 질병을 찾아내는 데 손색이 없습니다. 중요한 것은, 일단 검진을 받으러 가고 결과에 따라 질병을 충실히 예방하고 조기에 치료한다는 것입니다.

* **건강한 삶을 위한 생활 습관**

(1) 규칙적인 생활을 한다.

(2) 금연하고 과음은 삼간다.

(3) 운동을 생활화한다.

(4) 단순하고 긍정적으로 살려고 노력한다.

(5) 몸을 따뜻하게 한다.

(6) 햇빛을 자주 쬔다.

(7) 헌신과 봉사하는 삶을 산다.

(8) 어릴 때부터 건강한 생활 습관과 식습관을 갖도록 노력한다.

태교의 후생 유전학

- 딸에게 전하는 편지

태교의 후생 유전학
- 딸에게 전하는 편지

엄마가 건강한 식생활, 즉 균형적인 식사를 하고
규칙적인 생활을 하며, 운동이나 긍정적 사고로 스트레스를 줄이고,
생체 이물에 오염이 덜 되는 생활을 하면
건강한 2세를 낳을 수 있다. 그 긍정적인 요소들이 필요한
후생 유전체를 원활하게 활성화시키는 덕분이다.

사랑하는 나의 딸, 주연아.

우선 네가, 부모의 건강한 딸로, 당당한 의료인으로 잘 자라줘서 고맙
구나. 평소 네가 얼마나 노력하며 살아왔는지 그 과정을 아빠가 잘 알기
에 너의 성공이 더욱 대견하게 여겨진다. 지금까지 힘들게 달려왔지만
이걸로 네 인생이 완성된 것은 아니란다. 앞으로도 너는 수많은 어려움
과 갈등을 겪게 될 것이다. 하지만 아빠는 걱정하지 않는다. 네가 이제
까지 보여주었던 강한 열정과 책임감으로 그 모든 역경을 슬기롭게 헤
쳐나가리라 믿기 때문이다.

앞으로 네가 너의 길을 걸어가는 과정에서 아빠가 가장 중요하다고 생각하는 것은 역시 너와 너의 가족의 건강이란다. 나는 이제 이 책을 마무리하면서 네 일생에서, 더 나아가 너의 자손의 삶에서 가장 중요한 문제인 건강에 대해 조언을 하고자 한다.

나의 딸, 주연아.

결혼을 한 너는 곧 아기도 갖게 되겠지. 그럼 너도 다른 젊은 엄마들 못지않게 태교에 힘쓸 것이다. 태교는 요즘에 갑작스럽게 생긴 유행이 아니다. 아빠보다 더 전 세대 사람들도 태교가 곧 태어날 아이의 일생에 커다란 영향을 끼친다는 걸 알고 있었다.

너도 잘 알다시피 태교는, 산모의 몸과 마음을 태아를 위한 최적의 상태로 만드는 것이다. 그렇게 해야 태어날 아기가 건강하고 반듯한 성품을 지니게 된다고 생각한 것이다. 태교를 위해 전통 사회에서 가장 중요하게 여긴 것은 바로 음식에 대한 주의였단다.

예전에는 산모에게 모양이 바르지 않은 과일, 벌레 먹은 것, 썩어서 떨어진 열매는 못 먹게 했다. 또 찬 음식, 쉰 음식, 빛깔이나 냄새가 좋지 않은 음식, 제철이 아닌 음식, 잘못 삶은 음식, 술 등은 먹거나 마시지 말도록 했다. 이렇게 한 이유는 산모가 취하는 음식이 태아에게 영향을 준다고 믿었기 때문이지. 과학이 지금처럼 발달하지 않은 옛날에 그걸 어떻게 알았느냐고? 조상들은 직감과 경험을 통해 그런 지혜를 터득했을 것이다.

옛날 사람들은 후생 유전학이라는 과학적이고도 구체적인 지식은 가지지 못했다. 하지만 주도면밀한 관찰과 깊은 통찰을 통해 무엇이 중요한지를 간파했다. 그래서 산모가 먹어야 할 음식과 먹지 말아야 할 음식, 금기하는 것 등을 알아내고 이를 철저히 지켰던 것이다.

조상들이 정해놓은 이런 금기 사항을 미신이나 단순한 기우로 치부해서는 안 된다. 조상들은 수만 년 동안 태어난 아기를 관찰하고 산모의 음식과 아기의 건강 상태의 연관성을 주의 깊게 살폈겠지. 이런 노력은 어느 한 세대에 그친 것이 아니라 여러 세대에 걸쳐 끊임없이 계속되어 왔단다. 건강하고 총명한 아기를 낳기 원하는 것은 동서고금을 막론한, 모든 부모의 소망이니 말이다. 오늘 우리에게 전해지는 태교의 내용은 실제로 직접 인간을 대상으로 수만 년 동안 임상 실험을 행한 결과 축적된 자료인 셈이지. 현대 영양학자와 유전학자들은 이런 조상들의 지혜가 과학적으로도 합리적이고 타당하다는 증거를 속속 발견하고 있단다.

생명의 기적은 물리적으로는 DNA에서 시작된다. 우아한 이중 나선 구조를 가진 분자들은 한 인간을 만들어낼 수 있는 정보를 가지고 있지. DNA가 생명의 모든 과정을 관할하는 자연의 생물학적 지침서라는 것은 너도 잘 알고 있지?

과학자들이 이 미세한 분자의 존재를 알아낸 것은 불과 몇 십 년도 안 된 최근의 일이다. 그런데 우리 조상들은 DNA를 건강하고 안전하게 전할 수 있는, 영양소가 풍부한 환경을 조성하고 공급하는 방법을 이미 예전부터 잘 알고 있었던 듯하다. 그래서 새 생명이 만들어지는 민감한 시기에 산모가 먹는 음식이 중요하다는 것을 알게 되었겠지. 또 그런 내용들을 태교라는 문화적 규범으로 확고하게 자리잡게 했겠지.

사랑하는 주연아.

이제 유전자의 신비에 대해 더 자세히 얘기해보겠다. 이런 내용은 너도 이미 잘 알고 있을 것이다. 하지만 네가 아는 내용을 교과서에 있는 학문적 내용으로만 여기지 말고, 너와 네 가족의 삶에 적용하여 실천하게 하기 위해 아빠가 다시 한번 설명하고 강조하려는 것이다.

우선 아기가 생겨나는 과정부터 살펴보자꾸나. 부모로부터 유전자를 물려받은 수정란은 자궁에 착상하여 비로소 생명으로 잉태할 수 있다. 이 수정란의 세포가 분열하면서 태아의 모습으로 자란다. 수정란의 세포는 줄기 세포라 하며 이 세포는 뇌 세포, 간 세포, 심장 세포 등 인체를 구성하기 위한 세포로 분화한다. 하지만 아무리 여러 개로 분화해도 각 세포 속의 핵에 있는 유전자는 다 같단다.

우리 몸의 유전자는 25000개 정도로 알려져 있다. 이중 10~20%만 활성화되어 각각의 세포로 분화하도록 하는 스위치가 있다. 이 스위치를 우리는 후생 유전체라고 한단다. 예를 들어 뇌 세포를 만들 때 필요한 유전자의 스위치는 켜지고 그렇지 않은 유전자는 작동을 안 하게 하는 시스템이 존재한다는 것이지. 후생 유전체는 환경적 요소와 유전자를 연결하는 다리란다. 여왕벌인지 일벌인지는 태어날 때부터 정해지는 것이 아니다. 벌이 태어난 후 무엇을 먹었는가에 따라 그 운명이 달라진다. 즉, 로얄제리를 먹고 자라면 여왕벌이 되고 그렇지 못하면 일벌이 되는 것이다.

생물체는 종족을 번식하고 변화하는 환경에 적응하며 진화해왔다. 이 과정을 유전학적으로 보면 유전자의 활성화를 조정하는 스위치인 후생 유전체도 환경에 맞게 적응하면서 진화되었음을 알 수 있다. 부모로부터 받은 유전자는 수만 년 동안 동일하게 전해 내려왔다. 하지만 생활 환경은 수없이 변화되었고 그에 맞게 생존하기 위해서 어떤 유전자가 활성화하는지는 꾸준히 바뀌었을 테니 말이다.

기린의 목이 길어진 변화를 보면 더 확실히 알 수 있다. 유전자는 변하지 않았지만 더 많은 나뭇잎을 먹고 살아가야 하는 후천적 환경에 적응하기 위해 목이 길어지는 데 필요한 유전자가 활성화되었다는 것이다. 그 덕분에 기린은 굶어죽지 않고 생존하게 되었다는 라마르크의 용불용설이 지금 빛을 발하고 있다. 이러한 후생 유전체의 변화는 자손에게도 물려주게 된단다. 즉 유전자뿐 아니라 환경 변화에 적응하기 위한 후생 유전체도 자손에게 전달된다는 것이다.

예를 하나 더 들어보겠다. 스페인 바르셀로나 대학의 마넬 에스텔러 교수는 일란성 쌍둥이를 연구하였다. 일란성 쌍둥이는 유전자가 100% 같다. 그런데 이들이 나이가 들면서 서로 자라온 환경도 다르고 생활 습관도 달라지면 건강 상태나 영양 상태 및 질병도 다르게 나타난다. 그들의 어릴 때 유전자와 장년이 됐을 때 유전자를 분석해보니 역시 같았다. 그런데 무엇이 그들 사이에 차이를 만들었을까? 에스텔러 교수는 각각의 유전자에 메칠기(CH3)라는 물질이 다르게 분포되었음을 알게 되었다. 메칠기(CH3)가 바로 유전자를 활성하게 하거나 침묵하게 하는 스위치 역할을 한다는 것을 발견한 것이란다.

세포의 핵에는 이중 나선형 실모양의 DNA 사슬(유전자)이 히스토단백질이라는 실패에 잘 감겨져 있는데 이는 우리 몸의 단백질을 만드는 레시피란다. DNA 사슬이 실패에서 풀어지면 DNA를 복사하여 이 정보대로 단백질을 만든다. 그런데 풀어지지 못하게 하면 복사가 안돼 그 유전자의 단백질을 만들지 못한다.

이렇게 유전자의 스위치 역할을 하는 것이 후생 유전체이고 이의 실체는 메칠기(CH3)임을 알게 되었단다. 메칠기는 음식, 특히 녹황색 채소에 포함된 엽산에 의해 공급된단다. 결국 식습관이 후생 유전체에 영향을 미친다는 것이지. 유전자뿐 아니라 후생 유전체도 자식에 전달될까하는 문제를 임상적으로 연구하기에 어려움이 많았다. 세대 간의 관찰이 필요하므로 긴 시간이 필요하고 도덕적으로도 어려움이 있어서 이제까지 실험적 연구가 진행되었다.

마넬 에스텔러 교수는 다음과 같은 재미있는 실험을 했다. 유전자가 같은 두 마리의 쥐 중 특정 유전자 조작을 한 쥐는 털이 노랗고 비만한 데다 식욕 억제 중추가 작동 안 되게 해서 비만, 당뇨, 암 등이 잘 걸리게 만들었다. 정상적 유전자를 가진 쥐는 갈색 털이고, 체구가 작고 건강하다. 색깔을 조작한 아구티(Aguti) 유전자를 가진 쥐에게 임신 전부터 건강한 음식과 임산부 영양제 등을 먹였더니 갈색 털을 가진 건강한 쥐를 낳았다.

그런데 정상 유전자를 가진 쥐에게는 고지방, 고칼로리가 포함된 음식을 먹였더니 노랑색 털을 가진 비만한 새끼가 탄생했다.

이런 결과는 후생 유전체가 아구티 유전자에 붙어 섭취한 음식에 따라 유전자를 다르게 발현시킨다는 것을 보여준다. 또 이것이 자식 세대에도 전달된다는 것을 보여주는 결과이다.

임상의 예를 들어보겠다. 중국의 산시성에는 선천적 신경 기형을 가진 신생아가 유난히 많았다. 선천성 신경 기형은, 태아의 신경 조직이 정상적으로 발육하지 못해 사산되거나, 태어나도 심한 신경 장애를 일으키는 무서운 병이란다.

그 원인을 역학 조사한 결과, 이 지방은 건조한 기후에 겨울이 길어 야채를 먹기가 어려운 환경이었다는 것이 드러났다. 그 지방 사람들은 그나마 있는 식품도 영양소가 소실된 상태로 음식을 만들었다. 그런 음식을 먹다보니 산모에게 엽산이 부족해서 선천성 신경 기형을 가진 아이가 많아졌음이 밝혀졌다. 비타민의 일종인 엽산은 녹황색 야채에 많으며 음식 섭취를 통해서 보충이 된단다. 이는 신경이 분화하고 성장하는 데 필요한 영양소인데 이곳의 산모들이 섭취를 잘못해서 불상사가 일어난 것이다. 이는 엄마의 영양 불균형이 2세인 자녀에게도 커다란 영향을 끼친다는 것을 말해주는 사례이다.

사랑하는 주연아.

서두는 길었지만 아빠가 네게 하고자 하는 얘기는 간단하다. 네가 건강한 2세를 맞이하기 위해서는 임신 전부터 준비를 시작해야 한다는 것이다. 임신 후 태교도 중요하지만 임신 전부터 좋은 음식을 먹는 것이 네가 앞으로 낳을 아이의 건강에 커다란 영향을 끼친다는 것을 잊어서는 안 된다.

왜 그런지 다시 요약해보겠다. 너는 네 아기에게 유전자뿐 아니라 후생 유전체도 물려주게 될 것이다. 후생 유전체는 생활 환경에 따라 달라진단다. 엄마가 건강한 식생활, 즉 균형적인 식사를 하고 규칙적인 생활을 하며, 운동이나 긍정적 사고로 스트레스를 줄이고, 생체 이물에 오염이 덜 되는 생활을 하면 건강한 2세를 낳을 수 있다. 그 긍정적인 요소들이 필요한 후생 유전체를 원활하게 활성화시키는 덕분이다.

하지만 불규칙한 식생활, 특히 비만하지도 않는데 과도하게 살을 빼면서 심각한 영양 불균형이 되거나 흡연이나 음주, 고칼로리의 패스트 푸드 섭취, 스트레스, 운동 부족 등이 지속되면 후생 유전체인 메틸기가 적어진다.

그래서 유전자의 활성 조절에 착오가 생기게 된다. 이렇게 엄마의 후생 유전체가 건강하지 못하면 2세 역시 건강 상태가 좋지 못해 약하거나 질병에 걸릴 확률이 높아진단다.

예전에는 병에 걸려도, 키가 작아도 다 부모 탓이라 생각했다. 사실은 자신이 어떻게 생활하고 어떤 음식을 먹었는지에 따라 스스로의 유전자가 다르게 발현하는 것이다. 심지어 잘못된 길로 접어든 후생 유전체는 자녀에게까지 영향을 미친다. 이 점을 곧 아기를 낳아 엄마가 될 네가 가슴에 새겨두기를 바란다.

사랑하는 주연아.

이제 아빠 이야기를 마무리해야겠구나. 너도 의사이니까 올바른 식습관이 얼마나 중요한지 잘 알고 있겠지. 그런데 식습관 개선을 단지 살을 빼기 위해, 아름다운 외모를 만들기 위해 다이어트를 한다는 정도로 생각해서는 안 된다.

"내가 먹는 것이 바로 나 자신이다"라는 유명한 말처럼 네가 먹는 음식이 너의 몸을 만들고 네 몸의 유전자 중 어떤 것이 활성화되는지를 결정한다. 뿐만 아니라 엄마가 될 네가 어떤 음식을 먹느냐에 따라 네가 장차 낳을 아이에게 어떤 좋은 유전자를 활성화시켜줄 수 있는가가 달라진다.

그런 걸 생각하면 어떻게 소위 '쓰레기 음식'이라 하는 것들을 먹을 수 있겠니? 너 자신을 위해서, 앞으로 태어날 너의 자식들을 위해서 너부터 '정크 푸드'를 피하고 균형 잡힌 식생활을 하길 바란다.

편지가 길어졌구나. 그만큼 너와 네 가족의 건강을 바라는 아빠의 마음이 간절하다는 의미로 받아들였으면 한다. 앞으로 네 식생활이 개선되고 그래서 네가 더욱 건강해지고 나아가 튼튼한 아기를 낳을 수 있기를 진심으로 기대하며 이만 줄인다.

2016년 4월 아빠가

chapter

5

건강 Q&A

건강 Q&A

Q : 두통은 왜 생기나요?

A : 뇌에는 많은 혈관이 분포되어 있습니다. 뇌는 막으로 싸여 있는데 막에 염증이 있거나 뇌 안에 혹이 있거나 혈관이 수축·확장할 때, 또는 뇌를 감싸고 있는 근육이 수축하거나 긴장하면 두통이 생깁니다. 두통의 원인은 워낙 다양하므로 자신의 두통 원인을 정확히 찾아 그에 따른 치료를 해야 합니다.

Q : 두통은 뇌가 통증을 느끼는 건가요?

A : 아닙니다. 뇌는 통증을 직접 느끼지 못합니다. 통증을 느끼는 부위는 뇌를 싸고 있는 근육으로, 혈관의 수축과 확장이 통증을 느끼게 하는 것입니다.

Q : 한쪽 머리만 아프면 편두통인가요?

A : 머리 전체, 양쪽 모두 아픈 것도 편두통일 수 있습니다. 편두통 환자의 50% 정도는 한쪽으로 머리가 아프며 그 나머지에게는 양쪽이 동시에 아픈 경우, 번갈아 가며 혹은 정중앙 부위가 아픈 경우 등 다양하게 나타납니다. 또 머리 한쪽만 아프다고 모두 편두통도 아닙니다. 편두통은 혈관이 갑자기 수축했다가 확장할 때 나타납니다. 두통의 특징은 박동성입니다. 마치 심장이 박동치 듯 골이 울리고 욱신거리고 흔들리는 느낌이 있습니다. 일부 환자들은 머리가 조이거나 떵하고 쑤시고 뒷머리가 당기는 것 같은 증상을 호소하기도 합니다.

Q : 편두통은 유전되나요?

A : 편두통은 가족력이 관련 있다는 보고가 있습니다. 하지만 모든 편두통이 유전성이라 볼 수는 없습니다. 체질적 요인, 환경적 요인 등의 유발 인자가 복합 작용하여 편두통이 나타난다고 여겨집니다.

Q : 편두통에는 어지럼증이 반드시 함께 나타나나요?

A : 편두통 환자의 절반 정도가 어지럼증을 호소합니다. 멀미를 동반하는 경우도 많습니다. 하지만 어지럼증이나 멀미가 꼭 함께 나타나는 것은 아닙니다. 뇌 질환을 포함하여 많은 질환에 두통과 어지럼증이 함께 나타나므로 진찰과 검사를 통해 다른 질환 여부도 확인하여야 합니다.

Q : 편두통은 어떻게 치료하나요?

A : 진찰을 통해 신경 계통에 이상이 없는지, 귀의 전정 기관에 이상은 없는지 알아보고 필요하면 검사를 합니다. 진찰과 검사를 통해 다른 질환이 확인되지 않으면 다양한 편두통의 유발 인자를 찾아서 제거합니다. 약물 치료를 할 때 편두통에 금기시 되는 특이 약물들이 있으므로 반드시 의사의 처방에 따라야 합니다.

Q : 편두통에 약을 함부로 먹지 말라고 하던데요?

A : 두통이 발생하면 진통제를 먹는 경우가 있습니다. 하지만 진통제를 장기간 복용하면 신장 기능 이상, 말초 혈류 장애 등의 부작용이 생길 수 있습니다. 특히 진통제 자체로 인한 만성 두통이 생기는 것을 조심해야 합니다. 진통제를 장기간 자주 복용하면 우리 몸의 통증을 조절하는 기전이 망가져 두통이 만성화됩니다. 편두통이 아니라도 약을 함부로 먹거나 오래 먹는 일은 피해야 합니다.

Q : 편두통 환자는 무엇을 특히 조심해야 하나요?

A : 먼저 편두통 유발 인자를 피하는 것이 중요합니다. 유발 인자는 다양하므로 미리 두통 일기를 써서 병원에 오면 의사가 유발 요인을 파악하는 데 도움이 됩니다. 가능한 한 약제 복용을 자제하여 약제 유발성 두통이 생기지 않도록 해야 합니다. 카페인 과다 섭취, 비만, 코골이, 머리 부분 외상 등을 조심하고 고혈압, 뇌졸중 증세, 가족력이 있는 사람은 예방 차원에서 주치의와 상담하는 것이 좋습니다.

Q : 치매일 때도 두통이 나타나나요?

A : 물론 두통만으로 치매를 판단할 수는 없습니다. 뇌종양 등 뇌의 이상으로 인한 치매는 전조 증상으로 심한 두통이 함께 나타날 수 있습니다. 이런 경우는 두통뿐 아니라 판단력, 기억력 등의 기능 저하도 보입니다.

Q : 위험한 병의 두통 증상은 어떻게 나타나나요?

A : 망치로 맞은 듯이 갑자기 심하게 아프거나 수일, 수주에 걸쳐 점점 두통이 심해지거나 혹은 밤에 잠이 깰 정도로 심한 두통과 구토가 나타나면 위험한 병을 의심해봐야 합니다. 이때는 지체 없이 병원으로 가야 합니다.

Q : 눈이 아파서 생기는 두통은 어떤 건가요?

A : 녹내장, 백내장, 근시나 원시도 두통을 일으킵니다. 그 외 안과 질환에도 두통이 나타날 수 있습니다. 다시 한번 말씀드리지만 두통의 원인은 너무나 다양하므로, 두통이 2주간 지속되거나 위의 증상이 나타나면 병원에 오는 것이 좋습니다.

Q : 머리띠를 매는 것이 두통 개선에 도움이 될까요?

A : 우리나라 드라마를 보면 가끔 머리에 띠를 두르고 자리에 누워있는 장면이 나옵니다. 화병이 났거나 머리가 아프다며 이마에 하얀색 띠를 두르고 끙끙 앓는 장면입니다. 외국 드라마에서는 이런 장면을 본 기억이 없지요.

그런데 머리에 띠를 두르면 정말 두통이 조금 나아집니다. 스트레스를 받으면 머리 주위 근육들이 수축하는 현상이 나타납니다. 이런 현상이 상당 시간 지속되면 긴장성 두통이 생깁니다. 머리띠를 매는 부위가 수축된 근육 부분과 일치하는 경우가 많습니다. 머리띠가 통증 부위를 지압해주니 안한 것보다는 조금 나은 정도의 효과가 나타납니다. 물론 두통에는 종류가 많기 때문에 아무 두통이나 머리를 싸매고 누우면 낫는다고 볼 수는 없습니다.

Q : 어떤 자세가 좋은 자세인가요?

A : 의자에 앉을 때는 가능한 한 허리를 등받이 깊숙이 밀착하는 것이 좋습니다. 무릎의 구부린 각도가 90도를 유지하고 무릎의 높이를 엉덩이보다 약간 높으며 발바닥은 바닥에 완전히 닿도록 합니다. 운전할 때의 의자는 110도가 적당합니다. 상체가 앞으로 쏠리지 않도록 하는 것이 좋습니다. 무거운 것을 들 때는 무릎을 구부리고 쪼그려 앉아서 들고, 다음에 허리 펴고 무릎을 펴는 순서로 일어서야 합니다. 즉 허리 힘이 아니고 다리 힘으로 들어 올리는 것입니다. 허리를 펴고 균형 있게 똑바로 선 자세가 좋으며 가슴을 너무 앞으로 내밀지 않아야 합니다.

Q : 아이를 출산하면 건망증이 심해지나요?

A : 출산 후의 기억 장애는 여성 호르몬과 관련 있습니다. 여성 호르몬 수치는 출산 직전에 최고로 오르고 출산 직후에 최저로 떨어집니다. 그래서 일시적으로 건망증과 산후 우울증이 올 수 있는데 대개의 경우

한 달 이내에 정상으로 회복됩니다. 우울증이 장기간 지속된다면 상담을 받아보는 것이 좋습니다. 우울증은 치매와 매우 깊은 관련성이 있기 때문입니다.

Q : 치매의 치료약이 있나요?

A : 아직까지 치매의 정확한 원인을 모르므로 명확한 치료법은 없습니다. 하지만 혈관성 치매의 경우 혈압과 콜레스테롤 조절 치료를 받으면 예방이 가능하고 진행을 늦출 수도 있습니다. 초기에 적절한 대응을 잘하고 약물을 복용한다면 알츠하이머 치매도 진행 속도를 늦출 수는 있습니다.

Q : 화투, 바둑, 운동으로 치매를 예방할 수 있나요?

A : 놀이를 통해 사람들과 대화하고 뇌를 자극하면 치매 예방에 도움이 됩니다. 화투 놀이보다는 색칠 놀이, 독서가 훨씬 더 도움이 된다는 연구 결과가 있습니다. 2008년 시카고 알츠하이머 국제회의 발표에 의하면, 젊은 시절부터 꾸준히 운동한 사람이 치매에 잘 걸리지 않고, 치매에 걸리더라도 운동을 꾸준히 하면 속도를 늦추는 데 도움이 되며, 자전거, 조깅 등 심폐 운동을 꾸준히 하면 알츠하이머로 인한 뇌 손상을 최소화할 수 있습니다.

Q : 건망증은 치매로 연결되나요?

A : 건망증은 일시적으로 기억을 못하는 반면 치매는 판단력과 통찰

력을 비롯한 전반적인 지적 능력에 장애가 오는 상태입니다. 건망증은 신경을 너무 많이 써서 생길 수도 있는데 치매는 뇌 세포가 외부 충격으로 손상됐을 때나 노화로 인한 퇴행성 변화가 생겼을 때 발생합니다. 건망증은 충분히 휴식을 취하면 회복됩니다. 건망증이 회복되지 않고 심해진다면 치매의 전조 증상이 아닌가 살펴봐야 합니다.

Q : 술은 치매와 관계가 있나요?

A : 알콜 중독자의 뇌를 보면 용적이 쪼그라든 것을 알 수 있습니다. 건강한 사람도 3~4일 지속적으로 폭음하면 뇌가 쪼그라듭니다. 한번 쪼그라든 뇌는 한 달 동안 술을 안 마셔야 원상태로 회복되지요. 과음은 뇌신경 전체가 파괴하기 쉽습니다. 전체 치매 환자의 15~25%는 술과 관련되어 발생한다고 합니다. 음주를 잘 조절하여 필름이 끊어지는 현상이 반복되지 않도록 해야 합니다. 그러나 적당한 양의 음주는 알츠하이머 치매를 낮춘다는 스페인 연구팀의 발표도 있습니다.

Q : 폐경이 빠르면 치매도 빨리 오나요?

A : 조기 폐경의 경우 치매의 위험도가 1.8배 정도 높다고 합니다. 에스트로겐이라는 여성 호르몬은 뇌를 보호하는 작용을 하는데, 폐경이 되면 이 호르몬이 결핍되므로 치매의 위험이 높다는 것입니다.

Q : 우울증 환자는 치매에 걸리기 쉬운가요?

A : 우울증과 치매는 밀접한 관계가 있습니다. 노인성 우울증 환자가

치매에 걸릴 확률은 네 배 이상 높습니다. 우울증을 앓았던 사람이 나이 들어 치매에 걸릴 위험이 높다는 연구 결과도 있습니다. 따라서 우울증 증세가 나타나면 적극적으로 치료해야 합니다.

Q : 치매를 예방할 방법은 있나요?

A : 가장 좋은 예방법은 매일 꾸준히 걷는 것입니다. 걸으면 뇌에 혈액을 많이 공급해줄 수 있어서 혈관의 퇴화를 막을 수 있고 결과적으로 치매 위험률을 73% 줄인다는 통계 결과가 있습니다. 뇌혈관 질환을 예방하고 이를 위해서는 복부 비만 등 평소 성인병에 걸리지 않아야 합니다. 머리에 충격이나 부상을 입지 않도록 조심하고, 부모가 치매일 경우 더욱 주의해야 합니다.

Q : 감기 백신은 왜 없을까요?

A : 우리 몸은 한 번 병에 걸리면 그 병에 대한 면역력을 갖게 됩니다. 그런데 감기 바이러스는 매번 같은 것이 없이 항상 변이를 일으키기 때문에 면역이 의미가 없습니다. 백신을 만든다 해도 새로 생긴 변종에는 아무런 저항을 못합니다. 그래서 감기 백신은 없는 것입니다.

Q : 감기와 독감은 어떻게 다른가요?

A : 많은 사람이 독감을 독한 감기로 알고 있습니다. 하지만 감기와 독감은 완전히 다릅니다. 감기의 원인은 수백 가지 병원균이지만 독감은 인플루엔자라는 바이러스가 주범입니다. 감기는 미열, 두통, 콧물, 기

침, 재채기, 인후통이 주로 나타납니다. 그런데 독감은 며칠씩 지속되는 고열, 오한, 발열, 근육통, 구토, 설사 증상을 보입니다.

Q : 감기에 안 걸리려면 어떻게 해야 하나요?

A : 공기 중에는 감기 바이러스를 포함한 수많은 세균이 널려 있습니다. 그래서 우선 사람 많은 곳은 피하는 것이 좋습니다. 흔히 마스크를 쓰면 예방에 도움 되지 않을까 생각합니다. 하지만 마스크는 보균자가 다른 이에게 전염시키지 않을 목적으로 쓰는 것입니다. 감기에 안 걸린 사람이 마스크를 쓰는 것은 별 의미가 없습니다. 제일 위험한 것은 자신의 손입니다. 손을 통해 바이러스를 제 몸속으로 들여보내기 때문입니다. 손으로 입을 만지고 먹을 것을 만지고 하면서 손이 감기 균을 옮깁니다. 감기가 유행할 때는 일단 사람 많은 곳은 피하고 손을 자주 씻는 것이 가장 좋은 예방법입니다.

Q : 어지럼증이란 어떤 증세인가요?

A : 어지럼증의 양상은 다양합니다. 주변이나 자신이 빙빙 돌거나 상하좌우로 움직이는 느낌, 앞이 캄캄하면서 기절할 것 같은 느낌. 중심을 잡지 못하고 비틀거리는 증상, 앉았다 일어나거나 특정 동작을 취할 때 아찔하면서 핑 도는 느낌 등이 있습니다. 메스꺼움과 구토가 함께 나타나기도 합니다. 이러한 어지럼증은 일시적으로 나타날 수도 있고 만성적으로 지속되기도 합니다. 발작적인 어지럼증이 반복되는 경우도 있습니다.

Q : 어지러우면 다 병인가요?

A : 어지럼증 자체가 병은 아닙니다. 몸이 정상인 상태에서도 어지럼증은 얼마든지 발생할 수 있습니다. 높은 곳에서 아래를 내려다볼 때 등 정상 상태에서 나타나는 어지럼증은 생리적 어지럼증이며 병은 아닙니다. 하지만 어지럼증은 몸의 이상을 알릴 때 나타나는 증세이기도 해서 초기에 대처를 잘 하지 않으면 큰 병이 될 수도 있습니다. 어지럼증이 지속, 반복되거나 심한 경우는 반드시 의사를 찾아가야 합니다.

Q : 현기증과, 현훈, 어지럼증은 다른 것인가요?

A : 현기증은 눈앞이 캄캄하면서 아뜩해지고 기절할 것 같은 느낌을 말합니다. 현훈은 자신이나 주위가 빙빙 도는 느낌의 어지럼증입니다. 현기증은 앉아 있다가 갑자기 일어설 때, 뜨거운 욕탕에서 나올 때 등 발생하며 이는 뇌로 가는 혈액이 일시적으로 부족해서 생기는 현상입니다. 이때 기절할 수도 있습니다. 심리적 요인에서 올 수도 있고 배가 심하게 고프거나 몸 상태가 안 좋을 때도 나타납니다. 현훈은 말초 전정기관(귀)에서부터 중추 전정계(뇌)에 이르기까지 전정 감각의 감지, 전달, 해석에 관여하는 구조물에 이상이 있을 때 발생하며 속이 메스껍거나 토하는 증상, 비틀거림이 동반됩니다.

Q : 어지러울 때는 어떤 점을 관찰해야 하나요?

A : 어지러움으로 병원에 오시면 다음과 같은 질문을 하니 미리 관찰 또는 생각하시기 바랍니다.

① 주위, 자신이 빙빙 도는 느낌인지, 단순히 아찔한지, 중심 잡지 못하고 비틀거리는지.

② 갑자기 발생한 것인지, 얼마나 오래된 것인지, 점점 심해지는 것인지.

③ 지속 시간은 어느 정도 되는지.

④ 어떤 경우 발생하는지. 일어나면서, 사우나에서 나올 때, 흥분 상태, 특정 상황 등

⑤ 증상은 어떠한지. 두통, 구토, 메스꺼움, 답답함, 두려움, 이명, 마비 등

⑥ 고혈압, 당뇨, 부정맥, 뇌질환, 난청, 감염 질환 등이 있는지.

⑦ 복용하는 약물이 있는지.

⑧ 뇌졸중, 편두통, 메니에르병*, 뇌질환 등에 가족력이 있는지.

Q : 어지럼증의 원인은 무엇인가요?

A : 원인은 크게 뇌, 귀, 마음에 있다고 할 수 있습니다. 뇌졸중, 뇌종양 등 뇌에서 생기는 어지럼증을 중추성 어지럼증이라고 합니다. 뇌 안의 구조물에서 문제가 생기면 어지럼증이 발생합니다. 특히 머리의 뒤쪽으로 올라가는 혈액 순환이 잘 안 될 경우 진단이 늦어지면 치명적

---

* 메니에르병 : 어지럼, 청력 감소, 귀울림, 귀먹먹함 등의 증상이 갑작스럽고 반복적으로 생기는 질병. 1861년 프랑스의 의사 메니에르가 이 병을 발견하였는데 달팽이관, 전정 기관, 반고리관을 지칭하는 속귀의 기능 이상으로 발생한다.

결과가 올 수 있으므로 이때는 즉각적 조치가 필요합니다. 귀에서 생기는 어지럼증은 말초성 어지럼증이라고 합니다. 증상은 심해도 치명적 결과를 초래하지는 않습니다. 불안, 공황장애 등 정신 장애에서도 어지럼증이 올 수 있습니다.

Q : 어지럼증에는 MRI검사를 해야 하나요?

A : 뇌의 이상으로 판단이 된다면 검사를 받아야 합니다. 가만있어도 수분씩 어지러움 · 마비 · 심한 두통이 있거나 혹은 소리가 안 들린다거나, 고혈압 · 고지혈증 · 당뇨 등 뇌졸중 위험 인자가 있는 사람이 어지러움을 호소하면 검사가 필요합니다. 뇌의 이상인 경우는 치명적이기 때문입니다.

Q : 어지럼증을 그냥 놔두면 어떤 위험이 있나요?

A : 뇌졸중의 경우 전조 증상으로 어지럼증이 나타나는 경우가 있습니다. 머리 위로 올라가는 혈관이 좁아지거나 막혀서 생긴 어지럼증의 경우는 즉시 뇌졸중 예방 조치를 해야 합니다. 다른 질환으로 인한 어지럼증도 시간을 끌다보면 만성화, 고착화되면서 치료가 훨씬 어려워질 수 있습니다.

Q : 암 검진을 위해서는 어떤 검사가 좋을까요?

A : 간, 쓸개, 췌장, 콩팥, 난소 등 복부 쪽은 초음파를 권하고 싶습니다. CT촬영에 비해 정확도는 떨어지지만 방사선을 사용하지 않아 인체

에 무해합니다. 초음파는 실시간 영상으로 진단하면서 조직 검사를 할수도 있으므로 해당과 전문의가 실시해야 신뢰할 수 있습니다. 검사하는 의사의 능력에 따라 결과가 달라질 수 있으므로 장비보다는 의사의 숙련도가 중요합니다.

위암, 대장암 검사에는 내시경을 권합니다. 내시경이 고통스럽다고 조영술로 대신하는 사람도 있는데 조영술은 내시경에 비해 정확도가 떨어집니다. 또 암으로 의심되는 부분을 찾아도 조직 검사를 할 수 없으므로 처음부터 내시경으로 하는 것이 좋습니다. 내시경이 아파서 두렵다면 수면 내시경을 권합니다. 수면 내시경에 사용하는 약물은 수술 때 사용하는 마취제가 아니며 환자는 잠을 자거나 마취 상태가 아닌, 진정상태입니다. 수면 내시경을 하는 동안 환자는 몸을 일부 움직일 수도 있고 의사의 말에 반응할 수도 있습니다. 드물게 부작용이 발생하기도 하지만 대부분은 안전합니다.

혈액으로 암을 찾는 검사는 전립선암과 간암, 난소암, 대장암에 효과적입니다. 하지만 그 외는 실제로 진단적 가치가 높지 않아서 의사들이 참고로 하는 정도입니다. 혈액만으로 암의 종류나 암의 유무를 진단하기에는 한계가 있습니다. 최종 확진을 위해서는 MRI나 내시경, 초음파 등으로 다시 검사를 받아야 합니다.

2008년 미국 방사선학회에서는, 전신 PET-CT 검사를 한 번 받을 경우 일생 동안 암에 걸릴 확률이 1~2% 증가할 수 있다는 연구 결과를 발표했습니다. 이는 적은 수치가 아닙니다. 암을 조기 발견하기 위한 검사가 오히려 암 발생률을 높일 수 있다는 점을 잊어서는 안 됩니다.

Q : 고혈압 약은 정말 평생 먹어야 하나요?

A : 일단 고혈압이 생기면 원인을 알 수 없는 경우가 대부분이라 보통 평생 치료를 해야 합니다. 운동과 식이요법으로 조절이 되면 약을 먹지 않아도 되지만, 안되면 약을 복용해야 합니다. 약물을 중단하면 다시 혈압이 올라가는 경우가 많습니다. 따라서 약물의 종류와 용량을 최소한으로 줄이고 꾸준히 복용하면서 생활 습관을 올바르게 유지하는 것이 현명한 일입니다.

약의 복용보다 더 중요한 것은 혈압을 조절하는 일입니다. 혈압이 높으면 심장에 부담을 주고 동맥 경화가 진행됩니다. 의사와의 상담 없이 약을 안 먹을 경우 심장병이나 뇌졸중에 걸릴 위험도 있습니다. 혈압이 떨어졌다고 해서 주치의 지시 없이 혈압약 복용을 맘대로 중단하면 안 됩니다. 몸 상태가 안 좋다고 맘대로 고혈압 약을 바꿔도 안 됩니다. 환자와의 상담을 통해 약물 부작용 여부를 확인하고 의사가 약물을 바꾸든지 용량을 조절하는 것입니다. 자기의 약을 다른 고혈압 환자에게 먹이는 것은 위험합니다. 각자의 상태에 따라 다르게 처방된 약이기 때문이지요.

Q : 운동과 노동의 차이는 무엇인가요?

A : 운동하는 관절은 골고루 균형적으로 사용되어서 잘 발달되어 있습니다. 그런데 노동하는 관절은 한 곳만 집중적으로 사용하여 균형이 깨져 있습니다. 운동하는 관절은 쉬엄쉬엄 강도를 조절하면서 적절히 사용했지만, 노동 관절은 강제적으로 적당한 휴식이 없이 움직여서 관

절과 주위 근육에 피로가 쌓여 있습니다.

운동은 하라고 안 시켜도 스스로 즐거운 마음으로 합니다. 노동은 좋아서 하는 사람이 거의 없으므로 정신적인 차이가 큽니다. 어쩔 수 없이 노동을 해야 하는 경우라면 한쪽 팔 다리에만 힘주지 말고 양쪽을 균형 있게 번갈아 사용하며 배에 힘을 주고 운동하는 맘으로 즐겁게 하는 것이 좋습니다. 어떤 경우든 노동을 운동이라 생각하고 건강에 도움이 되는 방향으로 육체적, 정신적 연구를 한다면 노동도 관절 건강에 큰 도움을 줄 수 있습니다.

Q : 완치의 기준은 어떤 상태인가요?

A : 10대, 20대, 30대의 건강 상태가 다 다르듯 우리 몸은 나이가 들며 노화 과정을 거치면서 계속 변합니다. 그래서 딱히 어느 시점을 완치의 기준으로 삼기는 어렵습니다. 하지만 대개 병원에 오지 않고 약도 먹지 않고 통증도 없으며 일상 생활을 자유롭게 할 수 있으면 그 환자는 완치 상태라 볼 수 있습니다.

질병은 대개 후천적 습관이나 환경 등으로 원인이 발생하기 때문에 습관을 바꾸고 원인을 제거해주면 많은 질병이 완치될 수 있습니다. 지금은 유전자도 영향을 못 미치도록 통제하는 연구 결과까지 나오고 있습니다. 식이요법도 크게 작용합니다. 통증의 조절은 약물로 할 수 있지만 근본적인 치료를 위해서는 몸과 습관을 바꿔야 하는데, 이는 철저한 자기 관리를 통해서 가능합니다.

몸과 마음이 약해지면 또 다른 질병을 부르는 악순환이 이어집니다.

희망을 갖고 적극적으로 투병을 할 것인가, 수동적으로 절망에서 헤맬 것인가는 자신의 선택에 달려 있지만 선택에 따라 결과는 크게 달라집니다. 자기 몸의 주도권을 자기 손에 쥐고 의사와 프로그램을 잘 짜서 열심히 맞춰나가면 질병이 몸속에 있을 자리는 점점 줄어들 것입니다.

Q : 적당한 음주량은 어느 정도인가요?

A : 적당량의 음주는 기분을 좋게 하여 스트레스 해소와 혈액 순환에 도움이 됩니다. 하지만 적당량을 넘어서면 돌이킬 수없는 폐해가 되기도 합니다. 적당한 음주량은 개인에 따라 다릅니다. 특히 콜레스테롤이나 중성 지방 수치가 높은 사람이 술을 많이 마시면 중성 지방을 증가시키기 때문에 아예 금주하는 것이 좋습니다.

술에 들어 있는 알코올에도 칼로리가 있습니다. 맥주, 와인, 청주 등 양조주에는 당질이 들어 있지요. 때문에 과음하면 당질의 섭취량이 늘어나서 중성 지방 수치에 영향을 줍니다. 술이 간에서 분해될 때 중성 지방의 합성이 진행되기 때문에 술을 마실수록 중성 지방 수치가 올라가기 쉽습니다.

일본 과학기술청 자원 조사에 의하면 정상인의 경우 적당한 음주량은 알코올 양을 기준으로 하루 25g까지라고 합니다. 알코올 25g에 해당되는 술은, 맥주 중간 병 한 병(500㎖), 소주 한 잔(90㎖), 와인 두 잔(200㎖), 청주 한 홉(180㎖), 브랜디나 위스키 더블(60㎖) 정도입니다.

단맛이 강한 술은 칼로리가 높고 당질도 많이 들어 있습니다. 그래서 과실주를 마실 때는 많이 마시지 않도록 해야 합니다. 또 술과 함께 먹는 안주에도 신경을 쓰는 것이 좋습니다. 식이섬유가 풍부한 식물성 식품, 어패류, 야채를 먹기를 권합니다. 튀김류 등 콜레스테롤 수치가 높고 지방이 많은 안주는 피하는 것이 좋습니다.

Q : 방귀 냄새가 지독한 날의 장내는 어떤 상태인가요?

A : 장에는 약 500종류, 100조 개의 세균이 살고 있습니다. 세균의 무게만도 1kg이나 됩니다. 성인의 장 속에는 무해균이 70%, 유익균, 유해균이 각각 15% 정도씩 차지하고 있습니다. 그런데 이 비율은 몸 상태에 따라 시시각각 변합니다. 방귀 냄새가 지독한 날은 장내 환경이 나빠져서 심한 냄새가 나는 것입니다. 이때는 장 속에서 부패가 진행 중이라 할 수 있지요. 암모니아, 인돌, 페놀 같은 유해 가스가 방귀를 통해서 빠져나가기도 하지만 장관에도 흡수되어 돌아다니다 여기저기 손상을 입히기도 합니다. 육식을 많이 하면 음식물이 장에 머무는 시간이 길어서 부패가 진행되고 이는 독소로 퍼져 여러 문제를 만듭니다.

방귀가 나오는 것은 자연스런 생리 현상입니다. 나이 들어 방귀가 자주 나오는 것은 가스를 모아두어야 하는 괄약근의 힘이 약해져서 지탱하지 못하기 때문입니다.

Q : 활성 산소란 무엇인가요?

A : 활성 산소에 대해 사전에는, "호흡한 산소가 에너지를 만들고 물로 환원되는 과정에서 나타나는, 수천 배 산화력이 높은 산소 찌꺼기"라고 나옵니다. 즉 우리 몸에 들어온 산소가 다 쓰이지 못하고 불완전한

상태로 변하는 것을 말합니다.

Q : 우리 몸에 활성 산소는 어느 정도 있으며 얼마나 나쁜 건가요?

A : 우리 몸에 들어온 산소 중 1~3% 정도가 활성 산소가 됩니다. 활성 산소는 우리 몸의 세포막과 세포 내 유전자를 공격해서 생리적 기능을 저하시킵니다. 그래서 우리 몸을 늙게 만들고 각종 질병을 가져다줍니다. 세포를 녹슬게 하고 피부의 장벽 기능을 저하시키며 혈관 벽을 너덜너덜하게 만들어 생활 습관병을 일으킵니다. 뇌에 침투하면 뇌의 주성분인 지방을 파괴시켜 치매를 비롯한 각종 뇌 질환을 일으킵니다. 운동 선수가 빨리 노화되고 수명이 짧다는 연구 결과가 있는데 다른 사람보다 활성 산소가 많이 만들어지기 때문입니다.

Q : 활성 산소는 다 나쁜 것인가요?

A : 활성 산소는 우리 몸에 침투한 세균이나 바이러스를 공격하는 유익한 역할도 합니다. 활성 산소는 세포의 신호 체계나 세포의 생성에 있어 중요한 역할을 합니다. 또 세포 전달자의 역할을 하거나 산화 · 환원 반응 현상을 조절하기도 하지요. 뿐만 아니라 효소의 활성화, 약물 해독 및 글리코겐 합성을 촉진시키는 역할을 합니다. 문제가 되는 활성 산소는 우리 몸에 쓰이고 남은 불안정한 상태의 과도한 유해 산소를 말하는 것입니다. 활성 산소는 적당량이 있으면 세균이나 이물질로부터 우리 몸을 지키지만 과도한 양이 발생하면 정상 세포까지 무차별 공격해 각종 질병과 노화의 주범이 됩니다.

Q : 활성 산소는 왜 생기나요?

A : 활성 산소는 대부분 음식물을 섭취해 에너지로 바꾸는 신진대사 과정에서 생깁니다. 스트레스, 자외선, 오염된 환경, 화학 물질, 인스턴트 음식, 흡연, 음주 등은 활성 산소를 만드는 주범입니다.

Q : 활성 산소의 피해를 방지하려면 어떻게 해야 하나요?

A : 우리 몸에는 활성 산소를 해가 없는 물질로 바꿔주는 효소(항산화 효소)가 있어 활성 산소가 마구 늘어나는 것을 막아줍니다. 몸속에서 자체적으로 생기는 항산화 효소 외에 외부의 식물에서도 항산화 물질을 얻을 수 있습니다. 이를 항산화 식품이라고 하지요. 항산화 작용을 하는 식품은 모두 식물성입니다. 식물 화합물(파히토케미컬)에 강력한 항산화 효과가 있기 때문이지요. 식물의 색소, 매운맛, 쓴맛 속에 강력한 항산화력이 들어 있습니다. 색깔별로 작용하는 역할이 다르므로 여러 가지 색 채소를 골고루 먹어야 합니다. 활성 산소를 최소화하는 생활이야말로 곧 건강, 젊음, 장수로 가는 지름길입니다.

Q : 어떤 증세가 심각한 상태인가요?

A : 몸에 이상이 생겼을 때 병원에 갈 필요가 있는지 없는지, 자신의 상태가 심각한지 아닌지는 다음을 참고하기 바랍니다. 경우에 따라서는 가볍게 넘겼다가 악화되는 경우도 있으니 본인이 심각하다고 느껴지면 의사를 찾아가는 것이 좋습니다. 또 평소 주치의와 꾸준히 상담해 두면 응급 상황에서 주치의의 도움을 받을 수 있습니다.

* 심각한 경우

  - 시간이 갈수록 증상이 더 심해진다.

  - 발열, 냉기, 두통, 복통, 구토, 경련, 붓기, 혼미 등 없던 증상이 나타나고
    상태가 계속 나빠진다.

  - 다양한 증상이 나타나고 부위가 점점 넓어진다.

  - 맥박이 고르지 않고 심장 박동이 불규칙하다.

  - 심장병, 당뇨병, 신장 관련병 등 만성 질환을 가진 사람은 증상이 가볍더
    라도 합병증 가능성이 있으므로 진료받는 것이 좋다.

* 상태를 더 두고 보아도 좋은 경우

  - 증상이 나타났다가 서서히 호전된다.

  - 식욕도 있고 잠도 잘 잔다.

  - 혈색이 좋고 본인도 나아지고 있다는 느낌이 든다.

* 구급차를 불러야 할 경우

  - 의식이 혼미해지고 경련을 일으킨다.

  - 호흡 곤란, 아주 심한 두통 · 복통 · 가슴 통증이 생겼다.

  - 출혈이 심하다.